U0221370

本书由 浙江省卫生领军人才/浙江省卫生高层次创新人才经费 绍兴市心脑血管疾病康复技术创新与应用重点实验室 资助出版

浙江省医学会公共卫生学分会科普丛书

生活方式医学
Lifestyle Medicine

主　编　郭航远　　池菊芳　　屠传建　　刘龙斌
副主编　张志诚　　徐林根　　沈剑耀　　刘晶晶

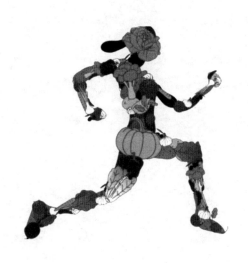

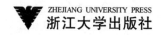

ZHEJIANG UNIVERSITY PRESS
浙江大学出版社

健康＝

60％生活方式＋15％遗传因素

＋10％社会因素＋8％医疗因素＋7％气候因素

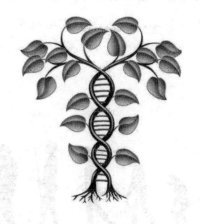

基因≠命运！

健康的生活方式是"王道"。

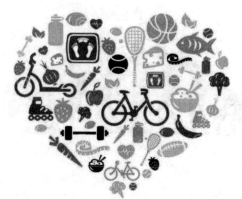

应将生活方式调整放在所有治疗策略的前面。

控制我们可控的，改善我们可改的。

改变一个人的生活方式和生活习惯很难，需要毅力和恒心。

让生活方式医学参与，那么我们的人生故事会完全不一样。

饮食问题

缺乏运动

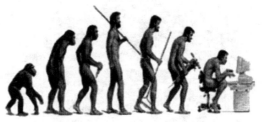

健康基石

1. 合理饮食

(1)每天 100g 荤菜(鱼肉等)。

(2)每天 200g 水果。

(3)每天 300g 粗细搭配的主食(50～75g 杂粮)。

(4)每天 500g 多个品种的蔬菜。

(5)每天 2000kcal 以内的总热量。

(6)每天烹调油用量 20～25g。

(7)每天食盐不超过 6g。

(8)每天 6～8 杯水(1500mL 左右)。

(9)每周坚果 50～70g。

(10)每周不多于 5 个鸡蛋。

2. 适量运动

(1)每次运动总时间 40～60 分钟(平地有氧运动为主):①准备热身活动5～10分钟;②训练活动 30～40 分钟;③结束整理活动 5～10 分钟。

(2)频率:3～5 次/周。

(3)靶心率＝静息心率＋20～30 次/分。

3. 戒烟限酒

(1)如吸烟,应积极戒烟。

(2)如饮酒,男性每天饮用的酒精量不超过 25g,女性不超过 15g。

4. 心理平衡/充足睡眠

(1)助人为乐,知足常乐,自得其乐。

(2)心理健康,睡眠良好。

世界卫生组织关于健康的 10 项标准

1. 精力充沛，能从容不迫地应付日常生活和工作。

2. 处事乐观，态度积极，乐于承担任务，不挑剔。

3. 善于休息，睡眠良好。

4. 应变能力强，能适应各种环境变化。

5. 对一般感冒和传染病有一定的抵抗力。

6. 体重适当，体态均匀，身体各部位比例协调。

7. 眼睛明亮，反应敏锐，眼睑不发炎。

8. 牙齿洁白，无缺损，无疼痛感，牙龈正常，无蛀牙。

9. 头发光洁，无头屑。

10. 肌肤有光泽，有弹性，走路轻松，有活力。

生活习惯自查

1. 每天都吃早饭。

2. 每天平均睡 7～8 小时。

3. 吃饭时比较注重营养的均衡性。

4. 不吸烟。

5. 定期运动,或每周进行 1 次以上能让人流汗的运动。

6. 每天快步行走时间总计 1 小时左右。

7. 适量饮酒。

8. 每天的平均工作时间控制在 9 个小时以内。

9. 自我感觉精神压力不大。

10. 每天饭后刷牙。

注:以上每项 1 分。9～10 分:优良;6～8 分:中等;5 分以下:较差。

布瑞斯朗 10 大新健康生活习惯

1. 防治肥胖。

2. 少喝酒。

3. 戒烟。

4. 每天步行 1 小时左右。

5. 吃饭 7~8 成饱。

6. 不过度摄取甜食。

7. 不过度摄取脂肪。

8. 保证深度睡眠。

9. 饭后刷牙。

10. 控制盐分。

美国生活方式病数据

1. 每年死于心血管病的患者中，超过 37％的人合并有多种不良生活方式。

2. 超过 80％的成年人没有足够的运动量。

3. 超过 2/3 的成年人超重或肥胖。

4. 儿童肥胖在过去的 20 年翻了三番。

5. 至少 1/3 的成年人没有摄取足量的蔬菜和水果。

6. 即使患了严重的心脑血管疾病，依然有 15％的患者继续吸烟。

7. 至少 40％的成年人患有高血压（根据最新的美国标准）。

8. 活动量少导致的心血管风险与每天一包烟的人差不多。

9. 肥胖是骨关节炎的主要原因（女性第一位，男性第二位）。

10. 在恶性肿瘤的病因排序中，吸烟第一位，肥胖第二位。

11. 健康的生活方式可以减少 80％的心血管病和 91％的女性糖尿病。

12. 5％～7％的体重降低可以减少 58％的糖尿病发生。

13. 只有 30％的临床医师会关注患者的体重管理和双下肢水肿。

序　言

——自己才是健康的第一责任人

"健康是最大的财富（The first wealth is health）。"

随着现代科学技术的突飞猛进，各行各业都高度专业化。医疗卫生这个行业也朝着专业化方向发展，这就导致我们在过去几十年里很容易认为健康的责任主体是医院，是医师。

所以我们一直认为，只要能够很好地发展医学，建设更大的医院，培养更多的医师，创造更好的就医环境和医疗条件，我们的健康就一定有保障了。

几十年过去了，医学确实取得了很大的进步。我们的医院建得越来越大，楼也盖得越来越高，设备也越来越先进。但是，我们猛然发现，患者比以前更多了。

在影响健康的诸多因素中，医疗条件只占到 8%，余下的 92% 都是在医院、医师之外的。所以我们把 100% 的健康希望都放在这个小小的 8% 上面，其本身就是一种不健康的想法，最后一定会很失望，一定会是一种不健康的结局。

健康是一种责任。因为，健康不是一个人的，它是属于爱人、父母、子女、兄弟姐妹这个大家庭的。

"不在习惯中活着，便在习惯中死亡"，要知道，生活习惯就是健康长寿。生命是需要保养的，我一直认为，最根本、最有效的保养就是良好的生活习惯。

毋庸置疑，现代医学确实获得了很大的发展，但医学、医师和医院都不是万能的。真正能治愈的疾病少之又少，而对于大多数慢性病，药物仅仅起到一些辅助的作用。所以说，健康不可一味地依赖医师和医院,自己的预防和康复是至关重要的。几十年的研究表明,只要采取积极的预防措施,就能减少一半的死亡。

有人说过,身心健康是 1,事业、财富、婚姻、名誉和权力等都是 0。有了前面的 1,后面的 0 才有价值,才越多越好。如果前面的 1 没有了,后面的 0 再多也没有任何意义。

人出生时,绝大多数是健康的。以后所发生的疾病,则大多来源于不良的生活习惯,如吸烟、酗酒、生活起居无规律、营养不平衡(偏食/挑食)、高盐和多糖饮食、缺乏运动、情绪紧张、电子产品使用不当等。

要知道,生活方式伴随人的一生,至关重要。所以说,良好的生活方式是最好的药,其效果远远超过得病后的救治。获得健康最简单也是最有效的方法,个人健康管理最日常也是最重要的策略,就是培养健康的生活方式。

健康生活方式是指有益于健康的、习惯化的行为方式。人的生活方式必须和社会相适应,与环境相和谐,并且要拥有健康的人生观、价值观与世界观。

健康生活方式包括生活有规律,没有不良嗜好,讲究个人卫生、环境卫生、饮食卫生,讲科学、不迷信,平时注意保健、病时及早就医,积极参加健康有益的文体活动和社会活动,等等。

健康生活方式是需要自我管理的,其核心是养成良好的日常生活习惯。在过去很长一段时间里,都是人们自己制订一系列的健康计划,由执行者自觉靠毅力去实施,由于比较枯燥,通常是难以坚持、半途而废的居多。随着移动互联网的兴起,健康生活方式的管理方法也发生了改变,使得生活方式的养成更有趣,人们也更有改变的动力。

健康生活方式更是需要培养的,而培养的主动性掌握在我们自己的手里。生活方式管理的观念就是强调个体对自己的健康负责,自己才是健康的第一责任人。应该这样说,健康长寿不靠别人,也不靠药物,完全得靠自己。自己健康长寿,是因为顺应了自然;自己生病短命,是因为违背了自然。

生活方式管理可以通过如下措施来实现:

一是教育:传递知识,确立态度,改变行为。

二是激励:通过正面强化、反面警示、反馈促进、自我惩罚等措施进行行为矫正。

三是训练:通过一系列的参与式训练与体验,培训个体掌握行为矫正的技术。

四是营销:利用社会营销的技术推广健康行为,营造健康的大环境,促使个体改变不健康的生活方式。

健康生活方式主要包括合理膳食、适量运动、戒烟限酒和心理平衡四个方面。

合理膳食是指能提供全面、均衡营养的膳食。只有保持食物的多样性,才能满足人体各种营养素的需求,达到合理营养,促进健康的目的。我们应不吃辛辣油腻的油炸膨化食品,少吃腌制发酵的食物,一定不要吃发霉坏掉的食物。

吃什么很重要,怎么吃(喝)更重要。《中国居民膳食指南》为合理膳食提供了权威的指导,适合于6岁以上的正常人群,包括:

(1)食物多样,谷类为主,粗细搭配;

(2)多吃蔬菜、水果和薯类;

(3)每天吃奶类、大豆或其制品;

(4)经常吃适量鱼、禽、蛋、瘦肉,少吃肥肉和荤油;

(5)减少烹调油用量,吃清淡少盐的膳食;

(6)进食量与体力活动要平衡,保持理想体重;

(7)三餐分配要合理,零食要适当;

(8)每天足量饮水,选择低糖或无糖饮料;

(9)如饮酒,应限量;

(10)吃新鲜时令、健康卫生的食物。

要注意,"口味重"会摄入过多的盐而导致高血压,"饭量大"则可能摄入过多的热量而导致肥胖,"趁热吃"会损害食道黏膜而导致癌症的发生。

只要食物多样化做到了,就不需要任何额外的营养品。一个人每天的进食量要参照"10 个网球原则"。"10 个网球"的食物分成每天 4 大类:肉类不超过 1 个网球(拳头)大小;主食相当于 2 个网球大小;保证吃 3 个网球大小的水果;不少于 4 个网球大小的蔬菜。

适量运动是指运动方式和运动量应适合个人的身体状况。动则有益,贵在坚持。运动应适度、适量、适时,因人而异、量力而行,选择适合自己的运动方式、强度和运动量。适量运动不但有助于保持健康的体重,还能够降低高血压、脑卒中、冠心病、2 型糖尿病、乳腺癌和骨质疏松症等慢性病的风险,有助于调节心理平衡,有助于消除压力,缓解抑郁和焦虑症状,改善睡眠质量。

健康要靠自己去争取,日常工作和家务不能替代运动。对于中老年人,饭后散步、打太极、跳广场舞等对保持身体健康都是非常有好处的。

戒烟限酒是指零吸烟,拒绝二手烟,限制酒精的摄入量。吸烟的害处举世公认,越早戒除越好。吸烟的人,不论吸烟多久,都应该戒烟,任何时候戒烟对身体都有好处,都能够改善生活质量。过量饮酒会增加患某些疾病的风险,并可导致交通事故及暴力事件的发生。

心理平衡是指一种良好的心理状态,即能够恰当地评价自己,应对日常生活中的压力,高效率地工作和学习,对家庭和社会有所贡献的良好状态。乐观、开朗、豁达的生活态度,将目标定在自己能力所及的范围之内,建立良好的人际关系,积极参加社会活动等,均有助于个体保持自身的心理平衡状态。

凡事都要看得开、想得开,不要执着于某一件事。遇事不大喜大悲,保持一颗平常心最为重要。对于突发的紧急情况,应保持沉着冷静,并积极应对。

睡眠好、精神好,身体就好。夜里 11 点到凌晨 2 点保持深度睡眠,才能保证生长激素的正常分泌;否则,不仅会影响青少年的生长发育,也会造成成年人的代谢紊乱、肥胖等。另外,健康的性行为可以减少宫颈癌的发生。

西方有这样一个寓言值得我们深思。有一天，上帝决定惩治某些人，于是派霍乱之神霍列拉到人间，让他杀死3万人。过了一段时间，霍列拉回去复命时，上帝发怒了，对霍列拉吼道："我只让你杀死3万人，你为何杀死了20万人?"面对上帝的质问，霍列拉感到非常委屈，回答说："我只杀了3万人，其他的17万人都是他们自己把自己吓死的。"这则寓言说明了恐慌心理的巨大负面影响。

其实，世界卫生组织(WHO)早就指出，"许多人不是死于疾病，而是死于无知，死于自己的不健康生活方式"，因而多次发出"不要死于无知，不要死于愚昧"的忠告。

身体是自己的，自己才是健康的第一责任人。

健康长寿，必须靠自己。

郭航远

2021年3月

前 言 一

——生活方式病与生活方式医学

生活方式病是指，由于人们衣、食、住、行、娱等日常生活中的不良行为，以及社会、经济、精神、文化各方面不良因素所导致的躯体或心理的慢性非传染性疾病。

早期的超重和肥胖，中期的"四高"，即高血压、高血脂、高血糖和高尿酸，以及后期的心脑血管疾病，总的说来，并非是与生俱来的，也不是由细菌、病毒传染而来的，多半是源于不健康的生活方式，属于现代文明派生出来的"富贵病""文明病"。也就是说，现在的很多病是吃出来、坐出来的，与吃得多、动得少密切相关。生活方式病，可以说是一种"作"出来的病。

这些非传染性的生活方式病已成为我国人民健康的第一大威胁，已悄然潜入各类人群，成为健康的头号公敌。据统计，我国居民因慢性病死亡者占总死亡人数的比例高达 86.6％，所造成的疾病负担占总疾病负担的 70％以上，已成为影响国家经济社会发展的重大公共卫生问题。

现代人类所患的疾病中，45％与不良生活方式有关，而在死亡的因素中，60％与不良生活方式有关。不健康的生活方式直接或间接与多种慢性非传染性疾病有关，包括恶性肿瘤、高血压、糖尿病、便秘等。原来以老年患者为主的慢性病，现在已经有了"年轻化"的趋势。据估计，很多慢性病至少提前了 15 年。

职业病也属于生活方式病的范畴。现代白领阶层普遍患有颈椎病、肩周炎、痔疮等疾病，这与长时间伏案工作、无节制地低头看手机和玩游戏、缺乏必要的身体活动有关。

对于生活方式病,真正的危害不是来自于疾病本身,而是来自于日常生活中对危害健康的因素认识不足,不懂得生活方式与疾病的关系。可以这样说,目前在人们的心目中,还没有真正意义上的"健康生活方式"这一概念。

要知道,良好的生活方式可以使 40 岁人的健康状况等同于生活方式不良的 20 岁年轻人。

要知道,在静息状态下,一个心率为 60 次/分的人要比 85 次/分的人长寿些。

要知道,皮带越长,寿命越短。

要知道,每吸一支烟,减寿 5 分钟,终身吸烟则减寿 18 年。每天吸烟者,患消化性溃疡、心血管病比不吸烟者要增加 4~5 倍。

要知道,生活不规律者患消化性溃疡的可能性比生活规律者高出 3 倍以上。对任何事物都不感兴趣,患肝病的可能性比对生活充满兴趣的人高出 3 倍。心理素质较差、常受到精神刺激的人,患消化性溃疡的危险比心理素质好的人高出 4 倍,患心血管病的危险比心理素质好的人高出 2 倍。

要知道,每天饮食过咸导致患心血管病的几率比正常人高出 4~5 倍(每天盐的摄入量在 30 克以上者,几乎都会患高血压)。

目前,我国的高血压患者达 2.45 亿,糖尿病患者 1.2 亿,高脂血症患者 4 亿,肥胖和超重者 2 亿;约有 3.5 亿吸烟者,超过 5 亿人暴露于被动吸烟的环境之中;静息生活方式者上亿人,因生活方式病而死亡者高达 67%。

在上海,有 75% 左右的白领在下班后以通宵热舞、无节制的泡吧喝酒等方式来"放松"自己,85% 左右的白领有头痛、疲劳、血压不稳定等生活方式病。

生活方式应根据个人的情况不断地进行改善,这一点是非常重要的。我们可以通过改变不合理膳食、戒烟、增加运动和体力活动、缓解心理压力和紧张情绪,来达到预防生活方式病的效果。

1972 年,有学者提出了以下 7 项健康生活方式:①保证睡眠时间;②不吸烟;③维持理想体重;④避免过度饮酒;⑤定期做一次高强度运动;⑥每天吃早餐;⑦不吃间食(就是两顿饭之间不加餐)。通过几十年的验证,如果照此执行,就可以减少生活方式病的发生率,延长寿命,提高生活质量。

有学者说:"一个人20年前的生活方式决定20年后的身体状况。"这就是告诉我们,生活方式病的形成是一个漫长的过程,人人都是20年后自己身体状况的主宰者。

生活方式病是不良生活方式长期积累而形成的。所以说,生活方式病就是慢性病,最好的医师就是自己,最好的药就是"生活方式药"。

"生活方式药"就是生活方式的良好管理。它是预防生活方式病的有效武器,任何可以改善生活方式的原则和方法都是"生活方式药"。预防生活方式病的根本措施,就是养成良好的生活方式和改变不良的生活习惯。

对付这些生活方式病,贵在管理,重在预防,而不是单纯的治疗。生活方式的综合管理,是指对慢性病及其风险因素进行定期检测、连续监测、评估与综合干预管理的医学行为及过程。其主要内容包括慢性病的早期筛查、风险预测、预警与综合干预,以及慢性病人群的全程管理、慢性病管理的效果评估等。

生活方式病综合管理是针对慢性病患者和高危人群的管理,包括对其合理膳食、行为习惯、健康心理等多方面的干预;宣传正确的慢性病管理理念、知识和技能,扎实做好慢性病综合防治工作等。

生活方式病的管理对象应包括以下3个部分:

(1)慢性病,如高血压、糖尿病、心脑血管疾病等。

(2)慢性病患者对所患疾病的认知,以及因所患疾病而引起的消极心理状态。

(3)慢性病患者所处的社会环境,包括微观和宏观社会环境。微观社会环境主要包括家庭环境、工作环境、朋辈群体、社区环境和卫生服务环境等。宏观社会环境主要指患者所处的社会阶层、阶层之间的关系,以及社会阶层结构的变迁方式等。

统计数据表明,生活方式病是可防可治的。健康的生活方式可以预防和避免80%的慢性病。毋容置疑,日常习惯和行为会深刻地影响我们的健康水平和生活质量。数千项研究显示,规律的体育锻炼、保持理想的体重、良好的营养、压力的缓解、不吸烟和其他促进健康的做法,都对健康产生了深远的良好影响。相反,不良的生活方式,如肥胖、压力过大、吸烟或接触二手烟和其他毒物,都会对健康产生重大的不利影响。

现代医学发生了革命性转变,循证医学走向了价值医学,生活方式医学、保健医学、微生态医学逐渐兴起,都在倡导人们"用生活方式解决生活方式病",从而实现健康自助、人人健康的终极目标。

1999年,医学博士James M. Rippe首次提出了"生活方式医学"和"生活方式药",并且成立了"美国生活方式医学院"。美国心脏协会还拥有一个名为"生活方式与健康委员会"的理事机构,专门为临床医师和其他卫生保健工作者服务。不幸的是,在医疗活动中,目前只有不到30%的临床医师会问询患者的体重变化、下肢水肿、体育锻炼和营养状况。而且,在进行健康宣教和生活方式指导时,相关的建议五花八门、说法不一,既没有标准化,也没有同质化。

生活方式医学的定义是:"将生活方式实践与现代医学实践相结合,以降低慢性病的危险因素。作为疾病治疗的辅助手段,生活方式医学汇集了各种健康相关领域的可靠科学证据,以协助临床医师不仅治疗疾病,而且促进健康。"

生活方式医学就是针对慢性病的成因,通过对生活方式进行循证医学改良(包括营养、身体活动、压力管理、社交支持和环境接触等方面),以非药物、非手术的方式达到疾病预防、逆转和康复的一线治疗手段。这与我国传统中医强调的"治未病""未病先防、已病防变、病愈防复"有相通之处。

"治未病"是指采取预防或治疗手段,防止疾病发生、发展的方法,是中医治病的基本法则,是传统中医药学的核心理念之一,也是中医预防保健的重要理论基础和准则。

"不治已病治未病"是早在《黄帝内经》中就提出来的防病养生谋略,是迄今为止我国卫生界所遵从的"预防为主"战略的最早思想。要求人们不但要治病,而且要防病;不但要防病,而且要注意阻挡病变发生的趋势,并在病变未产生之前就想好能够采用的救急方法。"消未起之患,治未病之疾,医之于无事之前",这样才能掌握疾病的主动权,达到"治病十全"的"上工之术"。唐代大医家孙思邈从"养生防病"和"欲病早治"着眼,所著的《备急千金要方》中就载有一整套养生延年的方法和措施,很有实用价值。

对于医院来说,或从医学的根本来看,治疗不是最终目的。医学的最终目的是为了保障百姓的健康、守护民众的身心,使人少生病或不生病。无论是内科治疗还是外科手术,即使是微创、介入手术,对人体都是一种创伤或一种损害,也必将以患者家庭的经济、时间支出和公共医疗资源消耗为代价。

治疗的成本很大,处理突发性公共卫生事件的代价更大,而预防的成本很小。《易经》中说:"安而不忘危,存而不忘亡,治而不忘乱。"在新中国成立之时,毛主席早就为我国医学的发展方向制定了"预防为主"的战略原则。《黄帝内经》也认为,"上医医未病之病,中医医将病之病,下医医已病之病",这些都充分体现了"预防大于天"的保健思想和"防重于治"的重要性。

时至今日,生活方式医学所涉及的领域在全球范围内不断扩展,并且在过去的几年中出现了许多关于生活方式医学的行动计划。所有文明国家都在推行健康的生活方式,许多医学会的指南和共识都非常重视生活方式的改善,并将其作为疾病预防和治疗的关键组成部分。不幸的是,尽管改善生活方式的措施和实践在防治代谢性疾病中的重要作用得到了广泛认可,但其在改善国人的生活习惯方面进展甚微。只有不到5%的成年人遵循这些健康促进措施。在过去的十年间,慢性病的危险因素一直在增加,发病率也居高不下,而且有持续增加的趋势。

大量的研究表明,生活方式医学可以帮助人们科学地制定长期有效的健康计划,从"身、心、灵"三方面着手,指导和培养积极、健康的生活方式,包括情绪管理和精神寄托。

生活方式医学的首要任务和最终目的,是通过利用有益的环境和选择更健康的生活方式来促进人们的健康生活方式。生活方式病的治疗方法包括营养、锻炼、心理、社交、经济和环境干预等;生活方式医学的干预手段包括健康风险评估、健康行为咨询、生活方式改进等。通过不懈的改变和努力,可以提升癌症患者 5 年存活率,降低36%癌症发病率和 91%糖尿病发病率,降低 80%心脏病发病率和50%脑卒中发病率。

健康包含生理健康、心理健康、道德健康和社会健康四个层次,是人类全面发展的基础,关系到千家万户的幸福。可以这样说,健康是社会的第一资源,是人生的第一财富,是社会文明最重要的标志之一。21 世纪是"健康世纪",所以我们要达到"大健康——健、寿、智、乐、美、德"六字人生最佳境界。有理由相信,我们的生活方式会越来越改善、越来越健康,我们的生活质量也会越来越好、越来越满意。

医院应该是一所学校。所以,临床医师要在诊疗的同时,做好宣传员,当好老师,指导民众保持良好的卫生习惯和生活方式,保持身心健康,注意锻炼、注重精神修养,以预防疾病的发生。临床医师在劝说病人不抽烟时,自己应先戒烟,做健康生活方式的典范。唐朝医学家杨上善在《黄帝内经太素》中对"上古圣人之教下也"一句注释说:"圣人使人行者,身先行之,为不言之教,不言之教胜有言之教。"

"有时去治愈,常常去帮助,总是去安慰。"医护人员除了尽心尽力利用自己所学知识治愈病人之外,还应承担起向患者及其家属传授预防疾病相关知识的职责。现代的许多疾病与不良生活方式密切相关,所以,向患者及其家属宣教如何矫正不良生活方式是医护人员的必备能力之一。

前 言 二

——慢性病管理与精准治疗

慢性病发病隐匿，发病机制复杂，同时存在高发病率、高死亡率、高致残率等特点。尽管慢性病是可防、可治的，但目前仍然存在知晓率低、治疗率低、控制率低的问题。

慢性病管理可根据疾病的不同阶段，采取不同的相应措施，来阻止疾病的发生、发展或恶化，即疾病的三级预防措施。《中国防治慢性病中长期规划（2017—2025年）》指出：要以深化医药卫生体制改革精神为指导，逐步建立各级政府主导、相关部门密切配合的跨部门慢性病防治协调机制，健全疾病预防控制机构、基层医疗卫生机构和医院分工合作的慢性病综合防治工作体系，动员社会力量和群众广泛参与，营造有利于慢性病防治的社会环境。坚持预防为主、防治结合、重心下沉，以城乡全体居民为服务对象，以控制慢性病危险因素为干预重点，以健康教育、健康促进和患者管理为主要手段，强化基层医疗卫生机构的防治作用，促进预防、干预、治疗的有机结合。

20世纪90年代，以人类基因组计划为起点的一系列全新生命科学领域研究技术高速发展，为慢性病管理提供了强有力的工具，为慢性病的预防干预、临床干预提供了全新的解决方法。

一、早期预防

早期预防的关键在于及时发现和管理高风险人群，扩大公共卫生服务的项目内容和覆盖人群，加强慢性病高风险人群的检出和管理。除血压、血糖、血脂偏高和吸烟、酗酒、肥胖、超重等传统风险筛查外，易感基因检测已成为特异性筛选高风险人群的重要手段。

慢性病包括恶性肿瘤、心脑血管疾病、慢性肺部疾病、精神疾病、糖尿病等，是遗传、生理、环境和行为因素综合作用的结果。不仅肿瘤存在家族遗传性，心血管病、糖尿病也均有明确的家族遗传倾向。父母均患高血压，其子女发病率达 50％；父母血压正常，其子女发病率仅为 3％；父母都有糖尿病，其子女患糖尿病的机会是普通人的 15～20 倍。上述结果均表明，慢性病的发病确实是与基因有关。疾病易感基因检测能够明确人体对某种疾病是否有易感性。当携带疾病易感基因的人接触不良环境或长期处于不良生活方式之中，他们发生疾病的可能性比不携带缺陷基因的人要高出几倍、几百倍，甚至上千倍。

在肿瘤筛查方面，基因检测的应用越来越广泛。例如，BRCA1/2 突变用于乳腺癌、卵巢癌的风险筛查；KRAS/EGFR 突变检测用于肺癌筛查等。在糖尿病患者中，约有 1％的糖尿病为年轻的成年发病型糖尿病（MODY）。它是一种家族遗传的由单基因突变导致的糖尿病，被称为单基因糖尿病。目前有超过 20 个基因被发现与单基因糖尿病有关，最常见的致病基因为 HNF1A 基因和 GCK 基因。另外，流行病学研究显示，2 型糖尿病的遗传方式符合多基因病遗传模式，已知的易感基因包括 TCF7L2、SLC30A8、HHEX、PPARG、KCNJl1、FTO 等。

纳入《单基因遗传性心血管疾病基因诊断指南》的单基因遗传性心血管病，包括肥厚型心肌病、扩张型心肌病、代谢性心肌病等心肌病，长 QT 综合征、Brugada 综合征等心脏离子通道病，以及遗传性主动脉疾病、家族性高胆固醇血症等。尽管大多数单基因遗传性心血管病的患病率不高，但有些疾病如肥厚型心肌病（HCM）的患病率达到 1/500，又呈家族聚集，其遗传影响不可忽视。HCM 主要为常染色体显性遗传，现已报道有近 30 种基因与 HCM 发病相关，其中 10 种为明确的致病基因，分别编码粗肌丝、细肌丝和 Z 盘结构蛋白等。其他心血管病（高血压、卒中、房颤、心原性猝死等）通常与多基因相关，所涉及的易感基因包括肾素—血管紧张素—醛固酮系统、交感神经系统、内皮素、利钠肽，以及脂质代谢、载脂蛋白、离子通道或转运体等，如血管紧张素（AGT）基因、血管紧张素转化酶（ACE）基因、血管紧张素Ⅱ-Ⅰ型受体（ATⅠ）基因、内皮素2（ET-2）基因、内皮型一氧化氮合成酶（eNOS）基因、心钠素家族基因（ANP和NPRC）等。

慢性病的控制与预防，关键在于预知疾病，即知道疾病的发病倾向。对有家族聚集趋向的慢性病，基因检测不仅有助于遗传性慢性病患者及其子女的早期诊断和鉴别诊断，还对预后评估、风险管理、治疗策略的确定，以及优生优育具有重要的指导作用。通过筛选高危人群，可进行慢性病的精准个性化管理，实现疾病的早检测、早发现和早治疗。通过对易感基因检测结果的分析，可以从遗传的角度判定疾病的易感性，预知身体罹患某些重大疾病的风险，并对受检者进行常见疾病的风险预警，给出科学合理的健康管理方案和建议，从而使患者及其家属有针对性地主动改善生活习惯，预防、延缓甚至避免重大疾病的发生。

二、临床干预

慢性病致病因素的复杂性决定了慢性病防治策略与措施的选择。在慢性病的管理中，精准诊断是重要的一环。不同的疾病分型，其干预措施及管理也不尽相同。以MODY糖尿病为例，约2/3的患者不需要使用降糖药物，仅仅饮食和运动干预就能将血糖控制在比较满意的水平。同时，基因检测可对MODY糖尿病进行准确分型，用于后续的用药和干预指导。对高血压患者而言，原发性高血压需要长期服药，而对于继发性高血压，针对引起高血压的原发病进行治疗干预，血压就可以降低。随着质谱等新型技术在临床检测中的应用，继发性高血压的检测准确度和广度均获得较大的提高。根据相关的专家共识，推荐采用质谱方法检测儿茶酚胺代谢物（NMN、MN）取代传统的儿茶酚胺检测，检测的灵敏度和特异性获得很大的提高。采用质谱技术检测血清中的皮质激素，不仅可以进行原醛症的筛查,而且这种检测方法可覆盖皮质激素异常所导致的其他继发性高血压,如先天性肾上腺增生(CAH)、原发性皮质醇抵抗、表观盐皮质激素过多综合征、Liddle 综合征和脱氧皮质酮激发的肿瘤等。上述检测方法的开展有利于继发性高血压的筛查,临床医师进而可采用针对性的治疗手段。

临床医师的用药原则所遵循的是共识和指南,但指南和共识针对的是群体,而个体差异是很大的。所以,患者用药后没有疗效的情况时有发生。随着患者用药的日趋多样化,药物所导致的并发症日益增多,所带来的社会及家庭负担也日益严重。世界卫生组织的统计资料显示:"全世界死亡的患者中,约有 1/3 死于用药不当。"我国不合理用药约占所有用药者的 20%。目前,我国每年因药物的不良反应而住院治疗的患者多达 250 万,每年约有 19.2 万人死于药品的不良反应。慢性病患者通常需要长期用药,所以用药的有效性和安全性至关重要。

药物基因组学已成为指导临床个体化用药、评估严重药物不良反应发生风险、指导新药研发和评价新药的重要工具。截至 2016 年,美国 FDA 已经标注了 199 种药物不良反应与基因之间的关系。个体化给药方式不仅可以提高疗效,而且可以缩短疗程,减少药物的毒副作用,节省后续的医疗成本,减轻患者的经济负担,对慢性病管理具有重要的意义。靶基因即药物对应的目标基因,具有与药物结合后能表达相应功能的作用,决定了药物的敏感性。药物代谢基因是指那些药物在体内代谢、转运相关的基因,这些基因决定了药物的浓度水平。

靶基因检测已广泛应用于肿瘤靶向药物临床用药的指导。对其他慢性病而言,药物基因检测同样具有重要的意义。硝酸甘油是治疗心绞痛的常用药物,也是家庭常备药。但部分人服用该药后起效慢、疗效差,不但达不到急救的效果,反而会增加不良事件的风险。研究表明,此类人群与硝酸甘油代谢相关基因 ALDH2 的突变密切相关。通过检测 ALDH2,可以评估患者是否适合服用硝酸甘油,避免因药物无效而引发恶性的不良事件。目前的五大类降压药,包括血管紧张素转换酶抑制剂(ACEI)、血管紧张素受体拮抗剂(ARB)、β-受体阻滞剂、钙离子拮抗剂(CCB)和利尿剂,以及由上述药物组成的固定配比的复方制剂。研究表明,ARB 类药物的敏感性与 AGTR1 基因有关。CYP2C9 是该类药物的重要代谢基因,而携带 CYP2C9＊3 等位基因突变的个体服用 ARB 后,药物的代谢率降低,其降压作用下降,需适当增加用药剂量以增强降压疗效。与此类似,β-受体阻滞剂的敏感性与 ADRB1 1165 G＞C 的基因多态性有关,代谢主要与 CYP2D6 的基因多态性有关;利尿剂的敏感性主要与 NPPA T2238C 的基因多态性有关;钙离子拮抗剂的敏感性与 NPPA T2238C 的基因多态性有关,该类药物的代谢主要与 CYP3A5 的基因多态性相关;ACEI 的疗效与 ACE 基因的多态性密切相关。我国高血压人群庞大,而高血压控制率却很低。所以,高血压个体化用药基因检测显得十分重要。通过对药物敏感性及代谢能力相关基因位点进行检测,指导患者进行个体化用药,可以提升高血压的控制率,从而降低药物不良反应以及并发症的发生。药物基因组学具有广泛的应用前景,还被用于华法林、氯吡格雷、他汀类药物、FK506、别嘌醇等药物的用药指导。

随着医学分子生物学的发展,通过对基因、蛋白、代谢研究的不断深入,使疾病的早期预测、预防和个体化精准医疗成为可能。全新的分子检测技术在慢性病管理中显示出了独有的优势和潜力。然而,这些新技术、新方法在慢性病管理中的应用度较低,同时社会的认知度也不高,临床应用尚处于起步阶段。随着医学分子生物学的发展,新技术将不断涌现。通过对疾病的早期发现和早期识别,做到对疾病的精准干预,可以大幅度降低疾病的患病率,提高疾病的治愈率,并减轻疾病治疗的社会和经济负担,推进慢性病的规范管理。

目　录

第一章　健康危险因素与一级预防

核心提示

➢ 健康是指个体的身体、心理和社会适应能力的完好状态,而不仅仅是没有疾病。健康危险因素能使疾病或死亡发生的可能性增加,也能使健康不良后果的发生概率增加。健康危险因素有很多,主要包括环境因素、生物遗传因素、医疗卫生服务因素、行为生活方式因素等。

➢ 我国慢性病患病率已达 23%,占总疾病数的 70%,占总死亡数的 86%。慢性病已成为威胁中国人健康的致命因素。慢性病主要包括心脑血管疾病、癌症、慢性呼吸系统疾病、糖尿病和口腔疾病,以及内分泌、肾脏、骨骼、神经系统等疾病。心脑血管疾病是一种特别严重的流行病,并且是全球范围内最主要的死亡原因,每年导致约 2500 万人死亡,2.93 亿残疾调整生命年(DALYs)损失。

➢ 零级和一级预防可以减少健康危险因素。生活方式改善在控制高血压、高脂血症,戒烟,增强体育锻炼等方面已经取得了进展,但不幸的是,在肥胖和糖尿病控制等方面出现了退步现象。

➢ 保持适当的体重、禁止吸烟、进行有规律的体育锻炼、遵循良好的营养模式等措施可以将心脑血管疾病的患病风险降低 80% 以上。值得注意的是,仅采用其中一项健康促进措施,就可以将心脑血管疾病和糖尿病的患病风险降低 50% 以上。冠心病死亡人数的下降,大约 50% 来自治疗技术的进步,而 44% 与降低危险因素有关。

➢ 至少要有 30% 的人每天进行 30 分钟的低强度或中等强度体育锻炼。如果成年人每天静坐的时间减少到 3 小时之内,那么预期寿命将增加 2 年。此外,如果成年人每天将看电视的时间减少到

2 小时之内,则预期寿命将增加 1.4 年。

➤ "理想的"心血管健康:同时存在四种良好的健康行为,包括前一年没有吸烟;有目标地进行体育锻炼;有益心脏的饮食方式;理想的体质指数(BMI)。同时存在四个有利的健康因素,包括不吸烟至少 1 年;未经治疗的胆固醇低于 200mg/dL;未经治疗的血压低于 120/80mmHg;糖尿病得到有效控制,并尚未发生临床心脑血管疾病。

➤ 在开始降压药物治疗之前,对患有高血压 1 期的个体要进行为期 6 个月的生活方式调整,如减肥、戒烟、规律运动和改善营养等。尽管药物是治疗高血压的主要手段,但健康指南建议,应将生活方式干预措施与降压药物一起开具处方。包括:①体重减轻至理想状态;②DASH 饮食模式,食用蔬菜、水果、粗粮、低脂乳制品、家禽、鱼、豆类和坚果,限制糖果、加糖饮料和红肉的摄入;③将钠的日摄入量控制在 1500mg 之内;④增加饮食中钾和镁的摄入量;⑤进行体育锻炼,每周 120～150 分钟中等强度或 75 分钟高强度的有氧运动,每周 90～150 分钟的耐力训练,每周至少要进行 1 次抗阻训练;⑥控制酒精摄入量。

研究表明,超重者减重 5～10kg,可使血压水平降低 6～12/5～8mmHg;经过全面的生活方式干预(包括减重、瑜伽、正念、冥想、音乐、大蒜等)后,可使血压水平降低 11～16/6～10mmHg。

➤ 糖尿病是世界上最常见的慢性病之一。至 2010 年,估计影响了 2.85 亿成年人(占全球成年人的 6.4%)。预计到 2030 年,糖尿病患者将超过 4.3 亿(占全球成年人的 7.7%)。与非糖尿病对照组相比,糖尿病患者的心脑血管事件发生率要高出 2～8 倍。

➤ 我国的临床医师在治疗上非常努力,但确实没有发挥好健康顾问的作用。例如,只有 50% 的吸烟者接受过医师的戒烟建议,只有 40% 的肥胖者接受过有关减肥的建议。这是非常令人遗憾的。因为在我国,成年人平均每年要去门诊 8 次以上,而且据估计,每年临床医师会与 75% 以上的成年人进行接触。

➤ 大多数改变生活方式的患者是在没有医师指导和组织计划的情况下进行的。例如，超过90％的戒烟者是在没有戒烟计划的情况下进行的；大多数减肥患者也在采用各种方式自行减肥。但是，医疗保健专业人员的建议和支持，对于激励患者开始改变和维持良好生活方式是非常有价值的。

➤ 建议定期筛查所有20岁以上成年人的血脂水平，至少应筛查35～65岁的男性和45～65岁的女性。建议将多种生活方式调整作为一线治疗方法。营养干预包括：将每天脂肪的摄入量保持在25％～35％，饱和脂肪酸的摄入量保持在7％以下，胆固醇的摄入量限制在每天200mg以下，复合碳水化合物的摄入量为50％～60％，蛋白质的摄入量为15％，膳食纤维摄入量为20～30g。

➤ 所有冠心病患者的LDL-C水平应降至70mg/dL，而不仅仅是高危患者。甘油三酯水平为200～499mg/dL的患者，应将非HDL-C水平降至130mg/dL以下，如有可能应进一步降至100mg/dL以下。

➤ 目前，只有不到20％的青少年每天进行60分钟或更长时间的日常体育锻炼；只有25％的保健医师知道运动处方的益处，并拥有足够的知识来应对患者的咨询。如果妇女每天进行中等强度运动超过1个小时，其死亡率将比久坐者低65％。每增加1MET的运动量，妇女的死亡率就会降低17％。

健康危险因素包括以下几个方面：

1. 环境因素

（1）自然环境危险因素：生物性危险因素（如细菌和病毒等）、物理性危险因素（如噪声和辐射等）、化学性危险因素（如毒物和污水等）。

（2）社会经济和环境危险因素：政治生态、经济收入、文化教育、就业保障、居住条件、家庭关系、心理刺激、工作紧张程度及各类生活事件等。

2. 行为生活方式因素

与常见的慢性病或群体性疾病密切相关。不良的行为生活方式包括吸烟、酗酒、熬夜、毒品滥用、不合理饮食、缺乏锻炼、网络成瘾等。

3. 生物遗传因素

包括直接与遗传有关的疾病，以及遗传与其他危险因素共同作用的疾病，如年龄、性别、种族、疾病遗传史、身高、体重等。

4. 医疗卫生服务因素

指医疗卫生服务系统中不利于保护和增进健康的因素，包括医疗质量差、误诊漏诊、院内交叉感染、医疗制度不完善等。

这些健康危险因素具有潜伏期长、特异性弱和联合作用的特点，广泛存在于人们的日常生活之中，还没有引起人们的足够重视（图1-1）。

目前，心脑血管疾病已成为威胁人类健康的第一大疾病。其主要危害是急性事件的发生率高，50％以上患者的首次事件发生就表现为急性心梗或猝死。心脑血管疾病导致的死亡已占所有死亡的1/3，分别超过了肿瘤、传染性疾病和意外伤害。半个多世纪以来，众多学者从基础到临床对心脑血管疾病进行了广泛而深入的研究，取得了可喜的成果，特别是健康危险因素的控制、一级和二级预防得到了更多的重视。

我国的大卫生、大健康政策早就明确以"预防为主"，要求我们不但要重视疾病的治疗，还要重视疾病的预防和康复，更要关注亚健康和健康人群。

根据我国的流行病学调查，近50年来，不论在农村或城市，心脑血管疾病的发病率和死亡率均呈上升趋势。我国因心脑血管疾病死亡者占总死亡人口的百分比，已由1957年的12.1％上升到2001年的42.6％，2019年更是接近50％。

现代科学技术的发展日新月异，特别是循证医学的不断发展，心

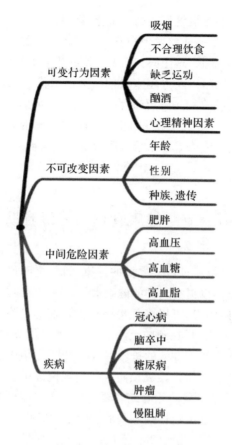

图 1-1 健康危险因素分类

脑血管领域关于各种疾病的诊治规范、共识和指南相继出台，极大地提高了临床诊治水平。在此背景下，一个新的慢性病防治模式的建立势在必行。我们必须一手抓规范诊疗，一手抓预防康复，以充分体现现代医学科技成就带来的好处。防、治、康三位一体的医疗模式，应该落到实处，不应该只是网上的宣传和口头的说教。预防重于治疗，慢病规范治、急病快速救，康复重实践，这就是人文服务、人文医疗和医学的本源。

但是，目前心脑血管疾病的规范化诊疗现状仍不容乐观，面临许多问题。心脑血管疾病的发生和发展是一个系统的、复杂的过程，从危险因素到临床症状，这中间大概要经历几十年的时间。吸烟、高血压、血脂异常、肥胖，以及近年来人们所关注的代谢综合征等危险因素，可以看作疾病的"上游"，有时在一个人身上可集中出现多重危险因素。随着社会、家庭、工作和生活压力的加大，环境和生活方式的负向改变，这些危险因素越来越普遍地存在于人群之中，并向青少年延伸。

第一节　健康管理与零级预防

零级预防是指通过对全人群的健康干预，全面预防疾病危险因素在全社会流行，以提高人群的健康水平。例如，零级预防通过预防"吸烟"这一危险因素，可以降低患肺癌等疾病的风险。国内外大量预防医学的研究表明，在预防上花 1 元钱，就可以节省 8.59 元的药费，还能相应节省约 100 元的抢救费、误工损失、陪护费等。

其实，健康管理就是零级预防。我们强调健康管理要从零级预防开始，其实就是从婴幼儿时期就要开始培养良好的生活和卫生习惯，这样才能一生远离慢性病及其危险因素的威胁。

从女性怀孕的胎儿期（280 天）到宝宝出生之后的 2 岁（720 天），这 1000 天（0～3 岁）被世界卫生组织定义为一个人生长发育的"机遇窗口期"。

"三岁看大、七岁看老。"研究发现，一个人生命的最初 1000 天，决定了孩子一生的健康和幸福。在这个 1000 天里，如果婴幼儿的身心培育不好，近期的危害表现为体格和智力发育迟缓，患病率和死亡率增加；远期的危害表现为智力发育滞后，学习和工作能力下降，患心脑血管疾病、糖尿病等慢性病的风险增加。因此，改善 0～3 岁婴幼儿的营养和健康状况，关系到我国未来的人口素质、经济社会发展进程和国际竞争实力。

芝加哥大学经济学教授詹姆斯·赫克曼的研究表明,国家和家庭投资 0～3 岁,其回报率是最高的。在 0～3 岁投资 1 元钱,有 18 元钱的回报;3～4 岁投资 1 元钱,有 7 元钱的回报;小学阶段投资 1 元钱,有 3 元钱的回报;大学阶段投资 1 元钱,有 1 元钱的回报;投资成人的回报则是负的。

零级预防比传统的、预防疾病发生的三级预防更加提前,可以看成是预防工作的关口前移。近年来频发的突发公共卫生事件充分证明,仅有三级预防是远远不够的,还应该建立零级预防的概念,把公共卫生的堤坝再前移一些。

零级预防强调以人的健康为中心,以健康或疾病危险因素发生前的防控为重点,强调"新的生命出生之前""危险未出现时""病变未发生时""身体未衰老时"的全人群初始健康管理。

零级预防是指没有危险因素的人预防危险因素,如高血压、糖尿病和吸烟等。零级预防最为重要,但需要人群干预和社会协作,难度也最大。

健康管理是以预防和控制疾病的发生与发展,降低医疗费用,提高生活质量为目的的。同时,也是针对个体及群体进行健康教育,提高自我管理意识和水平,并对其生活方式相关的健康危险因素,通过健康信息采集、健康检测、健康评估、个性化健康管理方案、健康干预等手段持续加以改善的过程和方法。健康管理的目的是为了通过最小的投入获取最大的健康效益。

每个人都会经历从健康到亚健康,再到疾病的发展过程。一般来说,是从健康到低危险状态,再到高危险状态,然后发生早期病变,出现临床症状,最后形成疾病。这个过程会很长,往往需要几年到十几年,甚至几十年的时间。

健康管理是把自己的健康由被动管理变为主动管理。健康管理不仅是一套方法,更是一套完善、周密的程序。健康管理的流程包括:

1. 信息采集

包括个人基本信息、健康体检、家族史、既往史、现病史、生活习惯、家庭幸福感和社会幸福感等。

2. 身体评估

一是评估当前身体情况;二是评估未来患某病的概率和健康危险因素。

3. 健康教育

通过有计划、有组织、有系统的社会教育活动,使人们自觉地采纳有益于健康的行为生活方式,消除或减轻影响健康的危险因素,预防疾病,促进健康,提高生活质量。

4. 健康干预

通过饮食干预,达到预防及治疗的目的;通过体育运动,使个体或团体由消极的状态转为积极的状态;通过心理干预,促进躯体疾病的改善;通过营养干预,增加蛋白质与微量营养素的摄入,提高免疫功能。

健康管理作为一种对个人或人群健康危险因素检测、分析、评估和干预的管理过程,其核心是控制危险因素(包括可变和不可变危险因素)。这体现了零级和一、二、三级预防并举,其目的是减少或降低危险因素的个数和级别,并保持低风险水平为最终目的。

我们希望通过健康管理能达到以下目的:一学,学会一套自我管理和日常保健的方法;二改,改变不合理的饮食习惯和不健康的生活方式;三减,减少用药量、住院费、医疗费;四降,降血脂、降血糖、降血压、降体重,即降低慢性病的危险因素。

第二节 国际心脑血管疾病的防治现状

2010年,美国心脏协会(AHA)提出了"理想健康7要素",包

括:不吸烟或戒烟 1 年以上;坚持有氧运动;坚持健康饮食;血压<
120/80mmHg;血糖<6.1mmol/L;血胆固醇<5.2mmol/L;正常体
重。研究显示,达到上述 7 个指标的全因死亡率比仅达到 1 个指标
者要降低 51%,心脑血管疾病死亡率降低 76%。这个结果提示,以
降低健康危险因素为主的预防策略,是降低死亡率最重要的方法。

基于上述数据,美国于 2011 年启动了"百万心脏计划"(Million
Hearts Initiative)。其目的是在 5 年内使美国居民减少 100 万个新
发心脑血管事件,每年降低卒中和心脏事件 10%。该计划包括 4 项
内容:高危患者服用阿司匹林(A);降血压(B);控制胆固醇(C);戒
烟(S),简称 ABCS,均是从预防的角度来控制健康危险因素。

2012 年,第 65 届世界卫生大会发布了一项全球医学目标,即到
2025 年,要使全球慢性非传染性疾病导致的过早死亡率降低 25%
(25×25 计划)。为了配合 WHO 提出的这一全球性目标,AHA 又
与世界心脏联盟(WHF)、欧洲心脏学会(ESC)一起提出了如下具体
行动计划:酒精摄入量减少 10%;饱和脂肪酸摄入量减少 15%;控制
肥胖率的上升趋势;缺乏运动人数下降 10%;高血压患病率下降
25%;高胆固醇患病率下降 20%;盐摄入量减少 30%;吸烟率降
低 30%。

通过一系列的努力,从全球范围看,近年来心脑血管疾病的防治
理念与战略已出现了 4 个方面的重大改变:

(1)从针对疾病下游开发药物,发展介入与外科技术,转向重视
疾病上游的预防,并从针对疾病转向针对健康。开始综合治理多重
健康危险因素,从青少年抓起,培养健康文明的生活和卫生习惯。

(2)从经验医学转向循证医学和价值医学,并针对具体的患者进
行循证医学指导下的个体化治疗。

(3)健康危险因素的干预从单一学科转为多个学科联盟;从干预
单一危险因素转为多重危险因素综合管理;从一家医院或一个地区
转向区域联盟框架下的联防联治。

(4)从大医院为中心转向以社区/家庭为中心。

全面的、分层次的心脑血管疾病防线的建立应从动脉粥样硬化入手,因为它是脑卒中、心梗等缺血性疾病的罪魁祸首。这些危害百姓生命的重大疾病,其上游是由吸烟、高血压、血脂异常、糖尿病、肥胖、代谢综合征等多重危险因素所构成的。动脉粥样硬化的首要危险因素是血脂异常,使用他汀类药物可降低动脉粥样硬化性心血管病(ASCVD)事件。以下4类人群受益比较明显:有临床ASCVD症状者;LDL-C>190mg/dL的患者;无临床ASCVD的糖尿病患者(40~75岁),伴LDL-C水平70~189mg/dL;无临床ASCVD或LDL-C水平为70~189mg/dL的糖尿病患者,且10年ASCVD的风险>7.5%。

美国、加拿大和欧洲的预防医学专家提出了他汀类药物使用的5个准则:

(1)对于既往有心梗、卒中病史的患者,应使用他汀类药物作为饮食、运动和戒烟的辅助措施,以实施二级预防。

(2)在糖尿病、HDL-C降低或hs-CRP升高的50岁以上人群中,他汀类药物被认为是饮食、运动和戒烟的辅助手段,是一级预防的组成部分。

(3)开具他汀类药物处方时,临床医师应在安全的前提下,寻求最大限度地提高治疗强度,并集中精力进行依从性的随访。

(4)应限制使用非他汀类药物或与他汀类药物联合使用,除非有明确证据表明这种方法可进一步降低特定患者的心血管事件。

(5)基于证据的指南和共识必须简单、实用,且符合循证医学的原则。另外,预防的新进展应尽快纳入这些指南和共识之中。临床医师不仅要治疗疾病,更重要的是,我们应付出更大的努力,抓好疾病的零级预防、一级预防和二级预防,做好脏器的早期康复,注重"治未病",综合控制心脑血管疾病的多重危险因素。应联合相关学科协同工作,在共同的平台上预防疾病。同时,我们需与社区医务工作者和患者家属密切联系,努力把心脑血管疾病防治的规范措施转变成社区和家庭的卫生实践。

医学科学技术的每一个重大突破和成就,都是革命性的。同样,预防和康复理念的传播和落地也是革命性的。

心脑血管疾病是多因素、多阶段作用的结果。例如,动脉粥样硬化的发生发展,最后导致冠心病等,以及高血压、高脂血症的发生,都是一个慢性发展的过程。因此,早期预防、控制危险因素显得尤为重要。这可以给广大患者带来无法估量的收益。而当疾病已经发生时,我们应该进行规范化诊疗,依据大量循证证据,更加科学地为患者提供最佳的治疗方案,将疾病的危害降至最低。

第三节 我国心脑血管疾病的防治现状

研究表明,虽然我国居民的期望寿命已超过 80 岁,但各种危险因素造成近 20 年的带病生存期。影响健康期望寿命的因素主要是年龄,还有心脑血管疾病、恶性肿瘤等潜伏期长、病程长的慢性病。

期望寿命和健康期望寿命之间的差距如此之大,一是表明我国快速进入了人口老龄化时代;二是患病和致残的年轻化。处于非健康状态、带病生存的人越来越多,不仅给个人带来疾苦,而且会拖累家庭,增加社会负担。

延长健康寿命,缩短健康期望寿命与期望寿命之间的差距,是我们医疗卫生事业神圣的初心和使命、责任和担当。对带病生存的人群要认真做好脏器康复/二级预防和慢性病管理,使带病生存者尽快恢复健康,从而改善患者的生活质量,早日回归社会、回归家庭、回归职场。而目前我国脏器康复/二级预防的体系尚未建立,"人的健康保障不如汽车的保养",大量心脑血管疾病患者缺乏积极有效的管理。

近年来,我国的心脑血管疾病医疗费用在以每年 18.6% 的速度增长,大大超出了国内生产总值(GDP)的增长速度。这预示着我国已面临医疗危机。解决医疗危机的根本出路,是重新明确医学的价值和本源,建立健全的"生物—社会—心理—环境(生态)"医学模式和"预防—治疗—康复"生命全程关爱体系,并关注患者的全面身心健康。

我们应对每一位患者作出个体化的医疗评估,并充分做好患者及其家属的教育和培训工作,发挥患者自身的主观能动性。只有通过综合评估、综合管理和多学科团队的参与,才能实现综合和全程的慢性病管理。

就我国目前的医疗资源配置格局来看,只靠大医院专科和专家的医疗服务不可能满足医疗和健康服务的巨大需求。这不仅仅在发展中国家不行,在发达国家也是行不通的。

我们还要重视专业人员与群众参与相结合,培训转岗的护士、社工和志愿者,也包括慢性病患者的家属。应特别重视心脑血管疾病预防和康复模式的探索和创新,要重视使用现代信息技术,降低运营成本,做好健康管理与脏器康复/二级预防工作。

发展我国的心脑血管疾病预防与康复事业,不可能仅仅依赖目前人满为患的大型医院,而应将二级医院、中医医院转型,吸引民营资本开设"4S店",并在此基础上,与社区/家庭通过电子医疗、互联网、物联网紧密联系在一起。

当前,国家鼓励和支持健康服务业发展,同时鼓励多点执业、双向转诊、分级诊疗和医联体、医共体、健共体建设,为心脑血管疾病预防和康复"4S店",的发展创造了良好的政策环境,带来了难得的发展机遇。

延长健康寿命更为重要和有效的措施是实现医疗战略的转移,做好零级和一级预防,重视全民健康促进,倡导健康的生活方式(表1-1)。要从源头抓起,从 0～3 岁婴幼儿期、幼儿期、儿童期、青少年直到老年的全生命周期都要重视健康问题。

我们要倡导百姓养成 4 个理想的健康行为:

(1)不吸烟或戒烟,远离二手烟/三手烟。

(2)坚持运动,每周 120～150 分钟中等强度或 75 分钟高强度的有氧运动。良好的运动习惯将使我们一生受益。

表 1-1 健康饮食和生活方式的建议

- 平衡热量摄入和身体活动,以达到或保持健康的体重。
- 多吃蔬菜和水果。
- 选择并准备少盐或无盐的食物。
- 尽量减少含糖饮料和食物的摄入量。
- 每周至少食用鱼 2 次。
- 通过选择瘦肉和蔬菜等替代品,每天饱和脂肪酸的摄入量<7%,反式脂肪酸的摄入量<1%,胆固醇<300mg;选择无脂(脱脂)的低脂乳制品。
- 选择全谷物、高纤维食物。
- 如果饮酒,请节制饮酒。
- 当您点外卖或在家外吃饭时,请遵循适合我国的饮食和生活方式建议。

(3)健康的饮食习惯,如低盐饮食,少喝含糖饮料等。

(4)理想的体质指数。

其实,做到这些并不难,关键在于长期坚持,使之变成自己的生活习惯。从源头做好预防,不仅心血管病、卒中的发病率会减少,而且对癌症、糖尿病、慢性呼吸系统疾病的控制有"一石多鸟"的效果。

在我国,尽管女性的吸烟率远低于西方国家,但年轻女性吸烟率的增加及大量二手烟/三手烟的危害需引起全社会高度的重视。

另外,在当下,"发展体育运动,增强人民体质"这句口号仍有重要的现实意义。在管住嘴的同时,要坚持迈开腿。坚持走路是最易实施且成本最低的运动方式。对已患有心脑血管疾病以及术后的患者,要在心肺功能评估的基础上,按照康复程序循序渐进地开展运动(表 1-2、表 1-3)。

遗憾的是,一项对外科医师身体活动调查的报告显示,有 24%的人近期没有身体活动,有 54%的人根本没有锻炼身体,只有 22%的人达到了要求。

健康是幸福,健康是尊严,健康是成功人生的基础。健康让人们的生活更加美好;同时,健康也是一种责任、一种智慧,需要有效管理。临床医师应做健康的引领者和示范者,尽可能延长健康期望寿命,缩短期望寿命和健康期望寿命之间的差距,当这个差距为零时,就说明"一生健康、寿终正寝、无疾而终"实现了。

表 1-2　定期体育锻炼对健康的好处

儿童和青少年

➢ 一级证据

·改善心肺功能和肌肉的适应性。

·改善骨骼的健康。

·改善心脑血管和代谢的生物标志物。

·改善身体成分。

➢ 三级证据

·减轻抑郁症状。

成年人和老年人

➢ 一级证据

·降低早期死亡的风险。

·降低冠心病的风险。

·降低中风的风险。

·降低高血压的风险。

·降低血脂异常的风险。

·降低 2 型糖尿病的风险。

·降低代谢综合征的风险。

·降低结肠癌的风险。

·降低乳腺癌的风险。

·预防体重增加。

·减轻体重(尤其是在控制热量摄入的情况下)。

·改善心肺功能和肌肉的适应性。

·预防跌倒。

·减轻抑郁症状。

·维持良好的认知功能(针对老年人)。

续表

> 二级证据
- 改善身体功能(针对老年人)。
- 减少腹部肥胖。

> 三级证据
- 降低髋部骨折的风险。
- 降低肺癌的风险。
- 降低子宫内膜癌的风险。
- 减肥后保持体重。
- 增加骨密度。
- 改善睡眠质量。

表 1-3　体育活动水平的分类

分类	每周中等强度活动的时间	对健康的益处	备　注
不活跃	没有超出基准的活动	没有	静止久坐是不健康的
低水平	活动超出基准,但每周<150 分钟	有一些	低水平的活动显然比静止的生活方式要好一点
中等	每周 150～300 分钟	明显	与低水平活动相比,此范围的活动具有更多的健康益处
高水平	每周>300 分钟	额外	超过此上限则无额外的健康益处

　　虽然,近年来的临床诊疗技术发展迅速,但遗憾的是,50％的患者从来没有症状和先兆就突然发生了心梗、脑卒中,甚至意外死亡。即使能够救治成功,患过心梗的患者最后也会出现慢性心力衰竭,极大地影响活动能力和生活质量。这些患者虽然能够长期存活,却无法继续正常地工作、学习和生活,增加了国家和个人的经济负担。2002 年 10 月,WHO 发表了题为《降低危险因素,促进健康生活》的

世界卫生报告,明确指出:为了保护和促进全人类的健康,重点应该放在对重要疾病明确病因的预防上。

慢性病可预测,并且可防可控。因此,全社会要重视并强化心脑血管疾病的预防工作,应构建并筑牢 4 条防线:第一条防线是防发病;第二条防线是防事件;第三条防线是防后果;第四条防线是防复发。成功挽救急性心梗的患者后,还要做好二级预防,防止再次梗死,减慢或防止心力衰竭的发生等。

值得关注的是,心脑血管疾病的发病正呈现出快速年轻化趋势。以往认为老年人是心脑血管疾病的主要发病人群,而实际上,目前我国城市急性心梗患者中,40~55 岁壮年人群占有相当一部分比例,30 岁以下也偶有发生。

更为令人担忧的是,20 世纪末期及以后出生的人群,由于其幼年起便处于高脂饮食、长期伏案工作、缺乏运动、精神压力大等不良生活方式,可推测其心脑血管疾病发病年龄还会进一步提前。所以全面构筑健康的各级防线已刻不容缓。而 30~55 岁年龄段正是事业的黄金时期(白领、骨干、精英,号称"白骨精"),急性心脑血管疾病导致的猝死和残疾不仅将极大地增加个人、家庭的不稳定因素,而且会对我国国民经济的高质量发展造成巨大隐患。

另外,我国已经进入了老龄化社会,老年人的健康问题越来越受到重视。研究表明,我国成年人血脂异常的患病率为 18.6%,而大于 60 岁人群的患病率达 28.3%。所以说,老年人同样需要积极调脂。对心脑血管疾病的防治,需要终身健康管理,需要终身健康锻炼。预防要从青少年开始,主要是针对肥胖和代谢综合征,强调健康生活方式,早期预防危险因素。到中年 30~40 岁这段时间,最重要的是危险因素的控制和异常代谢指标的干预。对于老年人,应继续对危险因素进行控制,并实行终身的健康管理。

第四节　心脑血管疾病与生活方式

心脑血管疾病就是一种生活方式病。

2005 年全球死亡原因：490 万人死于吸烟的后果；260 万人死于超重或肥胖的后果；440 万人死于总胆固醇水平升高的后果；710 万人死于血压升高的后果。2020 年，因心脑血管疾病死亡者中有 1900 万人在发展中国家。全世界吸烟者 12 亿人、超重或肥胖者 10 亿人，这是各种疾病发病的基础（表 1-4）。所以说，大部分心脑血管疾病就是一种生活方式病，都是吃出来、坐出来的。

表 1-4　超重和肥胖的分类以及疾病的相关风险

	BMI（体质指数）	肥胖等级	腰围＜90cm（男）， ＜85cm（女）	腰围＞90cm（男）， ＞85cm（女）
低体重	＜18.5		—	—
正常	18.5～23.9		—	—
超重	24～27.9		＋	＋＋
肥胖	28～31.9	1	＋＋	＋＋＋
	32～34.9	2	＋＋＋	＋＋＋
极度肥胖	≥35	3	＋＋＋＋	＋＋＋＋

注：①在我国，男性的标准体重（kg）＝身高（cm）－105；女性的标准体重（kg）＝身高（cm）－107.5。如果实测体重不超过标准体重的 10％，为正常。②体脂率反映人体内脂肪含量的多少，当男性体脂＞25％、女性体脂＞30％，就是肥胖。③世卫组织的计算方法：男性：[身高（cm）－80]×70％＝标准体重；女性：[身高（cm）－70]×60％＝标准体重。标准体重±10％为正常体重；标准体重±10％～±20％为超重或低体重；标准体重±20％以上为肥胖或极低体重。④腰臀比（WHR）是腰围和臀围的比值，是判定中心性肥胖的重要指标。成年男性腰臀比＞0.9，成年女性＞0.8，可判断为中心性肥胖。⑤腰高比（WHtR）是指腰围与身高的比值。40 岁以下人群腰高比应为 0.5，40～50 岁者应为 0.5～0.6，50 岁以上者不超过 0.6。

我国 1.2 亿农村高血压患者的诊疗现状是:绝大部分患者不知道自己患上了高血压;大部分高血压患者不使用降压药;接受治疗的高血压患者大部分凭感觉用药;大部分人使用廉价药,如复方降压片、氢氯噻嗪、珍菊降压片、卡托普利等(国家集采是一个福音);绝大部分高血压未达标。成年人血压分类与生活方式管理见表 1-5、表 1-6。

表 1-5　18 岁及以上成年人血压分类与管理

分类	收缩压		舒张压	生活方式调整	药物
正常	＜120	和	＜80	鼓励	—
高血压前期	120～139	或	80～89	必须	＋/－
高血压 1 期	140～159	或	90～99	必须	1～2 种
高血压 2 期	＞160	或	＞100	必须	2～3 种

注:血压＜110/60mmHg,会导致心脑肾的供血不足;降压必须缓慢;我国 60%～70%的高血压属于盐敏感性,临床医师应查看双下肢水肿情况,加用利尿剂或使用含利尿剂的固定复方制剂有时作用比较明显。美国最近改变了高血压的诊断标准,其目的是要更早启动生活方式调整,如定期进行有氧运动、减少盐分摄入、保持适当的健康体重以及不吸烟等。欧洲的高血压指南对我国的高血压管理有效强的指导作用。

表 1-6　生活方式改善治疗高血压

生活方式改善	建　议	降血压
减轻重量	保持 BMI 在 18.5～23.9kg/m^2 之间	每减轻 10kg 体重,降 5～20mmHg
健康饮食	食用水果、蔬菜、粗粮和不含脂肪或低脂的乳制品,减少饱和脂肪酸和胆固醇,如 DASH 饮食	8～14mmHg
定期进行有氧运动	每天 60 分钟,以减轻体重,或抗阻训练	4～9mmHg
钠/盐摄入量减少	1.5g/日的钠或 3.8g/日的氯化钠,或当前摄入量减少 1000mg	2～8mmHg
限制饮酒量	男性每天不超过 2 杯,女性每天超过 1 杯	2～4mmHg
增加钾的摄入量	3500～5000mg/日	2～5mmHg

另外,要按照 6 个步骤测量血压:正确的患者准备;正确的技术;正确的测量;正确的血压记录;正确计算平均值;正确向患者提供读数。注意事项:测量前必须排空膀胱,休息 5 分钟,静坐在靠背椅子上,使用大小合适的袖带,手臂放平,两腿不交叉,不与人交谈,双侧上肢测量,至少读数 2 次,取平均值。为了更好地进行血压管理,必须做好家庭血压自测,并建议至少要做一次 24 小时动态血压监测,以明确血压的高峰时间、夜间的血压变化、药物的服用时间等。

合理饮食、适量运动、戒烟限酒、心理平衡,这是健康的基石。但我们的科普宣教应该把"合理""适量"这两个词向患者及其家属解释清楚。要用量化的标准、具体的数字让民众有一个清晰的实施方法。"预防是硬道理",我们应该向芬兰的帕斯卡医师学习。20 世纪 70 年代,帕斯卡从临床转向了预防,从治疗转向了健康。

在 20 世纪 60 年代,芬兰冠心病和其他心脑血管疾病的死亡率特别高,其中男性的死亡率全球最高。研究人员发现,高胆固醇血症是导致心脑血管疾病的主要风险因素,它与芬兰人的饮食有密切关系。芬兰的科研人员、医学专家和决策者经过仔细研究后,决定实施干预措施。帕斯卡和同事们选择了芬兰一个心脑血管疾病发病率最高的省份做示范并推广至全国,倡导民众把早餐涂面包的黄油改为果酱。

1972 年,约 90％的芬兰人吃面包时涂黄油,到 1992 年时降至 15％。水果蔬菜的消费量从 1972 年的每人每年 20kg 增加到 1992 年的 50kg。在 1972—1997 年的 25 年内,北卡省的男性吸烟率下降了一半,胆固醇的平均水平下降了约 20％,血压也得到了有效控制。1972—1997 年,该省 25～64 岁男性冠心病、肺癌死亡率分别下降了 73％和 71％,男性和女性的期望寿命分别增长了 7 年和 6 年。1997 年,这个健康管理项目推广到芬兰全国,全国的指标也发生了显著变化。1969—2001 年,北卡省和芬兰全国的心脑血管疾病死亡率分别下降 75％和 66％。

芬兰健康管理模式的经验有以下几点:构建一个适当的流行病

学和行为学研究框架;与社区紧密合作,强调环境改变和社会规范;项目团队信念坚定,意志力强;干预的对象明确,采取的策略多样,并加强国际协作。

第五节　心脑血管疾病与危险因素

研究显示,超过80％的成年人至少有1个健康危险因素,包括高血脂、高血压、糖尿病、吸烟和超重。此外,至少有2个或3个健康危险因素的成年人比例分别为45.9％和17.2％(图1-2)。

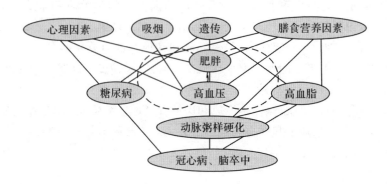

图1-2　心脑血管危险因素

1. 不可改变的危险因素

包括年龄、性别、种族、家族史。成年男性60岁以前,冠心病发病率随年龄的增加而增加;女性绝经期后,冠心病发病率显著增加,与男性相接近。

2. 可改变的危险因素

(1)生理学危险因素:包括血脂和载脂蛋白、高血压、糖尿病、肥胖等。

(2)行为学危险因素:包括吸烟、不良膳食习惯(饱和脂肪酸和胆固醇摄入过多）、高盐饮食、缺乏体力活动等。

3．健康危险因素之间的相互作用

胆固醇水平和冠心病显著相关，但随着血压水平的升高，心脑血管疾病的发病风险进一步增高，如同时吸烟，这一危险性又成倍增加。

全球 $83\%\sim89\%$ 的冠心病和 $70\%\sim76\%$ 的脑卒中归因于以下 6 个危险因素：高血压、高胆固醇血症、高体质指数、水果和蔬菜摄入不足、缺乏运动和吸烟。单一危险因素控制策略存在许多问题，且效果不佳，而同时干预多重危险因素的策略则可更多地获益（表 1-7）。例如，适度降低血压和胆固醇、减少吸烟和控制肥胖，可使心脑血管疾病发病率降低一半以上。

表 1-7　干预心脑血管危险因素的策略

行　动	可使用的工具	备　注
确定所有患者的心脑血管风险	提供多重风险因素的评分系统和量表	
确定积极生活方式的重要内容	初始评估包括体质指数（BMI）、体育活动水平、饮食习惯和吸烟状况	心脑血管风险的关键决定因素
与所有吸烟者讨论戒烟	评估成瘾和相关风险	超过 1/3 的吸烟者从未被告知应戒烟
为所有患者提供体重管理咨询	获得所有患者的体重和体质指数（BMI）	40% 的超重和肥胖患者从未被告知应进行体重管理
指导所有患者进行体育锻炼	按我国的体育锻炼标准执行	熟悉运动处方，并给予指导
为所有患者提供营养咨询	根据中国人的饮食指南和卫生健康学会的多种共识	改善营养是降低心脑血管风险的关键

第六节　心脑血管疾病的一级预防策略

1. 全人群预防策略

通过健康教育和健康促进,明显改变全人群的生活环境,普遍降低全人群的危险因素水平,促进人群健康,控制心脑血管疾病。其优点是可带来大众层面的获益,对总体人群心脑血管事件的影响会很大。因为整个人群参与了干预措施,且大多数事件实际上发生在低风险的个体中。

2. 高危人群预防策略

从人群中检出高危对象,如有高血压、高胆固醇血症、肥胖和吸烟,或有明显心脑血管疾病、糖尿病家族史的人,进行针对性的健康宣教和预防措施指导,定期检测血压、血脂和血糖。并通过药物或非药物干预以降低危险因素水平,预防心脑血管疾病的发生。该策略能使高危人群明显获益,但对整个人群的影响有限,因为高危群体毕竟是少数。

美国 AHA 和 ACC 将降低危险因素的干预措施分为 4 类(表 1-8)。

1 类干预:这些策略已被证明可以降低健康风险。

2 类干预:这些干预措施可以降低事件的发生率,但证据不如 1 类干预措施强。

3 类干预:如果改善这些与心脑血管疾病密切相关的危险因素,可能会降低事件的发生率。

4 类干预:如果改善这些与心脑血管疾病密切相关的危险因素,不太可能会降低事件的发生率,或生活方式无法改变这些危险因素。

表 1-8 减少风险因素的干预措施

➢ 1 类干预

- 戒烟
- 血脂异常的管理
- 高血压的治疗
- 应用保护心脏的药物

➢ 2 类干预

- 肥胖的预防和管理
- 糖尿病/糖耐量异常的管理
- 增加运动量

➢ 3 类干预

- 营养咨询
- 心理咨询
- 限制饮酒

➢ 4 类干预

- 年龄
- 男性
- 社会经济地位低
- 早期心脑血管疾病的家族史

3. 一级预防的内容和方法

主要针对可进行干预的危险因素,血压、血脂、血糖、超重、肥胖和吸烟是干预的重点。对于高血压前期、代谢综合征的患者,虽然还没有达到高血压的诊断标准或出现其他心血管事件,也要采取非药物方法、改善生活方式来预防(表 1-9)。

23

表 1-9　一级预防的内容和方法

✓	在支持患者改变生活方式的同时,心脏康复项目应该一视同仁地对待每个生活方式的风险因素。
戒烟	
R	医师应该为吸烟的心脏康复患者提供戒烟治疗,包括至少与患者保持联系 4 周。
R	戒烟干预应该包括电话联系、行为支持和自助材料。
体育运动及减少久坐	
R	患者的心脏康复应该包括运动锻炼,以减少心血管死亡风险,减少再住院并改善生活质量。
R	心脏康复服务应该为患者提供个体化的运动评估,选择合适的运动项目。
R	心脏康复中的运动处方应该考虑有氧运动及抗阻训练。
R	心脏康复应该考虑以技术为基础的干预措施。
饮食	
R	医师能够通过电话随访、教育工具、营养工具及反馈等策略,促进患者饮食干预的依从性。
R	需要体重管理的患者可转诊至减重项目,由减肥专家为其提供帮助。
长期维持行为改变	
R	医师需考虑为心脏康复患者提供心理教育,以促进患者体育运动的依从性。

在过去的 40 年中,超重和肥胖人口的占比稳步上升,极度肥胖的个体增加最为明显,儿童超重的患病率增加了 2 倍多。另外,大约 25％的糖尿病患者不知道自己患病了。而且最近还发现,儿童 2 型糖尿病的发病率增加迅速。

所以,我们要依靠各种途径进行健康宣教,使人群自觉地改变不良的生活习惯,控制血压、降低血清胆固醇、合理膳食、戒烟限酒、控制体重和增加体力活动(表 1-10、表 1-11、表 1-12)。

表 1-10　调脂药物的临床效用

种　类	LDL-C	HDL-C	TG
HMG-Co 还原酶抑制剂 (他汀类)	↓20%～63%	↑5%～15%	↓10%～37%
胆汁酸螯合剂(消胆胺)	↓15%～30%	↑5%	±
纤维酸衍生物(贝特类)	↓10%～15%	↑5%～20%	↓20%～50%
烟酸类	↓5%～25%	↑15%～35%	↓20%～50%
胆固醇吸收抑制剂(依折麦布)	↓20%	↑5%	±

表 1-11　不同患者他汀类药物的治疗强度和预期反应

不同风险的患者	治疗强度	预期反应
≤75 岁的临床冠心病	高强度他汀类	降低 LDL-C 约 50%
≥75 岁的临床冠心病	中度或高强度他汀类	降低 LDL-C 30%～50%
LDL-C≥190mg/dL(21 岁以上)	高强度他汀类	降低 LDL-C 50%
40～75 岁的糖尿病	中度他汀类	降低 LDL-C 30%～50%
40～75 岁的糖尿病,预计 10 年冠心病风险≥7.5%	高强度他汀类	降低 LDL-C 50%
40～75 岁,LDL-C70-189mg/dL,无冠心病、糖尿病,预计 10 年冠心病风险≥7.5%	中度至高强度他汀类	降低 LDL-C 30%～50%
40～75 岁,LDL-C70-189mg/dL,无冠心病、糖尿病,预计 10 年冠心病风险<7.5%	中等强度他汀类	降低 LDL-C 30%～50%

表 1-12　不同风险类别的治疗目标

风险类别	治疗目标：LDL-C	治疗目标：非 HDL-C	治疗目标：Apo-B
极高风险	＜55	＜80	＜70
很高风险	＜70	＜100	＜80
高风险	＜100	＜130	＜90
中度风险	＜100	＜130	＜90
低风险	＜130	＜160	NR

　　(1)合理膳食(表 1-13)：膳食以谷类为主；要求低盐(6g/日以下)，高血压、心脑血管疾病患者和 50 岁以上人群更应将每天钠的摄入量控制在 1500～2300mg；多吃新鲜蔬菜和水果；改善动物性食物的结构，多选用鱼类、禽类及适量瘦猪、羊、牛肉，少吃动物油、肥肉及动物内脏。鸡蛋每天不超过 1 个，增加豆类及其制品，增加杂粮，保持膳食以碳水化合物为主(但也应减量)，不吃或少吃糕点，可适量吃点坚果。提倡每天喝些鲜奶，避免奶油制品。遗憾的是，只有不到 20％的高血压患者遵循 DASH 饮食。

　　与低碳水化合物相比，低脂饮食降低 TC 和 LDL-C 更为明显，而 HDL-C 和 TG 在低碳水化合物饮食时变化更加明显。

　　与血脂异常和心脑血管疾病发生率降低有关的进食方式包括：

　　①素食和近素食。

　　②地中海式饮食。

　　③降低血压、减少高血压发病率的饮食方法——DASH 饮食。

　　④AHA 倡导的"心脏健康饮食"——低热量饮食。

　　⑤减少红肉、硬脂、全脂牛奶的摄入量。

　　⑥增加全谷物、豆类、水果蔬菜的摄入量。

　　⑦适量的鱼类和家禽，以及低脂或无脂的牛奶和奶制品。

表 1-13 一天摄入量的合理组分

总脂肪	25％～35％
·饱和脂肪酸	＜7％
·反式脂肪酸	＜1％
·单不饱和脂肪酸	15％
·多不饱和脂肪酸	10％
胆固醇	≤200mg
蛋白质	15％
碳水化合物	50％～60％

（2）降低血压：控制在目标值以下，如果可能，尽量"低一点，好一点"。对高血压前期者要通过改变不良生活方式以降低血压。收缩压每增加 20mmHg 或舒张压每增加 10mmHg，缺血性心脏病和中风的死亡率就会增加 1 倍。

（3）适量运动：坚持每天有一定的体育锻炼，至少每次 30～40 分钟以上。超重显然与高血压风险增加有关。所以说，超重或肥胖个体的体重减轻是降低血压的可靠方法。研究表明，每减少 1kg 体重，其收缩压和舒张压都会降低 1mmHg。进行体育锻炼的人可以降低 20％～50％ 的高血压风险，中等强度的体育锻炼可以使收缩压和舒张压降低 5～10mmHg。

久坐的人患冠心病的风险较适量运动者要高出 150％～240％。与久坐不动的人相比，经常进行高强度运动（以出汗为标志）的人可以使心力衰竭的发病率降低 15％～35％。目前，只有大约 1/4 的人刚刚达到所规定的最低运动量：每周 120～150 分钟中等强度或 75 分钟高强度的有氧运动，以及每周 2～3 次的耐力训练，每周至少进行 1 次抗阻训练。即使是强度相对较小的体力活动，也可以使心脑血管疾病的发病率显著下降。适度的抗阻训练可使收缩压和舒张压均下降 3mmHg，尽管这种作用看起来很小，但足以降低心脑血管疾病的发生率和全因死亡率。1980—2000 年间,缺乏体育锻炼的人数估计减少了 2.3%,预防或至少推迟了近 2 万人因心脑血管疾病而死亡。

每天步行超过 30 分钟,就能将 2 型糖尿病的患病风险降低 20%～45%。每周看电视少于 10 个小时,每天快走 30 分钟或更长时间,可以预防 43% 的糖尿病新发病例。研究表明,有氧运动可以使糖化血红蛋白降低 8%。

与单独饮食控制相比,饮食控制加运动可使体重减轻更加明显,而且可使收缩压和舒张压的降幅更大。研究显示,需要每周消耗2500～2800kcal(每天 60～90 分钟中等强度的体育锻炼)才能达到长期减肥的效果。

有研究表明,成功减肥 10% 可使总胆固醇降低 30.5mg/dL,LDL-C 降低 15.1mg/dL,VLDL-C 降低 15.5mg/dL,TG 降低58.4mg/dL。每减少 1kg 体重,HDL-C 可增加 0.35mg/dL。

(4)戒烟限酒:倡导不饮酒或少饮酒(以葡萄酒或黄酒为佳)。限量饮酒可降低 20%～40% 的心脑血管疾病风险,但不建议不会饮酒者去学会饮酒来预防疾病。

(5)心理平衡:压力释放和纾解对降低血压有一定作用,尽管这种作用不如其他生活方式改善那么突出。一项荟萃分析显示,对心脑血管疾病患者进行压力管理和健康教育,可使复发性心梗发生率减少 29%,心脏性死亡发生率降低 34%。

根据高血压的最新定义,美国近一半的人口(46%)被诊断为高血压,受影响最大的是年轻人。根据新指南,预计我国高血压的患病率是现在的 2 倍。虽然目前大家尚未将此标准应用于临床,但美国的新指南有两点值得肯定,一是血压高于 120/80mmHg 的人群,其心脑血管并发症的风险是增加的;二是应尽早通过改变生活方式来控制血压。

一级预防主要是针对易患人群,控制危险因素,防止动脉粥样硬化的形成。10 年心血管事件风险超过 20% 的高危女性,以及 65 岁以上血压可控的所有女性，均推荐使用阿司匹林或吲哚布芬。建议阿司匹林或吲哚布芬用于 45～79 岁的男性和 55～79 岁的女性，以降低男性患心梗的风险和女性患缺血性卒中的风险。

其他潜在有益的一级预防药物包括：他汀类药物、心梗后的 β-受体阻滞剂和血管紧张素转化酶抑制剂或血管紧张素受体拮抗剂。

（1）确定实施的重点内容，包括：生活方式和心脑血管疾病的风险评估；心理及行为干预；基于家庭的筛查和教育干预；高危因素和致病因素的预防与控制。

（2）确定重点宣传人群，包括：冠心病或其他血管性疾病的患者；具有高危因素、多重危险因素、不良生活习惯，但尚无临床症状的患者（严重的高脂血症、糖尿病、高血压）；有冠心病或动脉粥样硬化家族史的人群。

（3）构建从体检到临床回访的高危人群筛查体系：筛查和追踪吸烟、高血压、高血糖和心理紧张的异常人群；随访和追踪出院患者的药物使用，定期评估风险；对高危患者定期进行问卷调查和冠心病风险评估，鼓励他们参与规律的运动康复和生活方式改善。

健康风险评估是健康管理过程中关键的专业技术部分，并且只有通过健康管理才能实现，是慢性病预防的首要步骤。健康风险评估最常用的方法是多因素模型法。

第一步：健康状况的信息采集。通过权威医院的体检数据及生活调查，对个体进行初步的健康评估，了解其目前的身体健康状况，进行针对性的、个性化的健康体检。

第二步：健康状况评估和预测。利用营养评估软件，认识与分析其目前的营养状况，通过基因检测，预测个体的健康危险因素。

第三步：进行行为干预及咨询指导。通过第一步和第二步的工作，制订出针对性的健康干预计划，并通过健康指导使其正确执行干预方案，消除或控制健康危险因素，以达到康复的目的。

第二章　心脏康复与二级预防

核心提示

➤ 心脏康复通过五大核心处方(药物处方、运动处方、营养处方、心理处方、戒烟处方)的联合干预,为心血管病患者在急性期、恢复期、维持期,以及整个生命过程中提供生理、心理和社会的全面、全程服务和关爱。心脏康复是多种干预措施的综合,包括康复评估、运动锻炼指导、饮食与行为管理等。其目的是改善心血管病患者的心脏功能与结构,优化体力与精神状态,提高社会参与度,并预防心血管事件的发生。

心脏康复的适应证范围非常广,不仅涵盖心梗经皮冠脉介入治疗(PCI)术后、慢性稳定性心力衰竭、高血压等,而且可覆盖各种受危险因素影响的亚健康和健康人群。心脏康复能降低心梗的全因死亡率和心血管死亡率。对于住院的老年冠心病患者,经心脏康复治疗后 5 年的病死率降低 21%～34%。

➤ 完整的心脏康复包括体能康复、心理康复、职业康复、适应社会及二级预防等。心脏康复分为 3 期:患者住院期间启动第一期康复(院内康复);心脏康复第二期是为期 3～6 个月的门诊康复;心脏康复第三期是以家庭、社区、基层卫生院或健身房为基础的院外长期康复。

➤ 在过去的 40 年,心脏康复从一个简单的体力活动计划,逐步发展成为一个综合的学科计划,包括术后的康复护理、中医康复药物治疗最优化、营养咨询、戒烟、危险分层、睡眠和压力管理、心理咨询、血压控制,以及糖尿病或血脂异常的控制。采用仪器(心肺运动试验和心脏 B 超等)、量表或徒手评估技术、6 分钟步行试验(6MWT)来评估心血管病患者的无氧阈,对确定运动处方具有十分重要的意义。

➤ 心血管病二级预防是对已经发生冠心病和其他血管性疾病的患者早发现、早诊断、早治疗,目的是改善症状、防止病情进展、改善预后,降低病死率、病残率,同时防止疾病的复发。主要措施有两个:一是进一步寻找和控制危险因素;二是持续的药物和非药物治疗。

➤ 从全球角度讲,符合条件、被转诊至康复中心的患者还不足50%。我国未来心脏康复的发展方向,是推广家庭康复、社区康复以及远程康复。欧洲、北美的研究均已证实,远程康复的效果不劣于医疗机构内康复,并有助于患者克服康复依从性差的问题。中低危患者首选家庭/社区康复;高危患者选择医疗机构进行院内康复。

➤ 健康生活的"8个要点"包括:理想的体重;每天5~10份新鲜水果和蔬菜;每周5天,每天30分钟以上的有氧运动;0吸烟,拒绝二手烟,拒绝电子烟;每周饮用葡萄酒(烈性酒除外)不超过7杯;控制精神紧张和压力;综合健康评估,包括血胆固醇、空腹血糖、血压、体重;补充必要的维生素。

预防和康复,作为防、治、康三位一体医疗链的两端(一端是治疗的关口前移,另一端是治疗的后续管理),具有十分重要的作用。目前,相对于强大的治疗体系来说,预防和康复方面还比较薄弱,也没有受到应有的重视。心脏康复就是二级预防,或者说,心脏康复是二级预防中的重要内容。所以,在这个共识下的实际操作层面,心脏康复其实已经与二级预防进行了有效整合。许多学(协)会也已经将原来的"心血管疾病康复专业委员会"改为"心血管疾病预防与康复专业委员会"。

循证医学时代的到来和冠心病血运重建技术的发展,使欧美国家冠心病患者的预后显著改善,死亡率已呈下降趋势。但在我国,心血管危险因素的流行形势仍然十分严峻,发病年轻化,心血管病发病率还在快速攀升。人们期待已久的心血管病下降的拐点尚未到来。

带病生存人数不断增加,这些患者不仅劳动能力下降,而且需要更多的医疗服务,给家庭和国家造成巨大的经济负担和劳动力损失。

如何使我国心血管病患者尽可能恢复正常生活和工作,使患者活得有尊严,避免心血管事件再发、反复住院和英年早逝,更合理地控制医疗费用,是临床医学目前最值得研究的课题之一。

第一节　国内外心脏康复的现状

国外心血管病预防和控制的经验值得借鉴。20 世纪 30 年代后期,美国结束了有史以来最严重的经济危机,随着生活水平的提升,冠心病及其他心血管病开始在人群中"泛滥"。于是,人们开始了与心血管病的斗争,到 20 世纪 80 年代后期,美国冠心病的死亡率较 60 年代下降了 50％。人们逐渐认识到,仅仅通过手术和药物治疗并不能有效、持久地改善心血管病患者的预后。只有改变不良生活方式,帮助患者培养并保持健康的行为习惯,控制心血管危险因素,坚持循证药物治疗,才能使患者的生理、心理和社会功能恢复到最佳状态,才能在延长患者寿命的同时,显著提高患者的生活质量。这就是现代心脏康复和二级预防的精髓。

英国在医疗整合方面做得非常好,特别是基层医疗和初级卫生保健的创新性实践。另外,它有配套的高档民营医院,可以解决特殊人群的需求。全民医保对于英国是值得骄傲的,因为医疗卫生作为社会保障,肯定是公益为先、兼顾效率,绝不可以效率为先。其实要想提高效率,把急病急起来、收上来,就需要把慢病慢下去、沉下去。完美的医疗模式就是急病优先急救,胸痛中心和绿色通道就是最好的路径,而慢病要规范治,医共体和社区化是最好的阵地。

古巴的医疗模式也有特色,每个社区有心理卫生服务。50％以上的古巴临床医师是社区医师,每个社区医师要负担 30～50 个家庭成员的生老病死。如果出现病情复杂的患者,社区医师就会预约上一级医院的医师进行会诊。上一级医师也会将会诊意见认真详细地告诉社区医师,病情稳定后还是由社区医师进行管理,这就叫无缝对接、双向转诊、分级诊疗,是真正的医学整合。

随着心脏康复事业的发展,西方国家积累了大量的经验和数据,建立了很多康复模式。大量的证据显示,心脏康复能够延缓动脉粥样硬化的进程,降低再发冠脉事件的风险和再住院率,降低医疗费用,提高生活质量,延长健康寿命。欧洲和美国的学会均将心脏康复列为心血管病治疗的Ⅰ级推荐。

1. 欧洲国家心脏康复的现状

心脏康复在欧洲已经发展了40多年,在经验、政策、程序以及运行模式等方面都取得了丰硕成果。30年的调查结果显示,在北欧和西欧,冠心病的死亡率明显下降,而在中欧和东欧则处于上升态势,这种差异完全得益于早期康复的干预和医疗保健机构的完善。欧洲专门成立了心脏康复协会,并通过立法支持心脏康复事业。不过,心脏康复在欧洲同样面临着低转诊率和低参与率(30%～50%)等问题。

2. 美国心脏康复的现状

美国医学专家认为,高发病率的肥胖、静坐的生活方式、2型糖尿病、高血压及营养问题等都是冠心病的危险因素。其中,静坐的生活方式和营养问题最为危险。

(1)运动锻炼确实使冠心病患者获益,降低了冠心病的发病率和死亡率。

(2)正规的运动锻炼可以使高密度脂蛋白升高17%,低密度脂蛋白降低11%。

(3)肥胖和代谢综合征在美国很普遍,容易引起高血压、胰岛素抵抗、血脂异常以及心衰。在二级预防中,减重可以使冠心病患者获得很多益处。

(4)在冠心病人群中,大部分患者有较大的心理压力。运动锻炼可以明显改善抑郁症状,从而改善患者的长期预后。有一项研究对

500位参与康复运动的冠心病患者进行了一年半的随访,发现年轻患者较年长患者存在更多的不良情绪,而在接受心脏康复后,整个群体的心理压力有所减轻,尤其在年轻人群中。

在美国,心脏康复的参与率仍然偏低,包括低转诊率和高退出率。原因包括:

(1)缺乏正规的转诊程序;

(2)医疗机构之间未建立完善的转诊制度;

(3)初诊医师对转诊定点医疗机构不熟悉;

(4)地理交通不便或地域偏远;

(5)初诊医师建议不充分;

(6)患者肥胖或运动能力欠佳;

(7)静坐生活方式;

(8)吸烟或抑郁;

(9)高额费用或社会支持不足;

(10)患者文化程度低;

(11)短期效果不明显;

(12)患者时间不足等。

3. 日本心脏康复的现状

由于生活方式西化及社会老龄化等问题,日本的代谢综合征成了心血管病的主要危险因素。在冠心病药物的正规治疗及对危险因素的有效干预下,近年来,日本心血管病的住院率及死亡率均有所下降,但仍高于美国。有报告表明,日本急性心梗发病率呈先升后降趋势,且城市居民中的中年男性比例较高。

心脏康复已进入日本的医疗保险系统,目标对象包括急性心梗、心绞痛、心力衰竭、经皮冠脉介入术后、冠脉旁路移植术后等患者。<70岁的心脏康复患者由医保提供70%的资金,>70岁的心脏康复患者由医保提供90%的资金。但医保机构对心脏康复的实施有较高的监管标准:

(1)至少有1名心内科/心外科医师和1名经验丰富的康复治

疗师；

（2）同时配备 2 名以上有经验的物理治疗师或专业护士；

（3）配置 1 个能够应对紧急情况的培训室和重症监护病房，以及急救医疗系统（如导管室）。

目前，日本心脏康复医疗机构的数量在不断增加，但门诊心脏康复参与率仍偏低。所以，如何提高门诊心脏康复参与率，成为日本医疗界需要解决的难题。近期，日本制定了心脏康复的未来目标：

（1）明确日本人的健康危险因素；

（2）探索适用于心血管病患者的最科学合理的运动模式，如制订高、中等强度的间歇训练方案和低层次的培训计划；

（3）制订针对老年患者的最佳运动锻炼计划，尤其是对心力衰竭的患者。

同时，要将心脏康复普及到更广的范围，建立更多的心脏康复机构并成立区域康复联盟，以便使更多的心血管病患者参与进来。

4. 我国心脏康复的现状

国内心脏康复开始于 20 世纪 80 年代。但由于人们对心脏康复缺乏重视，而且心脏康复专业性较强，流程相对复杂，存在一定的操作风险，虽然经过了 30 多年的发展，仍处于早期发展阶段。心脏康复的发展明显滞后于肢体康复，90％的医院还没有开展心脏康复。而同期，日本、美国、欧洲各国都已认识到心脏康复对心血管病患者预后的重要价值，均将心脏康复纳入了医疗保险范畴，构建了三级医院—社区—家庭的心脏康复体系。

统计显示，心血管病患者只有 11％～38％接受心脏康复服务，而且，其中有很大一部分人没有得到系统的、规范的心脏康复。另一项大范围的调查结果也显示，患有心血管病的庞大群体中，大多数患者没有接受心脏康复治疗。

传统的心血管病医疗服务，可替代或选择的服务项目有限，这使得很多患者没有合适的诊疗方案可以选择。甚至那些选择了传统医疗服务的患者，治疗的持续时间（即参加活动的次数）和治疗的重点

（如饮食营养、运动、戒烟、社会心理学干预等）也常受经济条件等方面的限制。也就是说，患者的财力与政府的补偿政策比病情的需要显得更为重要。

我们一直在实施 DRGs（按疾病诊断相关分组付费），也在试行DIP（基于数据的病种分值付费），但就康复的医保支付来说，FRGs（按功能相关分组付费）是一个创新的、实用的保障体系。

我国心脏康复的具体内容包括：

（1）生活方式的改变：指导患者戒烟、合理饮食、科学运动以及睡眠管理；

（2）双心健康：注重患者心功能的康复和心理健康的恢复；

（3）循证用药：心脏康复必须建立在药物治疗的基础之上，根据指南和共识规范用药是心脏康复的重要组成部分；

（4）生活质量评估：心脏康复的目的是提高生活质量，使患者尽可能恢复到正常或接近正常人的水平；

（5）职业康复：心脏康复的最终目标是让患者回归家庭、回归社会、回归职场。患者病后能不能回归社会，继续从事其以前的工作或病后力所能及的工作，是医护人员必须解决的问题。

心脏康复是防止心血管病发生和发展的重要措施之一。目前，心脏康复已不再局限于心血管病的二级预防，还逐渐扩大至一级预防和其他脏器的康复。近年的研究显示，以运动疗法为基础的心脏康复在一级预防中发挥着越来越重要的作用。随着社会老龄化的加剧，老年人常合并多个系统的功能障碍，如心、肺、脑、骨骼和肌肉病变，这就要求心脏康复医师有能力去处理多系统的疾病，帮助患者恢复功能、回归社会。

第二节　心脏早期康复的理念

根据国内外指南和共识，心脏康复在冠心病监护病房（CCU）中应该尽早开始。也就是说,在患者住院的第一天就要开始心脏的早期康复。因为,住院早期是恢复心脏功能、建立康复意识、进行康复宣教等的关键时期。

在 CCU 中开展早期心脏康复的目标,是使患者尽快恢复生活和工作能力。早期心脏康复能改善患者的心脏功能、缩短住院时间和改善预后,所采用的方法包括进阶性的床上和床边活动、健康教育和运动锻炼。

随着心脏康复的发展和完善,现代心脏康复应该包括以下几个特征:全面综合性康复,早期床边康复,连续性康复,阶段性康复,个体化康复和患者易接受性康复。完整的心脏康复至少包括以下几个方面:临床评估,优化合理用药,运动锻炼,心理康复,健康风险评估与规避,生活方式调整,患者及其家属的健康教育。经过 40 多年的发展,有关早期康复在 CCU 中的应用也总结出了一些可操作的原则和路径。

(1)康复介入干预的时机越早越好,在急性发病或危险期过后即可开始。这个阶段的康复目标是优化用药结构、预防制动的并发症、改善运动能力、评估患者精神状态、减少焦虑和提供心理支持、患者宣教和评估临床情况、制订康复计划。患者宣教包括对疾病的认识、治疗方法和管理、减少健康危险因素的策略。CCU 的运动风险可根据左心功能、复杂性室性心律失常、运动导致的心肌缺血症状、运动能力、运动时的血液动力学反应和临床情况进行危险分层。

(2)病情稳定后,可在康复治疗师的监护下增加训练强度。初始阶段以呼吸训练、放松训练和小肌群的活动训练为主;后续阶段可开始大肌群活动训练、坐站和行走训练;4~6 天后,可在治疗师的辅助下尝试爬楼梯训练,但应避免 Vasaval 动作。在 CCU 中实施心脏康复时,应在固定或移动的心电监护下进行,运动前、运动中、运动后测量心率、血压和氧饱和度,并询问患者自我感觉的劳累程度。

(3)早期在 CCU 开展心脏康复是非常重要的。因为这个阶段是与患者的首次接触,也是传播心脏康复理念、消除患者疑虑的好时机。这个阶段的目标是尽快过渡到日常的活动,如坐起、梳头、进食、如厕、面部清洁和腹式呼吸的训练。一般情况下,如果 24 小时后患者的临床情况稳定,就可以开始简单的被动活动和辅助下的主动活动,然后过渡到主动活动。从仰卧位到坐位、再到立位,进行手、肘、肩、脚趾、踝、膝、髋等关节的活动。在 CCU 中,物理治疗师还要检查患者的分泌物排出能力、通气状态,必要时给予辅助治疗,包括改善通气和促进排痰技巧的训练(呼吸、呵气和有效咳嗽)。

(4)CCU 是一个相对封闭的环境,对于第一次罹患心血管病的患者来说,压力是很大的,甚至有的患者会出现焦虑、抑郁等心理问题,或出现谵妄等精神问题。有学者对重症监护室的 50 名患者进行了压力量表评估,发现患者的压力情况和疾病种类、治疗方案没有明显相关性,而患者在"听到不熟悉的声音和噪音"和"听到别人在议论"时会感到更加有压力。

(5)早期心脏康复的效果评估方法包括以下几种:6 分钟步行试验,自感劳累程度分级量表,运动是否诱发心肌缺血或心律失常,年龄预计最大心率百分比,早期康复是否出现并发症等。

(6)为了减少心血管病复发的危险因素,促进心脏功能的恢复,改善生活质量,国内外学(协)会推出了一系列基于循证医学证据的指南或共识。研究证明,尽快跨越"知识—态度—行为"的障碍,并让护士和中医适宜技术参与其中,对于达成心脏早期康复是有帮助的。另外,如果有一个对早期康复认知认同的领导,会更加有效地改变 CCU 的传统文化认知,从而更加有效地施行早期活动与康复措施。

使那些有早期心脏康复适应证的患者得到恰当的康复治疗,并缩短患者入住 CCU 的时间,降低心脏重症疾病的复发率和死亡率,使患者能够更好地回归社会,这是心内科医护人员的责任和使命。

第三节　心脑血管疾病的二级预防策略

心脑血管疾病二级预防是指对已经发生冠心病、脑卒中和其他动脉粥样硬化性血管疾病的患者早发现、早诊断、早治疗,目的是改善症状、防止病情进展、改善预后,降低病死率和病残率,同时防止疾病的复发。

对于已经获救的心梗或脑卒中的存活者、已经确诊的冠心病患者来说,最重要的是二级预防,防止第二次复发,这是极高危人群病后临床管理的重要内容。如果说一级预防是没发病时去防病,那么二级预防就是已发病后去防止"二进宫"。已有大量的临床证据表明,二级预防的 A、B、C、D、E 防线具有重大意义。

A:Aspirin(阿司匹林);ACEI(血管紧张素转化酶抑制剂);ARB(血管紧张素受体拮抗剂)。

B:β-blocker(β-受体阻滞剂);Blood Pressure Control(控制血压);BMI(控制体重)。

C:Cholesterol Lowing(降胆固醇和调脂);Cigarette Quitting(戒烟);Chinese Herb(中药)。

D:Diabetes Control(控制糖尿病);Diet(合理饮食);VitD(复合维生素)。

E:Exercise(运动);Education(患者教育);Emotion(情绪管理)。

血压、血脂、血糖、运动、吸烟、合理饮食、体重和心率达标都非常重要,每一位患者都要逐条逐项去做,并持之以恒。二级预防提倡"双有效",即有效药物、有效剂量。现在有很大一部分患者在服用各种各样的"没有"副作用但作用也不确切的药物或无效的保健品,还有很大一部分人虽然服用的药品品种正确了,但剂量太小或用的时间不对;再有相当一部分患者,第一次发病后经过抢救幸存了下来,出院后却再也不去看病、服药了;还有的患者嫌用药麻烦,随意停服,不但效果不好,而且很危险。

二级预防的患者应遵循上述 A、B、C、D、E 五个字母,对自己的病情、病程进行自我管理,建立一个健康档案,每天写健康日记,探寻自身健康的规律(表 2-1)。已患冠心病、脑卒中或做过 PCI 或搭桥术的患者,应定期到医院或社区复查随访,有事报病情,无事报平安,并获取防病治病的准确指导。

从 Framingham 研究开始,人们逐渐认识到冠心病、脑卒中等心脑血管疾病是多重危险因素综合作用的结果,既包括不可改变的因素,如年龄和性别,也包括可以改变的因素,如高血压、糖尿病、血脂异常、腹型肥胖、吸烟、饮酒、体力活动减少、摄入水果蔬菜不足、心理社会压力等。可以这样说,冠心病可防可控,10 个冠心病患者,9 个可以被预测,9 个可以被预防。

表 2-1 健康档案日记

日期	日	日	日	日	日	日	日	日	日	日	日	日	日	日
	周一	周二	周三	周四	周五	周六	周日	周一	周二	周三	周四	周五	周六	周日
清晨的体重(kg)														
起床时血压(mmHg)	/	/	/	/	/	/	/	/	/	/	/	/	/	/
心率(次/分钟)														
早晨的体操														
睡前的体操														
晚上的体重(kg)														
睡前的血压(mmHg)	/	/	/	/	/	/	/	/	/	/	/	/	/	/
心率(次/分钟)														
每日步行数(步)														

90％的心梗可基于9种易于评价的危险因素来预测：

(1)异常血脂比率(ApoB/ApoA-Ⅱ)；

(2)吸烟；

(3)糖尿病；

(4)高血压；

(5)腹型肥胖；

(6)心理紧张；

(7)日常缺乏水果、蔬菜的摄入；

(8)缺乏运动；

(9)饮酒。

因此,改变生活方式能够预防大多数心梗的发生。有氧运动能够减轻体重、预防肥胖、影响糖脂代谢、缓解紧张等。

心脑血管疾病预防体系的构建有5个层面的内容：

(1)防发病——主要针对健康和亚健康人群,应防患于未然；

(2)防急性事件——对于已有动脉粥样硬化证据的患者,应保持斑块稳定,防止血栓形成,预防致死或致残性事件的发生；

(3)防不良后果——对于已发生心脑血管事件的患者,应做到早期识别,及早干预,挽救心肌、大脑和生命；

(4)防复发——避免反复住院、反复手术,亡羊补牢,为时未晚；

(5)防慢性心力衰竭的发生。

国内外指南均强调,使用有充分循证证据的药物是冠心病二级预防的重要措施。运动干预可以改善心脏功能,改善冠脉微循环,使心血管病的发病风险得到降低。

营养缺乏、代谢综合征、肥胖是心脑血管疾病的重要高危因素,所以,对食物营养的理解和饮食结构的改变是营养处方和心脏康复的关键点。患者主动进行营养咨询可改善膳食的多样性,提升心脏康复实施时的"饮食幸福感",并改善健康状况。这种方法简单、经济、高效,且无不良反应。

良好的心理干预可消除患者焦虑、抑郁等负面情绪,增加患者的自信,与心脏康复相互促进、协同发展。

吸烟是心脑血管疾病的主要危险因素,也是初次急性心脑血管事件发生后复发和死亡的预测因子。戒烟可明显降低 6 个月内心梗、卒中的复发率,减少心脑血管疾病的死亡率,其长期获益至少等同于目前常用的二级预防药物。

心脏康复这些措施的落实,与二级预防密切相关。因此,现代心脏康复包含康复(恢复和提高患者的功能)和预防(预防疾病再发和死亡)的双重含义。

心脏康复/二级预防是构筑冠心病、卒中综合防治网络的重要手段,可以显著缩短平均住院日,降低住院费用,减少心脑血管事件和死亡率,并可以改善我国心脑血管疾病患者的生活质量和远期预后。

对于 40 岁以上男性、50 岁以上女性,以及其他有多重危险因素的个体,至少每 5 年要进行 1 次系统的心脑血管危险评估,当心脑血管风险接近阈值时建议增加评估次数。存在下述 1 项及 1 项以上危险因素者,应及时进行心脑血管风险评估:吸烟、超重、高脂血症、有早发心脑血管疾病或主要危险因素(如高脂血症)家族史。不推荐无心脑血管风险的<40 岁的男性和<50 岁的女性进行系统评估。

研究表明,80%~90%的心脑血管疾病可以通过生活方式和膳食干预来预防,但是慢性病患者仍然消耗了全球 80%以上的医疗资源。为更好地防治心脑血管疾病和促进全球民众健康,必须建立一个多层次、全方位的防控体系,这一防控体系可概括为 6P-3G-4I。

6P 包括预测(Prediction)、精准(Precision)、个体化(Personalization)、预防(Prevention)、人群(Population)和政策(Policy)。

3G 包括健康的饮食(Good food)、良好的环境(Good environment)和健康的行为(Good behavior)。

4I 包括解读(Interpretation)、整合(Integration)、实施(Implementation)和创新(Innovation)。

第四节 心脏康复与预防心血管病学

心脏康复更多关注急性心血管事件的综合药物治疗和生活方式干预。对于个体而言,减少疾病复发是最主要的目标,而从全社会的角度来看,高危心血管病患者群的管控才是国家医疗卫生的目标。欧美国家通过几十年的心脏康复实践,试图从临床指南的角度,取消零级、一级和二级预防的界限,将慢性病的临床管控变为一种连贯性的干预措施。

预防心血管病学不仅涵盖控制危险因素、避免或减少心血管病的发生,也涵盖急性事件发生后的康复和使患者尽快回归正常生活,以及再发主要心血管不良事件的预防,集"防治康养护,提高运动能力和生活质量"于一体。

其实,预防心血管病学就是生活方式医学的一个分支。

预防心血管病学专业的构成,包括危险因素评估与干预计划,动脉粥样硬化临床评估,心理和行为评估,运动心肺功能评估和运动康复等。在无专业医疗评估的情况下,不提倡心血管病患者自行锻炼或在体育教练指导下进行康复。运动是良医,运动也是良药,运动有助于慢性病的康复,但心血管病患者的运动要有严格的限制和专业的指导。

心肺运动试验必须成为心脏康复医师的必修课。有一点必须明确,心脏康复不同于骨科康复和神经康复中的肌力恢复。心脏康复主要体现在脏器康复和心肺耐力康复,其训练方法不只是关注肌肉力量和速度的改善,而更要全面考虑心血管的全身适应性恢复,包括心脏功能和体能的恢复。

需要注意的是,不适宜的运动处方会导致心房颤动、心力衰竭和室壁瘤等严重并发症的发生。心脏康复医师要在临床实践中,把功能解剖与康复知识融会贯通,做好心脏康复评定、运动处方设计和运动时的安全监测。

因急性心血管事件住院的患者不仅需要早期再灌注治疗,也需要早期康复的介入,从精神心理、饮食护理、危险因素控制、规范药物治疗到早期床上或床旁运动,全方位地进行干预和指导。住院期间和出院后的心脏康复包括:围手术期全身肌肉和骨关节的康复评定,抗阻训练,呼吸肌训练,从坐姿到站立位,住院期间或出院前的运动心肺功能检测,以及运动处方的设计(表 2-2、表 2-3、表 2-4)。

表 2-2　适用于心脏早期康复的活动

活　动	方　法	METs	平均反应心率
如厕	便盆 尿壶(床上) 尿壶(站立)	1~2 1~2 1~2	比静息时增加 5~15 次/分钟
洗澡	床上洗澡 盆浴 沐浴	2~3 2~3 2~3	比静息时增加 10~20 次/分钟
走路	平坦路面 2mph 2.5mph 3mph	2~2.5 2.5~2.9 3~3.3	比静息时增加 5~15 次/分钟
上体运动	站立时 上肢运动 躯干运动	2.6~3.1 2~2.2	均比静息时增加 10~20 次/分钟
腿部体操		2.5~4.5	比静息时增加 15~25 次/分钟
爬楼梯	1 层楼=12 个台阶 下一层楼 上 1~2 层楼	2.5 4.0	比静息时增加 10 次/分钟 比静息时增加 10~25 次/分钟

注:METs:代谢当量;mph:英里/小时。

表 2-3 住院期间 4 步早期运动及日常生活指导计划

	METs 水平	活 动	心率反应 （与静息心率比较）
第 1 步	1～2	卧床休息至病情稳定 床边椅子坐立 床边坐便	增加 5～15 次/ 分钟
第 2 步	2～3	常规 CCU 活动,强调自我保护 床边坐位热身、床边行走	增加 10～15 次/ 分钟
第 3 步	2～3	如能耐受,下床活动 站立热身 大厅里走动 5～10 分钟,每日 2～3次(初次需监护)	增加 10～20 次/ 分钟
第 4 步	3～4	坐立淋浴 站立热身 大厅里走动 5～10 分钟,每日 3～4次,上一层楼梯或踏车	增加 15～25 次/ 分钟

表 2-4 出院后的运动处方

周	最大持续时间（分钟）	步行距离（m）	次/日	步行方式
1	5～10	250	2	漫步
2	10～15	500	2	舒适行走
3	15～20	1000	2	舒适行走
4	20～35	1500	1～2	舒适行走或大步走
5	25～30	15000	1～2	舒适行走或大步走
6	30	2000	1～2	舒适行走或大步走

一分预防胜过十分治疗。心血管病的预防康复与慢性病管理的目标是一致的,应将两者结合起来,将工作重点和医保经费更多地用于疾病预防和康复的"基础建设"和"惠民工程"上,将处理危急重症的三级医院与康复机构、基层医疗单位有机整合,各司其职、有序分工,分级进行诊疗和康复。

随着老年社会的来临,国家层面大健康战略和全面医保政策的实施,需要建立适应我国国情的心脏康复/二级预防体系,需要从实际出发,在制度层面上做好我国心血管病"双重预防"的顶层设计,需要建立国家层面预防心血管病的专业组织架构,制定和发布心血管病高危患者心脏康复的专业指南和教育计划,将运动康复融入慢性病的全程管理之中。

预防心血管病学的实践需要多学科的临床医师加入,专业的医疗评估可以在三级医院中进行并定期随访,经过培训的基层医师、全科医师、家庭医师、护士和慢性病管理人员可依据患者的二级预防和运动处方,具体指导、实施规范的康复运动。这也可以成为做实医联体、医共体、健共体的有效途径和手段。

第五节　心脏康复/二级预防的宣教

心脏康复/二级预防的三个支柱:康复教育及咨询、康复计划及训练、实施健康行为,其核心是以运动锻炼为中心的康复治疗。健康教育是临床诊疗和护理工作的重要组成部分,是解决患者实际问题的主要手段。但在实际工作中,还存在着影响医护人员实施健康教育的因素,如缺乏教育意识、缺乏沟通技巧、缺乏教育知识和技能、教育内容与形式简单化等问题。为了改变患者的不健康行为,培养有益的健康行为和生活方式,在工作中只有充分了解患者的需求,掌握良好的护患沟通技巧,提高医师、护士履行教育职责的能力,才能有效地实施健康教育工作。

说服患者接受并坚持心脏康复/二级预防,尤其是改变生活方式,需要沟通技巧。沟通的实质,就是了解患者的需求,评价其状态,坚持患者教育。我们要采用各种手段来创建新型的医患关系,包括"5步法"干预、"苏格拉底"方法、Egan模式等。

1. 康复和预防的宣教目标

心脏康复,教育为先;预防落地,理念先行。教育是实施心脏康复/二级预防的前提,也是最重要的第一步。知行合一,知道心脏康复重要性的患者,其行动的主动性、投入的程度和临床的获益都是巨大的。

(1)康复和预防教育的目的

①了解相关的疾病知识,正确认识疾病;

②理解康复和预防对患者的益处;

③了解康复和预防的基本程序、内容和实施方法,并形成健康的行为模式;

④鼓励适当的增强体能的运动;

⑤提升患者的生活质量;

⑥提升患者应对急性事件、慢性稳定期状况的能力;

⑦减少住院时间,降低再住院率,减少不必要的再次手术,控制总医疗费用;

⑧改善营养及心理状况。

(2)康复和预防教育的益处

①获得日常生活的自我管理能力;

②获得有关健康危险因素、自我疾病管理的知识和能力;

③获得有关运动的效益、合适运动模式的相关知识;

④获得正确和合理使用药物的知识;

⑤获得自我情绪和睡眠管理的技巧;

⑥了解营养的重要性,并保持良好的营养状况。

2. 康复和预防的宣教原则

宣教形式应该多种多样,避免单一的说教方式,也不能仅仅依靠临床医师和康复治疗师的一面之词。应该开展多层次、全方位、多学科、个性化的教学模式,如发放宣传资料、观看视频、举办讲座、小组讨论、软件的开发利用、角色扮演、研讨会和工作坊等,给患者以足够的时间去充分理解康复和预防的重要性和益处。

宣教的主要原则是:

(1)鼓励主动参与而不是被动参与;

(2)应用不同的表达方式来重复和强调关键的信息;

(3)图片、图表、视频和模型的使用对提升宣教效果有很大的帮助;

(4)提供一些书面材料,可让患者带回家阅读,或与家人分享;

(5)运用典型案例,而不是单纯的理论说教;

(6)寻找机会以提供个性化的宣教;

(7)鼓励参与者之间互动,为参与者提供实践的场景和机会。

3. 康复和预防的宣教内容

(1)向患者及其家属介绍心脏、大脑等脏器的结构与功能、血管病变、药物治疗的作用及运动的重要性。

(2)要避免竞技性运动,如在运动中出现心绞痛、心律失常或其他症状,应停止运动并及时就医。

(3)向患者及其家属介绍心脑血管疾病的危险因素,以及生活行为与冠心病的关系。

(4)强调自我管理(表 2-5)。要估测每天的热量摄入,选择低脂、易消化饮食,注意膳食平衡,避免摄入酸、辣等刺激性食物;勿食或少食脂肪、胆固醇含量高的食物;戒烟酒,多吃水果蔬菜,避免饱餐,避免短时间内心脏负荷过重。定时监测空腹血脂和血糖水平,以及近期调脂降糖药物的治疗情况。测定体质指数,积极有效地防治高血压、糖尿病、高脂血症和肥胖。

（5）了解心理障碍的程度。

（6）注意周围环境因素对运动的影响。

（7）识别心绞痛、心梗、卒中的临床表现。

（8）给予患者及其配偶性生活方面的科学指导。

表 2-5　心脏康复自我管理的教育内容

介绍自我管理	什么是自我管理？ 自我管理的内容？ 这是谁的责任？
后果/益处	自我管理失败的后果？ 自我管理的益处？
自我管理的原则	知识 参与 计划 监测 管理的影响 选择责任和权力
实际应用	康复运动的自我管理
总结和讨论	自我管理计划 结合团队想法，提高自我管理水平

住院期间的心脏康复主要是通过适当的活动，减少或消除绝对卧床所带来的不利影响，并逐步恢复日常的活动能力，包括上下肢被动和主动运动、坐椅子、床边和室内步行、床上或床边个人卫生活动、轻度家务劳动、娱乐活动等（表 2-6）。

（1）活动：一般从床上的肢体活动开始，先活动远端肢体的小关节。避免举重、攀高、挖掘等剧烈活动；避免各种比赛以及竞技性、对抗性活动；避免长时间活动。

（2）呼吸训练：腹式呼吸的要点是在吸气时腹部隆起，让膈肌尽量下降;呼气时腹部收缩,把肺内的气体尽量排出。

(3)坐位训练:开始时可将床头抬高,把枕头或被子放在背后,让患者逐步过渡到无依托独立坐。

(4)步行训练:从床边站立开始,先克服直立性低血压。在站立无问题之后,开始床边步行(1.5~2.0METs)。避免高强度运动,如患者自己手举盐水瓶上厕所,因为此类活动可使心脏负荷增大而诱发意外。

(5)大便:务必保持大便通畅。在床边放置简易的坐便器,让患者坐位大便,其心脏负荷和能量消耗均小于卧床大便(3.6METs),而且也比较容易排便。禁忌蹲位大便或在大便时过分用力。如果出现便秘,应该使用通便剂。

(6)上下楼:可以缓慢上下楼,也可以自己洗澡,但环境和水温不可过热或过冷;可以做一些家务劳动,允许外出购物,但要循序渐进,逐步提高,活动强度为40%~50%HRmax(运动时所能达到的最大心率,用220-年龄来实现)。

(7)娱乐:可以进行轻微的娱乐活动或室内外散步,也可以做医疗保健操(如降压舒心操或太极拳等)、气功(以静功为主)、园艺活动等。

传统观念认为,患了心血管病就应该静养,特别是心梗以后,运动一度被认为是禁忌。其实,介入手术只是完成了心梗治疗的一半,另一半是长期的药物治疗和心脏康复。据美国一项对8440例冠心病患者的调查结果显示,与没有进行康复治疗的患者相比,接受康复治疗者的死亡率减少了31%。

不同的心血管病患者,根据疾病的类型、程度不同,有不同的分期、治疗方式和重点。如针对急性心梗患者的康复治疗,一般包括住院期、出院后早期、恢复期、终身维持期4个阶段,每个阶段的"目标"和"训练强度"也各有不同。

(1)住院期。在临床医师的监护下,依顺序可进行以下6个步骤的运动:床边坐位;关节运动;慢走15m往返;中速行走22m往返;

表 2-6　有关康复运动的教育内容

介绍运动和体育锻炼的原则	身体活动的重要性
启动运动计划	·运动时的注意事项 ·何处运动？ ·何时运动？
监测	·监测运动时的心率、血压、氧饱和度和劳累程度
应用	·运动指南 ·运动强度 ·运动小贴士（提示） ·运动期间的药物使用
总结和讨论	·有何困难？如何克服？ ·根据实际情况，因地制宜选择运动方式

上下几个台阶，行走 91m，每天 2 次；下一段楼梯，坐电梯上来，行走 152m，每天 2 次。另外，在病房中，可自理进餐、剃须等。

（2）出院后早期。出院后 2～6 周，患者可在密切监护下逐渐增加活动级别。这一阶段主要推荐健身车运动。此外，还可选择其他形式的运动作为辅助。最佳的辅助方式是步行，逐渐达到 10～15 分钟/次，3～5次/周。

（3）恢复期。一般在出院后 6 周开始，持续 3～6 个月。患者可在医学监护下进行锻炼，并继续接受营养、生活方式、控制体重等方面的健康教育和咨询。

（4）终身维持期。学会正确的锻炼方法及健康的生活方式后，不再需要医学监护，只需终身维持健康状态，并定期接受随访。

运动后，如果次日早晨感觉疲劳、心率加快或减慢、血压异常、运动能力下降，说明运动量过大，应减少运动量。如果运动中因呼吸急促而不能自由交谈、大汗、心悸、面色苍白，则可能是运动强度过大，要停止运动。另外,运动前要热身,运动结束后需整理,各 5～10 分钟。冬季运动时要注意防寒保暖,运动后不要马上冲凉,并注意补充水分。

4．预防措施的宣教

(1)生活方式的改善

要号召民众向不良生活方式和行为宣战,"不吸烟,管好嘴,迈开腿";要建立健康合理的生活方式,摒弃不卫生的陋习恶习。生活方式干预可使女性卒中风险下降 55%,男性冠心病风险下降 27%。

(2)合理膳食

①低胆固醇膳食。特别是增加可溶性纤维的摄入,能显著降低胆固醇水平,如燕麦、水果、蔬菜等。

②限制热量的低脂膳食。因为高热量饮食可使人肥胖,特别是中心型肥胖,而超重或肥胖者常常百病缠身。

③限制钠盐的摄入,对高血压的预防非常重要。

④食用富含抗氧化剂的食物。流行病学研究显示,冠心病的发病率与维生素 E、β-胡萝卜素摄入量呈负相关。这类食物是饮食中抗氧化剂的主要来源,包括橄榄油、西红柿、胡萝卜,以及全麦、洋葱和茶等。

⑤饮食中要有足够的其他营养素,如维生素 B_6、维生素 B_{12} 及叶酸。当上述营养素摄入不足时,容易使血浆同型半胱氨酸水平升高,导致动脉硬化和血压升高。

低脂、低热量、定量的水果和蔬菜可作为预防冠心病的标准膳食。但对于我国居民来说,定量饮食是比较困难的。因为我们实行的是聚餐制而不是分餐制,一天应该吃多少热量并不清楚。另外,我们大部分人缺乏常识性的健康知识,如一个鸡蛋有 80kcal 的热量,300g 主食可提供 1000kcal 的热量。

(3)保持心理平衡,防止精神紧张,去除心理障碍和社会因素的不良影响。越来越多的文献证实,某些心理因素对冠心病发病率的增加有关,其中应激、缺乏社会支持、抑郁和社会经济地位低下的影响最为显著。因此,冠心病患者应尽力避免情绪激动、精神紧张,以及大喜过悲,在日常生活中尽量保持情绪稳定(表2-7)。研究显示,心梗患者中有严重抑郁症者多达20%。在多数情况下,这些心理因素会对药物治疗产生不利影响,可降低药物的疗效。

表2-7 心理健康的评估与治疗

心理治疗模型	
R	心脏康复应该包括一个"阶梯式"的治疗方案,以满足患者的社会心理需求。
✓	为保证临床管理和医疗质量,心理治疗应该以循证证据为基础,并且由经过心理学培训的专业卫生人员提供。
心理健康的评估	
✓	在整个康复过程中,应该重复使用评估焦虑及抑郁的工具,保证对患者症状的实时监测。
认知行为治疗	
R	所有患者都需要一系列以认知行为模型(包括压力管理、认知重建和沟通技能)为基础的心理治疗。
R	认知行为治疗应该是抑郁或焦虑患者心理治疗的首选。
✓	认知行为治疗的提供者应该是具备专业认证资质的健康从业者,而且需要临床监督。
R	全程临床监督的、完全放松的治疗可促进心脏康复患者的恢复及二级预防。

第六节 心脏康复/二级预防的核心与发展方向

人是医学的服务对象,但人又是一个不可分割的有机整体。西方医学的专业过度细化,把一个完整的人分割成一个个的系统和脏器,有的脏器又被分解为一个个的"零件",使得"以人为本"的医学服务变成了"以病为本""以病变为本"。于是,大医院里的一个个专科,犹如一个个分战场,临床医师各自为政、捉对"厮杀"。这种方向性的偏差严重地限制了诊疗水平、服务质量以及疾病的预防、治疗和康复,造成了目前慢性病爆发性增长的态势。当前不少有识之士提出了医学整合的命题,转化医学、整体医学、价值医学、微生态医学、整合生理学等作为全新的理念受到了医学界的高度重视。

"一家水管漏水了,全家老少都在忙着拖地板,却没有一个人站起来去拧住漏水的水龙头,这就是今日的医学。"在 2016 年第 65 届美国心脏病学会(ACC)年会的开幕式上,大会主席 Kim Allan Williams 打了这么一个比方,揭示了心血管病预防与治疗的关系和现状。

研究发现,一级预防对减少心血管病死亡率的作用占 50%～74%,心脏康复/二级预防的作用占 24%～47%,由此可见一级与二级预防非常重要,但人们至今未给予足够的重视与投入。

错误的医学目的必然导致医学知识和专业技术的误用和滥用。应把医学发展的优先战略从"以治愈疾病为目的的高技术追求"转向"预防疾病和损伤,维持和促进健康",后者才是医学的真正目的。只有以"预防疾病,促进健康"为首要目的的医学才是供得起、可持续的医学,才是公平和公正的医学。如果我们继续把主要精力放在得病以后的急性事件处理,国家投入越多,个人投入越多,浪费也就越大。无论美国还是中国,这都是难以为继的,更谈不上可持续健康发展。

因目前我国冠心病患者的平均住院时间控制在 7 天左右,早期住院康复的时间有限。因此,出院早期和恢复期的门诊或社区康复已成为心脏康复的核心阶段。

1. 门诊教育干预

为顺利实施心脏康复项目,需要制订标准化的门诊教育计划,包括:选择相关内容的主题;选择合适的、可读性强的辅助材料以加强教育效果;在开始宣教前评估患者的准备情况;对教育环节进行评估,必要时予以适当的调整。

教育干预的内容应包括:

(1)降低心血管病风险(通过低脂膳食、戒烟、血压管理、血脂管理、糖尿病管理及压力管理);

(2)管理心血管病急症(如心绞痛、运动时疼痛或不适);

(3)了解疾病的进程(如动脉粥样硬化、高血压、糖尿病);

(4)保持心理健康(强调性功能、社会关系,纾解抑郁、愤怒和敌意);

(5)适应由疾病所带来的限制(家庭、社交、工作、爱好和休闲活动的角色改变)。

二级预防项目应以医护人员主办的课程和团队的支持为核心,并通过单独的面谈和咨询、运动期间非正式的咨询和教育加以补充。宣教内容的形式宜多种多样,可使用 PPT、录像、小册子等。为使患者达到终身的行为改变,二级预防项目必须包括可以增强自信心的内容,以证明患者自己有能力解决问题,避免养成对工作人员或家人的长期、过度依赖。

2. 心理、社会支持

在心血管病发病期间,患者会经历一个抑郁、焦虑的过程。心理、社会支持可以帮助患者坦然地应对这些挫折,树立战胜疾病的信心,从而提高生活质量,并早日恢复正常的生活秩序。

3. 改变久坐的生活方式

久坐的生活方式是最普遍的危险因素。研究显示,体力活动少的人罹患冠心病的风险较高。活动量大的人,尽管存在一些其他危险因素,其死亡率也较活动量少而没有其他危险因素者低。活动量每周超过 1500～2000kcal 者,冠心病的发病时间明显延迟。这是因为,热量消耗与粥样硬化的逆转、危险因素的减少相关。

4. 评估与危险因素分层

所有参加运动康复的心血管病患者,都应依据运动中发生心血

管事件的风险进行评估与危险分层,以指导实施个体化的心脏康复/
二级预防计划。首先需要判断对预后有重要影响的 3 个因素:缺血
心肌的数量、左室功能受损的程度和心脏基础性疾病致心律失常的
危险性。

对患者的初始评估应包括:与心血管病相关的症状和危险因素,
并发症与合并症,日常生活方式和运动习惯,心理状态与社会支持情
况,以及必要的心血管辅助检查,如心脏损伤标志物检查、超声心动
图、心脏负荷试验等。

运动时和活动后发生事件的危险分层主要与发病率、死亡率相
关,这有助于低危、中危和高危患者的鉴别(表 2-8)。

表 2-8　我国主要用于心脏康复的冠心病的危险分层法

危险分层	运动或恢复期症状及心动图改变	心律失常	再血管化后并发症	心理障碍	左室射血分数	功能储备	肌钙蛋白
低危	运动或恢复期无心绞痛或心电图缺血表现	无休息或运动引起的心律失常	AMI 溶栓再通、PCI 或 CABG 后血管再通且无合并症	无抑郁、焦虑等	>50%	≥7.0	正常
中危	中度运动(5.0~6.9METs)或恢复期出现心绞痛或心电图缺血表现	休息或运动时未出现室性心律失常	AMI 溶栓、PCI 或 CABG 后无合并心原性休克或心力衰竭	无抑郁、焦虑等	40%~49%	5.0~7.0	正常
高危	低水平运动(5.0METs)或恢复期出现心绞痛或心电图缺血表现	休息或运动时出现室性心律失常	AMI 溶栓、PCI 或 CABG 后合并心原性休克或心力衰竭	严重抑郁、焦虑等	<40%	≤5.0	升高

注:AMI:急性心梗;PCI:经皮冠脉介入治疗;CABG:冠脉旁路移植术;METs:代谢
当量。

运动负荷试验是进行运动康复前的一个重要监测指标,主要用于临床的诊断、预后的判断、日常生活的指导、运动处方的制定和疗效的评定。常用的运动负荷试验有心电图运动负荷试验和心肺运动试验。这两种测试方法均有一定风险,要严格把握运动负荷试验的适应证、禁忌证。对于冠心病患者,临床上应根据患者的能力水平进行次极量、症状限制性运动试验。如果无设备完成运动负荷试验,可酌情使用6分钟步行试验、代谢当量问卷等替代方法。

5. 运动处方

应根据患者的评估及危险分层,给予个体化的运动处方。

运动形式:包括有氧运动和无氧运动。有氧运动包括步行、慢跑、原地跑、有氧健身操、游泳、骑自行车、爬楼、游泳等,以及在器械上完成的行走、踏车、划船等;无氧运动包括静力训练、举重或短跑等,也称等长收缩运动。心血管事件后的患者可能尚未痊愈或痊愈时间较短,不宜进行剧烈和竞技性、对抗性的运动。因此,运动类型宜选择综合性,以有氧运动为主,无氧运动为补充。心脏康复中最简单和应用最广泛的是步行和慢跑,而对于肥胖或关节疾病的患者,原地踏车运动也是很好的选择。

典型的运动康复程序包括以下3个步骤:

第一步:准备活动,即热身运动。多采用低水平有氧运动,持续5～10分钟。目的是放松和伸展肌肉,提高关节活动度和心血管的适应性,预防运动诱发的心脏不良事件及运动性损伤。

第二步:训练阶段,包括有氧运动、抗阻训练、柔韧性训练等,总时间30～60分钟。其中有氧运动是基础,抗阻训练、柔韧性训练可作为补充。有氧运动每次20～30分钟,每周3～5次。运动强度为最大运动强度的50%～80%。体能差的患者,运动强度可定位在50%,随着体能的改善,可逐渐增加运动强度。

常用的确定运动强度的方法有:心率储备法、无氧阈法、目标心率法、自感劳累程度分级法。其中心率是评估运动强度的最好指标。

(1)目标率储备法:此法不受药物(β-受体阻滞剂等)的影响,临床上最常用。方法如下：目标心率＝（最大心率－静息心率）×运动强度％＋静息心率。例如，患者最大心率 160 次/分钟，静息心率 70 次/分钟，选择的运动强度为 60％，则目标心率＝（160－70）×60％＋70＝124 次/分钟。

（2）无氧阈法：无氧阈水平相当于最大耗氧量的 60％左右。此水平的运动是冠心病患者的最佳运动强度（获益最大而风险最小）。

（3）目标心率法：在静息心率的基础上增加 20～30 次/分钟。此方法简单方便，但欠精确。

（4）自感劳累程度分级法（表 2-9）：多采用 Borg 评分表（20 级表），通常建议患者在 11～13 分的范围内运动。

表 2-9　Borg 自感劳累程度分级法

10 级表		20 级表	
级别	疲劳感觉	级别	疲劳感觉
0	没有	6	
0.5	非常轻	7	非常轻
1	很轻	8	
2	轻	9	很轻
3	中度	10	
4	稍微累	11	轻
5	累	12	
6		13	稍微累
7	很累	14	
8		15	累
9	非常累	16	
10	最累	17	很累
		18	
		19	非常累
		20	

6. 运动期间的医学观察

在心脏康复过程中,医学观察是最重要的日常安全保障。持续的心电监测有利于:①鉴别危险的心律失常,或并发症出现前的心电图变化;②监测运动处方的顺应性,尤其是心率;③增加患者独立生活的信心。

目前心电图监测的类型包括床边心电监测、远程或计算机心电监测、部分带有家庭监测功能的起搏器、周期性心电记录、植入式长时程心电图监测等。

我国心脏康复/二级预防的努力方向:

(1)要大力增强心脏康复/二级预防的社会影响力。

我国心脏康复/二级预防开展的时间较短,首先需要将预防和康复的概念和理念普及到整个社会,增强心脏康复的社会影响力。其中,使临床医师拥有专业的预防和康复知识,认识到心脏康复/二级预防的重要性与必要性,这一点十分重要。

(2)要尽快建立支持心脏康复/二级预防的政策环境和资源配置制度。

由于病床周转率等各个方面的限制,同时医院也缺少对预防和康复的政策支持,最终影响了住院期间心脏康复的实施。国家医保部门及医院领导应积极给予相关的政策支持和引导,并建立完善的预防和康复医疗保险制度。目前心脏康复的低参与率,很大一部分原因是由于资金问题,导致很多需要进行心脏康复的患者无法参与到这项工作中来。

(3)要加快建立规范化的心脏康复中心和心脏康复医师培训基地。

从大医院到社区医院,都要建立各种形式的规范化心脏康复中心。国家层面和学(协)会要尽快制定规范化心脏康复中心的建设样板和认证标准,加快认证进度,并积极培育国家级心脏康复医师培训基地。已经认证的康复医师培训基地,要承担起培养专业心脏康复医师、护士及相关人员的责任。

（4）要完善心脏康复/二级预防随访机制和质控标准。

要增加患者的随访率，制定并引入质控标准，进一步加强患者的依从性。我国心血管病患者对心脏康复的依从性普遍较差，很多患者对医学知识并不了解，又得不到正规和准确的医学指导，存在自行停药、不复查、不注意康复等问题。要加快完善随访机制，在社区医院设立慢性病门诊和随访门诊，在大型医院设立慢性病转诊门诊，并配置专业的医师进行电子化随访管理，并接入国家级心脏康复信息化平台，包括随访内容、随访时间、药物调整方案及病情评估、康复方案、康复效果等。

第三章　肺康复与二级预防

核 心 提 示

➢ 所有慢性病的康复都是一个长期的过程,而患者的病情也会出现稳定→加重→稳定的反复过程。所以肺康复不能只是依靠康复医师来完成,它需要由呼吸病专科医师、康复医师、呼吸治疗师、物理治疗师、护士以及心理治疗师等组成的多学科小组来完成。同时,也需要社区医师、全科医师的共同合作,而呼吸病专科医师是多学科小组的核心。

➢ 肺康复的主要对象是慢性阻塞性肺病(COPD)患者,也包括其他慢性呼吸系统疾病如支气管哮喘、囊性纤维化等的患者。对于脑卒中、神经肌肉疾病等其他原因继发的呼吸障碍,肺康复也具有重要的治疗作用。

➢ 肺康复采用的物理治疗主要涵盖两个方面:一方面,运用物理治疗改善肺部通气,促进肺部清洁和气体交换,减少痰液潴留,提升呼吸肌力;另一方面,对患者进行个体化的运动训练和健康教育,以有效减轻呼吸困难等症状,提高运动耐力,改善患者的生活质量,减少再入院的机会。

➢ 肺康复的主要目标和益处:提高生活质量,改善抑郁症状,减少住院,帮助应对呼吸急促,增强呼吸肌的力量和耐力,对肺状况进行教育干预,提高日常活动的能力,了解如何正确使用药物和吸氧,学会通过互联网进行肺健康。

➢ 呼吸困难的种类:肺原性呼吸困难,多是由呼吸系统的疾病引起,主要有吸气性、呼气性、混合性呼吸困难;心原性呼吸困难,如左心衰所致的呼吸困难;中毒性呼吸困难;血原性呼吸困难;精神性疾病或神经肌肉病变引起的呼吸困难。

➤ 呼吸系统的症状和体征容易混淆。呼吸困难分为 5 级：0 级：仅在费力运动时出现呼吸困难；Ⅰ级：平地快步行走或步行爬小坡时出现气短；Ⅱ级：由于气促，平地行走时比同龄人慢或需要停下来休息；Ⅲ级：行走 100m 左右或数分钟后需要停下来休息；Ⅳ级：因严重呼吸困难以致不能离开家，或在穿衣服、脱衣时出现呼吸困难。

➤ COPD 患者存在如下问题：呼吸困难，有明显的日常生活受限和运动耐量降低，存在肌无力和肌疲劳，存在外周肌肉功能障碍。呼吸困难量表可用于任何呼吸系统疾病患者，但对于 COPD 患者而言可能最有用。COPD 可能会影响 4%～10% 的成年人。

➤ 呼吸系统疾病占城市居民总死因的 22.6%，占农村居民总死因的 25.1%。我国 20 岁以上人群的 COPD 发病率为 10%，40 岁以上人群的发病率则高达 12.3%。

➤ 2009 年，成立了中国医师协会康复医师分会心肺康复专业委员会。专委会的成立，促进了我国肺康复从业人员理论和实践的交流与合作，启动了肺康复医学的临床和基础研究，制定了肺康复规范、技术标准。通过学习班、学术会议，不断探讨和交流肺康复机构的管理模式，加强了肺康复学科的建设，也加强了与国外肺康复机构的交流与合作，使得我国肺康复的技术水平得以快速提高。

➤ 越来越多的证据表明，在很多发展中国家，做饭时暴露于生物燃料的女性更易发生 COPD；贫穷与气道阻塞具有相关性，社会经济水平较低与 COPD 发生风险增加具有相关性；HIV 患者的 COPD 发病风险会增加。COPD 通常合并其他慢性病，包括心血管病、骨骼肌功能障碍、代谢综合征、骨质疏松症、抑郁症、焦虑症和肺癌。这些合并症可能独立影响 COPD 的死亡率和反复入院，因此需要给予经常性的评估和恰当的治疗。

肺康复（Pulmonary Rehabilitation，PR）是 21 世纪医学发展的

新趋势。

呼吸系统疾病也是我国最常见的慢性病,严重危害着人民的健康。据最新统计显示,目前我国有近 6000 万慢性呼吸系统疾病患者,其中致残近 500 万人。

2013 年,我国有 COPD 患者 3800 万人,平均每分钟 2.5 人死于此病。预计 2010—2030 年,我国 COPD 的发病率将有可能超过心梗、糖尿病等高发疾病,并且其致残率和致死率将增加60%～100%。

另外,我国每年在幸存的脑卒中、脊髓损伤患者中,因脑卒中相关性肺炎、坠积性肺炎、睡眠呼吸暂停综合征等需要康复服务的患者有 600 万人。我国每年新发脑卒中患者 200 万人,卒中相关性肺炎发病率为 5.6%～53.6%。另外,备受社会关注的运动神经元疾病——"渐冻症"患者也会最终因呼吸衰竭而致死。2020 年,COPD导致的死亡已跃升至全球第 3 位,疾病经济负担已位居第 5 位。我国的流行病学调查表明,40 岁以上人群 COPD 患病率为 12.3%,患病率之高,十分惊人。

以上数据进一步说明,社会对肺康复的服务有着巨大的现实需求。但目前的情况是,很多 COPD 患者即使到了中重度,也没有来院就诊,依然在家里继续拖延,根本没有肺康复的理念和实践。

COPD 不是仅限于肺部的一种疾病,而是一种全身性炎症。其全身性效应具体表现在:

(1)低体重(BMI 下降);

(2)人体组成改变[去脂肪体重(FFM)下降];

(3)骨骼肌功能障碍;

(4)全身炎症反应;

(5)其他系统(心脑血管、神经精神、骨骼、内分泌等)发生继发性改变。

Epworth 嗜睡量表(表 3-1)用于评定白天的过度嗜睡状态:在 24 分中,评定大于 6 分,提示嗜睡;大于 11 分表示过度嗜睡;大于 16 分则提示有危险性的嗜睡。如果患者有无法解释的嗜睡和疲劳,应该到睡眠专科、神经内科或精神科进一步检查,以明确诊断或治疗。

表 3-1　Epworth 嗜睡量表

在以下情况下,您打瞌睡或入睡的可能性有多大?

0＝不会打瞌睡

1＝轻微打瞌睡

2＝中等打瞌睡

3＝打瞌睡的机会很高

情　　况	打瞌睡的机会
坐着看书时	
看电视时	
在公共场所(如剧院或会议)静坐时	
不间断乘车 1 小时的情况下	
在躺下休息时	
坐下来与人说话时	
午餐后(没有喝酒)安静地坐着时	
开车过程中,在交通灯前停几分钟的情况下	

肺康复对于 COPD 的治疗至关重要,不仅可以缓解患者的症状,还可以对患者长期的健康理念产生促进作用。有研究发现,不同呼吸困难严重程度的 COPD 患者均能从康复中受益,尤其是对于感染控制后的急性加重期 COPD 患者进行康复,有利于其早日出院。

第一节　肺康复概述

1. 肺康复的定义

即对有症状的、日常生活能力下降的慢性呼吸系统疾病患者采取的多学科综合干预措施。具体地说,在患者个体化治疗中加入综合性肺康复方案,通过稳定或逆转疾病的全身表现而减轻症状,优化功能状态,增加患者的依从性,减少医疗费用的支出。

在这一定义中,有 3 点值得我们好好学习和借鉴:

(1)综合性肺康复方案是通过稳定或逆转疾病的全身表现而达到康复目的的。

(2)要达到减少医疗费用的目的。

(3)肺康复的多学科团队应包括临床医师、护士、呼吸治疗师、物理治疗师、职业治疗师、心理医师、运动专家、志愿者和其他专门人才。我国现阶段开展肺康复的模式是以呼吸科医师或社区全科医师为主,护士或物理治疗师配合进行的。

COPD 患者随着肺储备能力的下降,呼吸困难情况恶化,并出现日常活动的依赖性增加,通过向患者提供多学科的培训,可以提高患者处理和应对进展性呼吸困难的能力(表 3-2、表 3-3)。肺康复是一种个体化治疗,采用的综合干预措施包括运动锻炼、健康宣教和行为改变,旨在改善患者的生理心理状况,并促使患者长期坚持这些促进健康的活动。

从最新的肺康复定义中可以看出,肺康复具有以下特征:

(1)多学科综合干预;

(2)个体化原则;

(3)关注心理和身体的健康;

(4)促进长期的行为改变。

这个定义也向医患双方提出了一些要求:

(1)要使患者了解治疗的目的和方法,以取得患者及其家属的支持与合作。康复过程自始至终都需要患者的积极参与,所以,患者应有参加康复的积极要求和必要的经济条件,以及家庭其他成员的支持。因为患者是康复治疗的主体、中心和关键,康复方案的成败取决于患者对其疾病的了解、态度和个人希望达到的康复目标。

表 3-2　肺一氧化碳弥散量(DLCO)减少的原因

分　类	原　因
高肺活量	• 重度 COPD • 支气管扩张 • 囊性纤维化
正常肺活量	• 肺血管疾病(如肺血管炎或原发性肺动脉高压) • 早期肺纤维化 • 贫血
低肺活量	• 肺纤维化 • 结节病 • 充血性心力衰竭 • 肺切除术

表 3-3　呼吸困难的描述

①我的呼吸需要用力。

②我感到自己快要窒息了。

③我渴望更多的空气。

④我的呼吸比较沉重。

⑤我不能深呼吸。

⑥我感到气喘吁吁。

⑦我感到胸闷。

⑧我的呼吸需要更大的力气。

⑨我感到自己窒息了。

⑩我感到呼吸快停止了。

⑪我一直在喘粗气。

⑫我的胸部紧缩了。

⑬我感到呼吸急促。

⑭我的呼吸很浅。

⑮我无法获得足够的空气。

⑯我感觉自己的呼吸频率很快。

⑰我的呼吸需要更多的注意力。

（2）要有一支训练有素的康复队伍，可根据患者的情况和需要提供必要的咨询和服务。多学科、综合性小组的协作（MDT）对于提高肺康复水平和开展科研教学尤为重要。

（3）要全面检查，准确诊断，全面掌握患者的具体情况。

（4）要制定个体化的、综合性的、具有可行性的治疗方案。制定康复方案时必须考患者的具体情况和个体化原则，充分考虑患者肺部疾病的类型及严重程度、其他伴随疾病、社会背景、家庭情况、职业和教育水平等因素。

2. 肺康复的对象和目的

COPD 患者的肺康复已经被列为该疾病标准治疗方案的内容之一。研究证实，除 COPD 以外的其他慢性呼吸系统疾病（如间质性肺病、支气管扩张、囊包性纤维病、哮喘、肺动脉高压、肺癌、肺减容术以及肺移植术）进行肺康复也可以改善症状，可以明显提高患者的运动耐量及生活质量。另外，继发性呼吸障碍也是肺康复的对象，主要是由其他原因造成的呼吸障碍，如周围肌肉病、神经肌肉疾病、呼吸肌功能障碍、心肌损伤、社会心理异常等。

肺康复的主要目的是最大限度地恢复患者的独立生活能力。肺康复可以帮助患者更积极地进行运动锻炼，更多地了解疾病的本质、治疗的选择和急性加重时的应对措施；可以帮助患者积极参与社会，独立进行日常活动，减少对专业人员和医疗资源的依赖。肺康复不仅要稳定和逆转疾病的进程，更重要的是尽量减轻症状和致残的程度。

哮喘是一种难以治疗的慢性病。咳嗽不止、喘息沉重会对正常的生活和工作产生严重的影响。其实，患上哮喘之后更加需要良好的生活方式，如注意保暖，避免受凉感冒，以及冷空气、尘土的刺激。另外，要忌吃疑为过敏原的食物（如螃蟹、牛奶等），以及性味过分寒凉或刺激性过强的食品，如竹笋、苦瓜、西瓜、绿豆芽等；不吸烟、少饮酒，多吃蔬菜水果，保持大便通畅。

有哮喘患者的家庭，要注意尽量保持室内温暖、干燥。室内陈设应力求简单、洁净。注意通风透光，被褥要勤洗勤晒，以减少尘螨及霉菌的滋生。对花粉及植物过敏者应尽量减少外出，出行时要戴好口罩（其实所有人都应该养成戴口罩的习惯）。职业、压力、肥胖、胃食管反流、药物和怀孕等情况会使哮喘更难控制，应积极寻找病因和诱因，并加以适当管理（表 3-4）。

表 3-4　需要哮喘专科医师进行咨询或管理的情况

①危及生命的哮喘发作。

②患者在 1 年内需要 2 次以上的口服激素治疗或需要住院治疗。

③治疗 3～6 个月，患者未达到哮喘的治疗目标或对治疗无反应。

④诊断不清楚或病因需要进一步明确。

⑤哮喘发作的诱因需要明确（如鼻窦炎、鼻息肉、严重鼻炎、COPD、社会心理问题）。

⑥需要进行进一步的诊断（如过敏性皮肤测试、内镜检查、肺功能测定、过敏原筛查、支气管镜检查）。

⑦考虑进行免疫治疗。

⑧患者需要更高级别的护理。

⑨并发症的治疗，依从性问题或避免过敏原的宣教和指导。

⑩确认可能引起哮喘的职业或环境（吸入物或食物）。

　　矽肺是目前关注度较高的一种疾病，主要是因为其危害极大，患病率越来越高，并且很难彻底治愈。想要远离矽肺的危害，关键是要做好系统防范和个人防护，控制好尘源，少接触粉尘的环境，加强运动锻炼，提高身体素质。矽肺患者除了接受规范治疗外，还要注意生活和饮食上的护理。饮食要营养丰富，多吃富含蛋白质的食物、新鲜的水果和蔬菜；生活环境应保持空气清新；平时要多休息，早睡早起，不要熬夜；要根据天气变化做好防寒保暖，避免感染各种传染性疾病；如果身体状况允许，可以适当锻炼，以增强抗病能力。

针对 COPD 致残患者的完整康复方案，包括患者评估、运动锻炼、宣传教育、营养干预和社会心理支持等。近年来的证据显示，肺康复还可成功地应用于间质性肺病、支气管扩张等患者。另外，肺移植和肺减容术等外科手术的术前评估和准备，以及术后的康复，也依赖于运动康复方案。

我国目前的肺康复治疗适用于所有慢性呼吸系统疾病的稳定期患者。如果病例选择恰当且康复治疗目标切合实际，则晚期和急性加重期经治疗后的患者也可获益。

（1）肺康复的适应证

①慢性肺部疾病（主要是 COPD 导致）

a. 活动时呼吸急促；

b. 社会活动受限；

c. 轻微的体力或非剧烈运动受限；

d. 室内或室外的一般活动受限；

e. 日常生活能力受限；

f. 因疾病导致的心理问题；

g. 独立性丧失。

②非慢性肺部疾病

a. 哮喘、胸壁疾病、囊性纤维化；

b. 间质性肺病，包括急性呼吸窘迫综合征（ARDS）后肺纤维化；

c. 肺癌、神经肌肉疾病；

d. 围手术期患者（如胸部、上腹部手术）；

e. 脊髓灰质炎后综合征；

f. 肺移植术和肺减容术前后。

（2）肺康复的禁忌证

①COPD 急性加重期；

②近期心梗和不稳定型心绞痛；

③进展期的关节炎致使活动受限；

④合并其他脏器功能衰竭；

⑤严重的认知及精神异常、老年痴呆、高度近视、听力障碍；

⑥氧饱和度＜90％；

⑦神经肌肉疾病导致活动困难；

⑧周围血管疾病。

这些禁忌证是相对的，主要是针对运动疗法而言，上述大多数患者仍可参与其他的康复课程。

3.肺康复的目标

通过准确的诊断、治疗、心理支持和教育，采用综合性多学科康复方案，以稳定或逆转肺部疾病的病理生理改变，发掘患者呼吸功能的最大潜力，为肺部疾病患者提供良好的、综合的呼吸治疗。

肺康复的主要目标：

（1）缓解或控制呼吸系统疾病的急性症状及并发症；

（2）消除疾病遗留的功能障碍和心理影响，开展积极的呼吸和运动锻炼，减轻呼吸残疾，发掘呼吸功能潜力；

（3）教育患者如何在日常生活中达到最大的活动量，并提高其对运动和活动的耐力，增加日常的生活自理能力，减少再次住院次数，改善生活质量和健康状况。

COPD治疗的目标（当前控制＋未来风险预防）包括：

（1）预防疾病进展，缓解症状，增加运动耐力，改善健康状态；

（2）预防和治疗疾病的急性加重期，预防和治疗相关并发症，减少死亡率，减少治疗引起的不良反应。

由于医学科学技术和社会经济的发展，肺的康复治疗已越来越受到人们的重视。医护人员的职责不仅在于为患者诊治疾病、减轻痛苦，更重要的是还要帮助患者尽可能地恢复身心健康，恢复受损的器官功能，减少疾病的复发。慢性病（如COPD）随着病情的进展，可形成一个恶性循环，使低氧血症、红细胞增多症、肺心病和充血性心力衰竭等并发症相继发生。因此，对COPD的治疗不能局限和满足于急性加重期的成功抢救，而应通过不懈的努力来减轻病情、减少症状，提高生活质量。

已有充分的证据表明,通过对患者采取全面的肺康复措施,包括健康教育、心理和药物治疗、氧疗和气溶胶吸入治疗、物理治疗、呼吸和全身运动锻炼以及营养支持等,可使患者的症状明显改善,呼吸运动效率增加,生活自理能力提高,住院次数明显减少。

4. 肺康复的技术结构

肺康复依靠的是多学科的康复小组。肺康复的技术结构是以患者及其家庭为中心,以呼吸科医师为主导。因为,他们最先面对这些呼吸障碍患者,并对其进行诊断和药物治疗。肺康复正是基于对患者疾病的正确诊断和充分的药物治疗基础之上,能够使患者进一步获益的手段。而这些康复技术的选择原则,是在正确的时机选择正确的手段,以求最大限度地使患者的症状得到改善。肺康复不仅仅是 COPD 稳定期所采用的治疗手段,在呼吸机辅助通气时和准备脱机时、肺减容术的前后,也都是很重要的治疗手段。

第二节　肺康复方案的制定与实施

综合性肺康复方案包括患者评估、运动锻炼、宣传教育和社会心理支持等,体现多学科合作、满足个体化需求、关注身心和社会机能、优化药物治疗等特点。

1. 康复治疗前/后的评估

制定康复方案之前,应首先对患者的情况进行全面评估,包括全面的病史、体格检查、胸部 X 线检查、心肺功能测定、心电图检查等,必要时作动脉血气分析、痰液检查、血茶碱浓度测定、血电解质和血常规检查。呼吸系统以外的其他伴随疾病,如心脏病、高血压、胃肠道疾病、肾脏疾病等也需认真了解,因为这些合并症会影响患者的康复效果。如患有癌症、脑血管意外、心力衰竭、严重关节炎等,可能会限制患者的活动,使其难以从肺康复中获益。影响肺康复疗效的其他因素还包括年龄、智力、职业、受教育水平等。有良好的家庭支持和帮助、个人参加肺康复愿望强烈的患者能够从肺康复中获益更多。

除了解患者呼吸困难、咳嗽、咯血、喘息的病情和身体状况外,还要详细了解患者及其家属对疾病的态度,了解疾病对患者的影响,如心情、性格和生活方式的改变,是否感到焦急、忧虑、恐惧、痛苦,是否悲观失望,是否失去自信自尊,是否有退出社会和逃避生活的想法。临床医师要像重视患者的呼吸困难、喘息那样,来重视患者患病后的心理和情绪改变(表 3-5、表 3-6)。

表 3-5 呼吸困难和咳嗽的常见原因

呼吸困难的急性原因	咳嗽的常见原因
喉痉挛	➢ 急性咳嗽
阵发性声带功能障碍	呼吸道感染或气道炎症
运动引起的喉阻塞	支气管痉挛
支气管痉挛	吸入性伤害
急性哮喘	药物(ACEI 类)
急性间质性肺水肿	➢ 亚急性咳嗽
低氧血症	感染性咳嗽
急性气道黏液堵塞	鼻窦感染
急性异物吸入	➢ 慢性咳嗽
肺栓塞	上呼吸道咳嗽综合征(滴鼻后)
气胸	支气管痉挛
肺血管压力增加	胃食管反流
心肌缺血	慢性支气管炎
急性二尖瓣关闭不全	支气管扩张
肺栓塞	支气管内或肺部肿瘤
通气需求突然增加	间质性肺病
急性代谢性酸中毒	慢性感染(如肺炎、肺结核)

表 3-6 咯血和喘息的常见病因

咯血的病因	喘息的病因
肺部感染	气道反应性高(如哮喘)
肿瘤	间质性肺水肿
胶原性和免疫性肺病	气道炎症和黏液分泌过多
心血管病(包括肺血管和瓣膜疾病)	支气管内阻塞(如肿瘤或异物)
先天性或后天性血管疾病(动静脉畸形)	声带功能障碍
结构性肺实质疾病(空洞病变)	运动引起的喉阻塞
结构性气道病(支气管扩张)	
感染(细菌性、真菌性肺炎)	
异物吸入	
胸部外伤伴肺挫伤	

以下方法需定量、定性综合应用,才能实现有效的评估。

(1)6 分钟步行试验:COPD 康复疗效评定常采用 6 分钟步行试验(6MWT),主要评估患者的运动耐力。患者在 6 分钟内以最快速度平地行走的距离,健康男性与女性分别为 576m 和 494m。COPD 患者 6 分钟步行距离明显缩短。此指标与最大耗氧量相关,但患者的合并症(如关节炎或心力衰竭等)也可导致运动能力下降,实施检查时应综合考虑。

(2)肺功能检测:主要包括用力肺活量(FVC)、第 1 秒用力呼气流量(FEV1)、FVC 占预计值的百分比(FVC%)、FEV 占预计值的百分比(FEV%)等指标,具有客观量化的优势,能准确反映患者的肺功能改善情况。

(3)BODE 指数:是综合评估 COPD 病情严重程度的指标,包括患者肺功能受损程度、活动能力、呼吸困难程度及体质指数等。

(4)综合评估:临床症状评估采用中医症状评分量表、Borg 评分,主要依据是患者的主诉,具有一定的主观性。生活质量评定采用 CAT 评分(COPD Assessment Test,CAT)、生活质量问卷(Quality of Life,QOL)。CAT 问卷评分项目包括咳嗽、咳痰、胸闷、活动后喘憋、日常活动所受的影响、外出活动的自信心、睡眠、精力 8 个条目。答卷过程中不暗示及干扰患者,一般要求 5 分钟内完成答卷;CAT 问卷满分 40 分,分值越高,患者的生活质量越差。圣乔治呼吸问卷评分(St. George's Respiratory Questionnaire Scores,SGRQ)共 76 项内容,包括症状、活动能力、社交心理影响和总评分 4 个部分。根据生活质量逐项评分,各项满分 100 分,分数越高,患者的生活质量越差,各项评分波动大于 4% 有意义。SGRQ 的可信性、可行性及敏感性得到了部分国家的认可,并在临床应用中取得了良好效果,已逐渐成为评定 COPD 患者生活质量及治疗效果的重要指标。

2. 确定康复目标

在对患者的身心状况进行评估之后,应确定肺康复的目标。制定目标时应充分考虑疾病的危重情况、病损程度,以及患者的性格、体能、生活方式、环境条件等。要把目标定得既细致具体、简单明了,又切实可行、容易实施,并让患者充分表达自己的愿望。任何方案的近期目标都应是控制症状(如呼吸困难等),巩固急性发作期的疗效,防止病情反复,解除严重的心理压力。然后再致力于呼吸和运动锻炼,增加体力和耐力,改善日常生活能力,并争取早日恢复工作。应让患者了解呼吸困难的病理生理改变,以避免或减轻病情的恶化。康复的远期目标是减少患者对他人的依靠,增强独立自主性,阻止或延缓肺部疾病的进一步发展。

3. 制定康复方案

为实现既定的目标,需进一步制定康复的步骤和方法、详细的康复内容和计划,并提供必要的医疗支持、训练条件和设备器材等。此外,还应有详尽的康复时间表。一般每期肺康复可安排 8 周,每周 3 天。

肺康复方案通常包括以下内容:

(1)一般的康复措施:对患者及其家属进行教育;适当的营养,包括饮食习惯的调整,控制体重;帮助戒烟,避免刺激性有害气体的吸入;避免感染(如预防感冒、免疫治疗、疫苗注射等);水、电解质的正常摄取和维持。

(2)药物治疗:支气管舒张剂、黏液溶解剂、抗生素、利尿剂、镇静药物,以及伴发病的药物治疗。

(3)呼吸治疗:气溶胶吸入疗法、氧气疗法、家庭通气或无创加压通气。

(4)物理疗法:休养疗法、呼吸管理、胸部叩击和体位引流、有效咳嗽训练和咳痰、缩唇呼吸。

(5)运动和体疗:如游泳、散步、骑自行车、呼吸操等,以增加体力和耐力。

(6)日常生活能力的训练:进行日常生活动作的训练,挖掘潜能,增加独立生活的能力。

(7)精神和心理的康复。

(8)工作能力的锻炼和恢复。

4.肺康复方案的实施

(1)宣传教育

教育的目的是通过讲解疾病的相关知识,使患者提高自我保护和防治疾病的能力,明确康复对自己的好处和解除对疾病的忧虑。要因人施教,针对疾病和患者所关心的问题,如肺是如何工作的? 什么是 COPD? 应该如何防治? 康复锻炼的作用机制是什么? 什么时候需要找医师咨询? 饮食和营养要注意什么? 外出旅行或日常生活应如何安排? 怎样才能减少紧张和避免疲劳? 等等。教育应采取启发式和开放式,允许患者提问和讨论,充分发挥患者的主观能动性。不仅从理论上,而且要从切身感受上让患者理解为什么要康复锻炼,怎样去康复锻炼,从而增强患者康复的信心和兴趣。教育应深入浅出,可以利用录像、电视、电影、广播等电子化视听教育法;应避免枯燥乏味的照本宣科;应进行同质化、规范化的健康宣教。在讲解呼吸锻炼、体位引流、呼吸疗法、氧疗仪器使用等内容时,一定要有现场示范和实际操作,尽量让每位患者都能有实践的机会,并在实践操作时予以详细的辅导。宣传教育的对象还须包括患者的家属，以取得家属的最大支持和配合。

（2）一般治疗

COPD患者避免吸烟十分重要。如果在气道阻塞的早期就戒烟，COPD的病程可能会改变。在COPD的任何阶段戒烟，均可延缓疾病的发展和恶化。戒烟应该是任何康复方案中不可缺少的部分。医师不仅要宣传戒烟的好处，而且要具体帮助和指导患者戒烟。吸烟者如有各自的想法和戒烟的具体困难，医师应与患者一起讨论，帮助其找出最适合的戒烟技术和方法。应用各种尼古丁替代用品，也可减轻与尼古丁成瘾相关的戒断综合征。

患者应避免吸入污染的空气和其他刺激性气体，避免与呼吸道感染者接触。在呼吸道传染病流行期间，应尽量避免去人群密集的公共场所或参加大型集会。

环境因素如温度、湿度、海拔高度等也应予以考虑。温度和湿度过高或过低均可使气道阻塞的症状加重。室内应用空调、湿化器或空气过滤系统可能是有益的。飞机一般在 $5000 \sim 10000m$ 的高空飞行，COPD患者乘飞机旅行，要承受机舱内的压力，可能导致严重的低氧血症。每年在流感流行季节到来之前，应给予流感疫苗注射；如有条件，也可注射肺炎球菌疫苗或新型疫苗。

此外，须控制家里的湿度，以减少尘螨和霉菌的生长。避免使用电子烟和水烟，并避免接触有毛的宠物。

（3）药物治疗

药物治疗也是COPD患者康复方案重要的组成部分。在实现近期目标方面，药物治疗具有十分重要的作用。但应将药物治疗与其他干预措施联合应用，作为综合性呼吸治疗方案的一部分。COPD患者往往同时服用多种药物，因此须避免药物的副作用和药物之间的相互作用。应科学地安排用药时间和康复锻炼的时机，使每天的日常生活内容协调、有规律。活动之前雾化吸入支气管舒张剂，可逆转或预防支气管痉挛，改善患者的活动能力。

（4）介绍一些呼吸疗法

有几种呼吸疗法对肺部疾病的患者十分有益，如气溶胶吸入疗法、湿化疗法及氧气疗法等。

支气管舒张剂的气溶胶吸入后起效快速，与口服法比较，全身的副作用少。常用定量吸入器（MDI）吸入，也可用各种雾化器吸入，有手动、脚踏或压缩泵雾化器以及氧雾化器、超声雾化器可供选择。间歇正压呼吸装置偶尔也可用作支气管舒张剂的气雾吸入。

气道分泌物黏稠或痰少不易咳出的患者可应用黏液溶解剂雾化吸入，或以 2% 碳酸氢钠或温盐水湿化气道。但对痰多、咳嗽反射弱的患者不宜应用。

伴低氧血症的 COPD 患者应给予持续低流量吸氧，可使其心理调适、活动协调、运动耐力和睡眠方式等方面得到改善。研究表明，每天吸氧可使 COPD 患者的肺动脉高压和肺心病延迟发生。国内外均已有多种便携式氧源或氧气发生装置，可供患者在家里或外出活动时应用。

吸氧一直以来就是肺康复的常规，目的是维持氧饱和度在 88% 以上。研究显示，这种治疗可使患者的运动能力和氧饱和度提高，运动耐力延长 30%，生活质量明显改善。长期的家庭氧疗对于缺氧的人非常重要。缺氧就需要补充氧气，什么时间段缺氧就应在什么时间段补充氧气。血氧饱和度低于 90% 的患者必须长期进行家庭氧疗，一般是经鼻导管吸入氧气，流量为 1.0~2.0 升/分。

关于正压通气是否可以改善重度 COPD 稳定期患者的肺功能和健康状态，一直存在争议。一项来自意大利的随机对照研究证实，对重度 COPD 和慢性 CO_2 潴留患者每天使用正压通气 2 小时，连续 2 年，与对照组相比，患者的换气能力和健康状态明显好转，每年的住院天数减少。正压通气技术也可以在运动锻炼时使用，并使高强度运动成为可能，提高了运动锻炼的效果，训练后患者的 6 分钟步行试验好转、生活质量改善。

(5)呼吸锻炼

主要应用于非长期卧床治疗的 COPD 患者,对支气管扩张、囊性纤维化及慢性哮喘引起的呼吸肌功能减退也有益处。呼吸锻炼的治疗目的:①恢复膈肌至正常的位置和功能;②控制呼吸频率和呼吸方式以减少气体陷闭;③减少呼吸做功,增加呼吸肌的工作效率;④减轻患者呼吸困难和焦虑。

①缩唇呼吸:患者闭嘴经鼻吸气,然后通过鼓腮、缩唇(吹口哨样口形)缓慢呼气 4~6 分钟。呼气时,缩唇大小的程度由患者自行选择调整,不要过大或过小,呼气时可伴有或不伴有腹肌收缩。

②头低位和前倾位:头低位或前倾位常可以缓解 COPD 患者的呼吸困难。头低位时让患者斜卧床上或垫高床脚的平板床上。前倾位则是患者坐位时保持躯干往前倾斜 20°~45°,为保持平衡患者可用手或肘支撑于自己的膝盖或桌上。立位或散步时也可采用前倾位,可用手杖或扶车来支撑。

③控制性慢而深的呼吸:COPD 患者呼吸浅快,如能对浅快呼吸进行控制并代之以慢而深的呼吸,可减少呼吸做功和无效腔通气;较长的吸气时间有利于气体在肺内均匀分布,改善通气/血流灌注的比例;深呼吸可使原来闭合的基底部气道开放;延长呼气时间则有利于消除肺内的气体陷闭。

④腹式呼吸锻炼:又称膈式呼吸锻炼。其目的是增加膈肌的收缩能力和收缩效率,变胸式呼吸为腹式呼吸。腹式呼吸锻炼的关键,在于协调膈肌和腹肌的活动。呼气时,腹肌收缩帮助膈肌松弛,随腹腔内压增加而上抬,增加呼气潮气量;吸气时,膈肌收缩下降,腹肌松弛,保证最大吸气量。呼吸运动时,尽可能减少肋间肌的无效劳动,使之保持松弛状态。因此,满意的腹式呼吸可增加潮气量,减少功能残气量,提高肺泡通气,降低呼吸功耗,缓解呼吸困难症状,改善换气功能。

开始锻炼腹式呼吸时,医护人员应在场,先做示范动作,然后给予患者具体的辅导和纠正。开始时每天训练 2 次,每次 10~15 分钟,掌握方法后增加锻炼次数和时间,力求成为患者的呼吸习惯。一般说来,大多数患者经 3～7 周的示范和指导均能顺利学会腹式呼吸。

腹式呼吸通常与缩唇呼吸、前倾体位等联合应用,以最大限度改善呼吸困难。大多数坚持腹式呼吸锻炼的患者,都可取得较好的效果,患者呼吸困难和疲劳的症状缓解,运动耐力提高,自觉呼吸功能改善。尤其是肺气肿严重、膈肌低平和有明显呼吸膈肌矛盾运动的患者,从腹式呼吸锻炼和综合训练措施中获益更多,症状的改善也更明显。

⑤膈肌起搏/电刺激呼吸:使用低频通电装置,非刺激电极放在胸壁,刺激电极放在胸锁乳突肌外侧、锁骨上 2～3cm 的部位。适用于经过呼吸锻炼后,膈肌运动仍不十分满意或由于粘连限制了膈肌活动时。由于电极靠近臂丛神经,操作时必须小心。开始时每天 6～15 次,逐渐增加到每天 100 次左右。

⑥其他呼吸锻炼的方式和装置:Video-Resp 可以帮助患者进行腹式呼吸或较慢频率的胸式呼吸。Chrono-Resp 是一种闪光调控装置,患者只要努力保持呼吸与闪光同步,按顺序吸气→暂停→呼气→暂停,就可逐步学会正常的呼吸方式。在患者较熟练掌握呼吸锻炼方式之后,该仪器还可提供进一步的帮助,发出一种柔和、连续的声音伴着患者的呼吸。当患者的呼吸不能跟上 Chrono-Resp 的固定节奏时,仪器的声音就变得纷乱和断续。

(6)运动锻炼(呼吸肌力量锻炼)

呼吸肌耐力锻炼的装置多为吸气或吸呼二相通气阻力器。锻炼时间一般限制在 5～20 分钟,每天 2～3 次。锻炼时要注意防止过度通气导致的呼吸性碱中毒。此锻炼不仅可增加吸气肌(膈肌)的力量,也有助于肺泡气体的排空,并可以改善肺泡侧支通气和小气道分泌物向大气道引流。

也有一些简单实用和便携的装置,可供作呼吸肌的力量锻炼,如容器内盛有一个或数个一定重量的小球体,患者从口含管处呼气以观察小球的运动状况。另外,可以通过测定最大吸气口腔压,来判断呼吸肌力量锻炼后的效果。

(7)其他呼吸锻炼方法

各种传统的民间锻炼方法,如太极拳、气功、呼吸操、保健操等,都很讲究"运气吐纳"的呼吸方式,如体力能胜任并能坚持锻炼,相信对缓解 COPD 患者的呼吸困难、锻炼呼吸肌的功能会有好处。

中医肺康复通过结合现代康复学的方法与技术,对中医临床和养生学中有关肺康复的内容进行了整合与提升。虽然中医养生康复历史悠久,康复手段也丰富多样,但中医肺康复的理念在 20 世纪 90 年代以后才开始提出,主要包括传统功法锻炼、按摩、食疗、心理治疗、膏药方、脏腑推拿、温针、中药塌渍、益肺灸、穴位贴敷、中药硬膏、穴位热贴敷、穴位注射、耳穴、药罐,等等。传统中医肺康复根植于我国的传统文化之中,以中医"整体观"与"阴阳理论"为基础,通过"平调阴阳"修正机体阴阳失衡状态,把改善机体整体健康状态与改善肺部局部功能相结合,达到改善患者症状、提高生活质量的目的。

总的来说,中医肺康复具有成本低廉、实施方便、患者依从性高、疗效显著等特点,有广泛的临床应用前景,适合于长期社区/家庭肺康复的患者。

(8)社区/家庭肺康复

在社区卫生服务中心、居民社区和居家推广肺康复疗法,能够最大限度地节约资源,使更多的肺康复患者获益。肺康复的发展和推广更依赖于临床医师的信心和责任心,呼吸科和全科医师在药物治疗的同时,应该积极推广和使用肺康复疗法,使慢性病的管理更符合大健康的理念。

社区/家庭肺康复的目的:

①缓解或控制患者的急性期症状及并发症,稳定和逆转疾病的进程。

②通过运动疗法、呼吸治疗、教育管理等使患者积极主动地进行运动锻炼,最大限度地恢复患者的自理能力,改善生活质量,减少对

专业人员及医疗资源的依赖。

③消除疾病遗留的功能障碍和心理阴影，积极开展呼吸和运动锻炼，发掘自身的功能和潜力。

社区肺康复是常见肺部疾病综合管理的重要治疗措施之一，是完善肺部疾病预防、治疗和康复治疗链的基础；大力发展社区肺康复是落实分级诊疗制度的重要内容，对完善三级康复网络体系建设具有重要意义；社区肺康复适宜技术可作为"家庭医生签约服务"的内容在社区医院广泛推广。社区肺康复让肺部疾病二级预防落地于社区医院，让慢性肺部疾病患者学会自我管理，是肺部疾病社区防治的理想模式。

家庭肺康复作为一种简单有效、安全可靠、经济可行的临床干预措施，可以帮助患者在家中进行自我康复训练，相较于医院或门诊的肺康复项目，它更具时空方面的便捷性。并且康复内容简单易学，便于掌握，疗效也不亚于医院或门诊的肺康复。因此，与社区肺康复一样，家庭肺康复近年来已成为COPD患者肺康复发展的新趋势。

然而，家庭肺康复项目仍然存在许多不足，到目前为止仍有许多问题尚未解决，如患者运动锻炼依从性的监督问题、运动锻炼内容的优化、周期和频率的调整等。而且现有指南中关于家庭肺康复的信息较为缺乏，故家庭肺康复的方案有待于进一步优化。

5．运动处方

(1)评估COPD患者的运动能力和运动锻炼后的效果：可采用最大耗氧量(VO_2max)、无氧阈值、单级试验(Single Stage Test)、6分钟步行试验和精神物理学试验(Psychophysical Test)等。一般来说，试验应简单易行、安全客观，故6分钟步行试验是评估运动能力和运动耐力的较好方法。

6分钟步行试验的结果分为4级：1级步行距离<300m，2级步行距离300～374.9m，3级步行距离375～449.5m，4级步行距离≥450m。正常人400～700m，慢性阻塞性肺病患者平均在371m。

(2)运动锻炼是综合性肺康复方案的主体。运动处方应包括四部分内容：

①运动方式（表 3-7）。

表 3-7　肺康复运动方式的推荐意见和证据级别

内容/结果	推　荐	证据级别
下肢运动	包括运动耐力训练的下肢运动应当作为肺康复的一部分	A
上肢运动	包括对抗和耐力训练的上肢运动应当作为肺康复的一部分	B
呼吸肌训练	证据不支持在肺康复中常规使用,在伴有呼吸肌力量减弱或喘息的患者中可以选用	B
心理学、行为学、教育内容和结果	证据不支持作为单独治疗方式的短期心理学干预,长期干预可能是有益的,专家的意见支持把教育和心理干预作为肺康复的内容	C
呼吸困难	肺康复包括呼吸困难的症状缓解	A
生活质量	肺康复包括与健康相关的生活质量改善	B
健康管理成本	肺康复已经减少了住院人数和住院天数	B
生存期	肺康复可以改善生存期	C

②运动强度:COPD 患者可以进行下肢低强度和高强度的训练,且低强度和高强度训练均可产生临床获益。目前,大多数运动锻炼强度是用极量或次极量心肺运动试验来确定的。肌肉力量训练属于无氧运动,能够增加中重度 COPD 患者的肌肉力量和质量。力量训练也分为低强度和高强度两种类型,低强度推荐 20～25RM,高强度推荐 10～12RM。

③运动时间和运动频率:每周 3～5 天,每次 20～40 分钟。

系统的肺康复周期一般为 12 周,后期进行门诊康复或社区/家庭康复。康复周期应该越长越好,长期坚持门诊—社区—家庭的肺康复模式,可使患者久久获益。

目标心率可作为大多数 COPD 患者运动强度的指标。当 COPD 患者的肺功能损害已十分严重时,可让患者用运动时的"呼吸困难程度"或"费力感觉"作为决定运动强度的替代指标。

运动锻炼要循序渐进,开始时可以只运动几分钟,以增强患者的信心,后逐步增强运动的强度。一般情况下,只有规律的运动才能改善患者的运动能力。当运动锻炼规律进行时,患者对呼吸困难的耐受力往往会增加,食欲也会增进,表明患者的体能有所恢复。运动期间可应用指脉氧计来监测患者的血氧饱和度,有条件时也可同时监测心电图及其他指标。如果患者的 $PaO_2 < 7.3kPa(55mmHg)$,应允许患者在运动时吸氧,以保证其运动锻炼方案的完成。

6. 气道分泌物廓清技术

目的是为了清除过多的或潴留于气道的分泌物,预防或治疗因黏液堵塞气道所引起的肺不张。常用技术包括体位引流、胸部叩拍和震动、有效咳嗽训练和用力呼气等。该技术常用于各种肺部疾病的住院患者,以及慢性气道阻塞、气道黏液分泌物过多的非卧床患者,如支气管扩张、慢性支气管炎和囊性纤维化患者,以减少并发症的发生。

7. 日常生活能力的评估和训练

对患者日常生活能力作仔细观察,可发现很多问题,然后针对这些问题教学各种节省体能的动作,指导患者学会日常的活动。如有适用的装置或工具,也可提供给患者,以便患者在完成日常动作(如从地板上捡东西、穿衣、洗脸、洗澡、吃饭等)时既方便、又省力。其目的是减少日常活动时的氧耗,使体能更有效,从而增加患者生活的独立自主性,减少对他人的依靠。

8. 营养的评估和调理

COPD 患者营养不良现象十分常见,发生率达 20%～60%。气道阻塞越重,营养不良越明显。营养不良可使呼吸肌尤其是膈肌的肌力和耐力下降,易诱发呼吸衰竭和肺部感染。

COPD 患者一般给予低脂、复合碳水化合物饮食。COPD 患者应降低碳水化合物的供能比,病情稳定者摄入的碳水化合物可占总热量的 50%～60%;需机械通气者可占总热量的 35%～50%。但全天碳水化合物应<150g,以预防酮症的发生。

伴高碳酸血症者则应给予必要的饮食指导,避免过多的液体量。蛋白质按每天每千克体重 1～1.5g 供给,占总热量的 15%～20%。若患者继发呼吸道感染、呼吸衰竭等应激状态时,能量消耗增加,蛋白质的供能比可适当提高至 30%。

因呼吸困难引起食欲减退时要分析其原因,有时可能是咽下空气引起的腹胀,有时可能是药物引起的恶心,应分别对症处理。食欲未恢复前可少食多餐,而不是固定的一日三餐。食欲很差的患者应通过肠道外途径补充营养。就餐时吸氧有助于低氧血症患者感觉舒适。肥胖患者应设法减轻体重以减少呼吸作功。呼吸困难、辅助呼吸肌的过度工作增加热能消耗,可导致体重进行性下降,所以适当的营养补充是十分重要的。患者的血钾、镁、磷水平应维持在正常水平,以保证肌肉的强度和耐力。

9. 社会心理的评估和调整

成功的肺康复治疗必须既处理患者的疾病,又解决心理上的障碍。对患者的社会心理状态进行评估是一项细致的重要工作,也是综合性康复的组成部分。评估重点应集中于患者对疾病的认识和态度,以及疾病对患者造成的精神压力、情绪低落和性格改变。焦虑、压抑和忧郁是最常见的。患者往往对呼吸困难有恐惧心理,易怒、孤独、整天静坐不动、不愿参加娱乐、社会活动和人际交往、过分依赖家人或医疗服务。性功能障碍和害怕性活动也很常见。还有些患者伴有各种神经精神症状,如失眠、多梦、记忆力减退、识别不能、谵妄等,这也许与低氧血症导致的脑缺氧有关。

处理措施:动员患者的家属、朋友一起来做工作,给予患者热情的关心和帮助,增强患者与疾病斗争的勇气和信心,并通过耐心细致的说服和解释工作,解除患者各种不必要的顾虑,支持其参与力所能及的社交活动。除以上心理治疗外,也可考虑给予必要的药物治疗,但治疗焦虑的药物只允许短期应用,以避免药物依赖或成瘾。当焦虑和忧郁同时存在时,要分清患者究竟是需要抑制剂还是兴奋剂。对于伴有严重 CO_2 潴留的患者,必须谨慎使用镇静类药物。

10. 教育及心理行为干预

COPD 患者的肺康复方案中,教育和心理行为干预的内容包括:

(1)教育干预:由于在综合性肺康复方案中均包含教育的内容,教育就成为患者积极参与肺康复和坚持健康行为的保证,也是完成肺康复的前提。

(2)心理行为干预:COPD 患者容易合并抑郁和焦虑,特别是 COPD 急性加重期和有机械通气经历的患者。呼吸科医师和康复医师应重点关注 COPD 患者的精神和心理问题,并为其提供必要的帮助。

第四章　健康生活方式与合理膳食

核心提示

➢ 不合理膳食是造成慢性病患者死亡的重要危险因素之一。全球近 20％的死亡与饮食有关,且在世界人口前 20 位的国家中,我国因为饮食结构不合理造成的心脑血管疾病死亡率、癌症死亡率都位列第一。2017 年,我国约有 263 万例心脑血管疾病死亡可归因于膳食因素,较 10 年前增长了 38％;35％的癌症是由不合理的饮食引起的。对慢性病患者来说,合理膳食是其治疗的基石;而对健康者来说,合理膳食也可以达到预防疾病发生的目的。

➢ 不合理膳食包括:暴饮暴食;不按时进餐,饿了才吃,渴了才喝;偏食、挑食;为了减肥等原因而不吃,饿肚子;饮食结构混乱,不是以五谷杂粮为主食,脂肪摄入太多;经常吃过冷的食物或生食;进食过热或过烫食物;饮食不洁和饮食过敏。

➢ 有一半以上的饮食相关性死亡归因于以下 3 个因素:吃太多糖和脂肪、吃太多的盐、吃太少的杂粮和水果。《中国居民膳食指南》提出,成年人每天食盐摄入量应不超过 6g,2～3 岁幼儿不超过 2g,4～6 岁幼儿不超过 3g,7～10 岁幼儿不超过 4g,65 岁及以上老人不超过 5g。但事实上,我国居民实际每天盐摄入量在 10.5g 左右,约80％来自家庭烹饪,其余来自在外就餐、零食等渠道。要注意隐性食盐,如酱油、醋、味精、油条、奶酪、油饼、挂面等;许多蔬菜也含有盐,如空心菜、豆芽、紫菜、海带等;一些零食也含有盐,如面包、饼干、薯片、火腿肠、瓜子、话梅、果冻、运动饮料等。

➢ 肥胖是一种流行病,是世界上最重大的公共卫生问题之一,也是导致死亡和许多合并症的危险因素。世界上 30％的人口(21 亿人)超重或肥胖,每年有 280 万例死亡与肥胖密切相关,直接和间接的成本估计为 2 万亿美元,对全球社会和经济产生严重影响。一胖得百病,一胖毁所有。2013 年,肥胖被美国医学会确认为疾病。

➢ 为了身体健康,人类需要一些可提供能量的营养素(蛋白质、脂肪和碳水化合物)、酒精(不是必需的营养素,但可提供能量)、维生素、矿物质和水。有机营养素的需求包括 9 种人体必需的氨基酸、几种脂肪酸和葡萄糖、4 种脂溶性维生素、10 种水溶性维生素,以及膳食纤维和胆碱。饮食还必须提供几种无机物质,包括 4 种矿物质、7 种微量矿物质、3 种电解质和一些超微量元素。

➢ 食物中含有一些重要的生物活性物质、功能因子,包括多酚、多肽、类黄酮、芥子油苷、叶黄素和 ω-3 脂肪酸。虽然这些生物活性物质不是人体必需的营养素,但对特定的器官可能具有益处。包括活性多糖、功能性低聚糖和单双糖、功能性脂类、糖醇类、多糖类、活性多肽和活性蛋白质类、维生素和维生素类似物、功能性矿物质及微量元素类、植物活性成分、活性菌类等。

➢ 营养状况可以用 ABCDEFG 来概括:A:人体测量学;B:生化(生物标志物);C:临床状况;D:膳食摄入量;E:能量消耗;F:功能状态;G:遗传数据。1989~1996 年,全球范围内,许多食物的摄入量显著增加,包括啤酒、咖啡、苏打水、橙汁、香蕉、谷物、面食和茶,而黄油、蛋黄酱、比萨饼、胡萝卜和鸡肉的摄入量变化不大。大约四分之三的人摄入蔬菜、水果、奶制品不足,人均每天水果摄入量不足 50g。超过一半的人口达到或超过了摄入谷物和蛋白质食品的总量指标。我国大多数人超出了添加糖、饱和脂肪酸和钠的建议指标。

➢ 营养不良包括营养不足、营养过剩和营养失衡。营养不良主要是由于饮食不足、失衡和过量造成的,其次是由于疾病或与疾病相关。缺乏充足的营养素则难以维护健康的身体功能,这种营养不良经常发生在经济落后的贫困地区和部分发展中国家。而不适当的节食、暴饮暴食或缺乏平衡饮食而造成的营养过剩或失衡,在经济发达的国家中较为常见。

➢ 每种食物都有不同的营养,都是健康所需要的。也就是说,从健康的角度来看,确实没有"不良"的食物,只有"不良"的摄入量。吃什么都可以,主要在于总的摄入量。合理的膳食搭配可以帮助我们变得更健康,如多摄入水果和蔬菜;将一半的谷物变成全谷物;提倡饮用低脂或无脂肪的牛奶或酸奶;少摄入钠、饱和脂肪酸和糖。从小小的改变开始,可以使我们享受更健康的食品选择。

➢ 合理的膳食应包括谷薯类、蔬菜水果类、畜禽鱼蛋奶类、大豆坚果类等食物。平均每天摄入 12 种以上食物,每周 25 种以上。食物多样、谷类为主是平衡膳食模式的重要特征。平衡膳食就是合理膳食、健康膳食,就是营养学上全面达到营养素供给量的膳食。第一,这种膳食可以使摄食者得到的热能和营养素都能达到生理的需要量。第二,要求所摄入的各营养素之间具有适当的比例,能达到生理上的平衡。

➢ 保证每天摄入 300～500g 蔬菜,深色蔬菜应占 1/2。保证每天摄入 200～350g 新鲜水果,成品果汁不能代替鲜果。饮用各种各样的奶制品,相当于每天液态奶 300g。经常吃豆制品,适量吃坚果。

➢ 保证每天摄入谷薯类食物 250～400g,其中全谷物和杂豆类 50～150g,薯类 50～100g。每周食用鱼 280～525g,畜禽肉 280～525g,蛋类 280～350g。优先选择鱼和禽类,吃鸡蛋不弃蛋黄,少吃肥肉、烟熏和腌制肉制品。

➢ 培养清淡的饮食习惯,少吃高盐和油炸食品。成年人每天食盐摄入不超过 6g,烹调油 25～30g。控制添加糖的摄入量,每天摄入不超过 50g,最好控制在 25g 以下。每天反式脂肪酸摄入量不超过 2g。足量饮水,成年人每天 6～8 杯(1500～2000mL),提倡饮用白开水或茶水,不喝或少喝含糖饮料。

➢ 2017 年全球因长期饮酒导致的死亡事件高达 284 万起,其中 67 万起发生在我国。肝肾功能不全、高血压、房颤、儿童少年、孕妇、乳母不应饮酒。成年人如饮酒,男性一天饮用的酒精量不超过

25g,女性不超过15g,每周摄入量不超过100g。酒精摄入量的计算公式为:饮酒克数＝饮酒量(mL)×酒精度数(％)/100×0.8(g/mL)。对于糖尿病患者不推荐饮酒,若饮酒应警惕酒精可能引发的低血糖,避免空腹饮酒。不建议原来不饮酒者通过少量饮酒来预防心脑血管疾病。饮酒不存在安全阈值,不饮酒的健康风险最低。

➢ 膳食质量指数(Dietary Quality Index, DQI)是一种总体膳食质量的评价方法,它较传统的以单一营养素为基础的营养评价方法更能反映膳食营养状况。最早的DQI由8个元素构成,包括6种营养素(总脂肪、饱和脂肪酸、胆固醇、蛋白质、碘和钙)和2类食物(蔬菜水果和谷类),分值的范围为0～16,0反映高质量的膳食,而16代表最差的膳食。

➢ 健康饮食指数(Healthy Eating Index, HEI)独立于饮食总量,用于评估人们的饮食质量。HEI是一个打分标准,用于判定饮食模式、饮食套餐或食谱的质量,评价营养干预和消费者的营养教育计划。HEI由12个指标构成,其中9个指标集中体现饮食的充足程度,3个指标反映饮食的适量程度。

➢ 营养质量指数(Nutrition Quality Index, NQI)是评价食品营养质量的一个简便实用的指标,为营养素密度和能量密度之比。INQ＞1说明该食物满足人体营养素需要的能力大于满足热能需要的能力,该食物是优质食物;INQ＜1意味着必须摄入过多的热量,营养素才能达到所需的量,这种食物是劣质食物。

➢ 食物富含营养素(Nutrient Rich Foods, NRF)指数模型,以NRF9.3值(9.3表示9个推荐和3个限量营养素)为指标对食物进行营养价值高低的评价。9种有益的营养素是蛋白质、纤维、维生素A、维生素C和维生素E、钙、铁、钾和镁,3种限制类营养素是饱和脂肪酸、糖和钠。

➢ 中国膳食平衡指数(Diet Balance Index, DBI)是依据中国居民膳食指南及平衡膳食宝塔而建立的,用以评价中国健康成年人的膳食质量。DBI包含谷类、蔬菜水果类、奶类和豆类、动物性食物、酒精和调味品、食物种类、饮水量7种食物种类。其中与营养不足相关的指标(如蔬菜水果类、奶类和豆类)取负分,与营养过剩相关的指标(如酒精和调味品)取正分。各项分值越接近于0,即摄入量越接近于膳食指南的推荐量,表示膳食质量越好。

➢ USDA食物组模式可供消费者根据自己的年龄、性别和体育锻炼水平进行调整。食物组模式包括5个主要食物类别(水果、蔬菜、谷物、蛋白质食品和乳制品)及一些子类别(深绿色蔬菜、橙色和红色蔬菜、淀粉类蔬菜、其他蔬菜、豆类和豌豆、全谷物、浓缩/精制的谷物、肉/禽/蛋、坚果、种子、豆制品、海鲜)。每个食物组模式的建议消耗量取决于个人的能量和营养需求。

➢ 保护心脏的饮食就是植物性膳食,是以摄取植物性食材为主要来源的饮食方法,主要以水果、蔬菜、豆类、坚果和全谷类食品等为主。少食用精制谷物(如精米白面)、糖果、加糖饮料、红肉和加工肉类、反式脂肪酸和饱和脂肪酸等不健康食物。

➢ 一个人每天需要消耗的热卡取决于许多因素,包括年龄、性别、身高、体重和体育锻炼水平。由于衰老引起的基础代谢率降低,成年人的热卡需求通常会随着年龄的增长而减少。估计幼儿的需求量为每天1000~2000kcal,年龄较大的儿童和青少年为每天1400~3200kcal,而男孩通常比女孩更高。成年女性每天的热卡为1600~2400kcal,成年男性为2000~3000kcal,65岁以上老年人为1600~2000kcal。

➢ 人体脱水的危害很大。一旦身体水分消耗掉2%,运动成绩就会下降10%左右。脱水情况越严重,运动效率就越差。脱水会导致口臭、渴望甜食、危险驾驶、皮肤干燥、焦躁不安、身体发冷、肌肉痉挛、栓塞事件等。

➢ 美国临床内分泌医师协会和美国内分泌学会提出以肥胖为基础的慢性病(Adiposity-based Chronic Disease, ABCD)作为描述肥胖的新术语。ABCD是指以肥胖为基础,同时伴有代谢综合征等一系列慢性病的症候群,反映了肥胖不只是体重增加,而是一类复杂的、涉及多种器官与系统的慢性病。提示人们不仅要关注肥胖者的外形，更要充分注意其内涵，即伴有的多种代谢相关性疾病。在肥胖症的治疗中，不仅要关注体重的下降，更要注意其伴有的慢性病是否获得改善。

➤ 韩国肥胖研究学会（KSSO）制定了肥胖控制三部曲，即生活方式干预、药物治疗和减肥手术。饮食和运动的改善能有效降低体重、腰围，从而降低相关疾病的风险。建议肥胖者每天减少 500kcal 的能量摄入，女性每天的总热量为 1200～1500kcal，男性为 1500～1800kcal。肥胖者应选择低能量的食物。体力活动是减重和保持理想体重的必要条件，最开始建议进行适度的运动，即每次 30～60 分钟，每周至少 5 次锻炼。还需要进行抗阻运动，建议在进行体力活动的同时，每周进行 8～10 次抗阻训练。已通过严格生活方式治疗 3 个月，但不能有效将体重降低 5% 以上者，可以考虑进行药物治疗。最近的临床研究表明，减肥手术是针对病态肥胖患者最有效的治疗手段。

1982 年，一项关于饮食与营养状况的调查发现，有 7% 的人超重。1992 年，一项全国性的营养状况调查发现，全国有 15% 的人口超重。2002 年，一项国民饮食状况研究发现，有 22.8% 的成年人超重（约 2 亿人）。2013 年公布了我国成年人的调查结果，20～69 岁人群中有34.4% 超重。

世界卫生组织指出，超重和肥胖是全球引起死亡的第 5 大风险，全球每年直接"胖死"的人至少达 280 万人。全球范围内，近 23 亿儿童和成年人超重，超过 1.5 亿儿童因营养不良而发育迟缓，而且营养不足和肥胖会影响几代人。就全球来说，人类超重 1700 万吨，相当于 170 艘航空母舰的重量。全球超重和肥胖人口的增加对世界粮食的需求如同新增了 2.42 亿人口。

不良的饮食方式（高热量碳水化合物摄入过多）和缺乏运动（包括长时间坐着看电视与低头玩手机）占死亡原因构成的 15%。水果和蔬菜比例较低的饮食导致超过 25％的人群罹患心脑血管疾病。

维系机体健康的 5 大基石包括：合理饮食、适量运动、戒烟限酒、心理平衡、充足睡眠。其中，膳食营养是影响健康的主要环境因素之一，在各种疾病的预防和康复中具有举足轻重的作用。

合理饮食的定量和定性问题十分重要。合理的导向性饮食包括：

(1)摄入不饱和脂肪酸和亚麻酸(植物油、海产品)；

(2)全谷类粗粮；

(3)蔬菜水果(如山楂)；

(4)鱼肉及海产品(鱼油)；

(5)乳制品；

(6)坚果(如杏仁、核桃、花生)；

(7)适量黑巧克力、咖啡；

(8)醋、茶等。

饮食有十忌，包括：

(1)忌大量饮用富含咖啡因的可乐；

(2)忌暴饮暴食、狼吞虎咽；

(3)忌饮食无规律；

(4)忌过度节食；

(5)忌餐后立即饮茶、喝水(可妨碍人体对营养物质的吸收)；

(6)忌餐后喝饮料、吃水果和甜点；

(7)忌餐后吸烟；

(8)忌餐后剧烈活动；

(9)忌餐后立即上床睡觉；

(10)忌餐后立即大便。

第一节 国际上倡导的饮食模式

国际上目前有许多健康的饮食模式,其目的就是要把"吃"出来的病"吃"回去。

1. 地中海饮食(Mediterranean Diet,MD)

泛指地中海沿岸国家以蔬菜水果、鱼类、五谷杂粮、豆类和橄榄油为主的饮食风格。研究发现,地中海饮食可以减少患心脑血管疾病的风险,还可以保护大脑血管免受损伤,降低发生卒中和记忆力减退的风险,是一种有利于健康的、简单清淡的、富含营养的饮食。

(1)以种类丰富的植物食品为基础,包括大量的水果、蔬菜、土豆、五谷杂粮、豆类、坚果、种子;

(2)对食物的加工尽量简单,并选用当地、应季的新鲜蔬果作为食材,避免微量元素和抗氧化成分的损失;

(3)烹饪时用植物油代替动物油(含饱和脂肪酸)和各种人造黄油,尤其提倡用橄榄油;

(4)脂肪占膳食总热量的35%,饱和脂肪酸只占不到7%;

(5)适量吃些奶酪、酸奶类的乳制品,最好选用低脂或脱脂的;

(6)每周吃2次鱼或禽类食品;

(7)每周吃5个鸡蛋,各种烹饪方式均可;

(8)用新鲜水果代替甜点、蜂蜜、糕点类食品;

(9)每月最多吃几次红肉,总量不超过7~9两(340~450g),而且尽量选用瘦肉;

(10)适量饮用红酒,最好在进餐时饮用,避免空腹,男性每天不超过2杯,女性不超过1杯。

除平衡的膳食结构外,地中海式饮食还强调:适量、平衡的原则;健康的生活方式;乐观的生活态度;每天坚持运动。

推荐食谱：

（1）早餐：1 杯酸奶、草莓和蜂蜜。

（2）午餐：绿色蔬菜和 1 个西红柿、1 份主食（米饭或面条）、白开水。

（3）零食：杏仁和花生。

（4）晚餐：鱼肉、全麦面包、1 小杯红酒。

2. DASH 饮食（Dietary Approaches to Stop Hypertension）

预防及控制高血压的饮食模式。如果能摄食足够的蔬菜、水果、低脂（或脱脂）奶，以维持足够的钾、镁、钙等离子的摄取，并尽量减少饮食中的油脂量（特别是富含饱和脂肪酸的动物性油脂），就可以有效地降低血压。

（1）多吃全谷食物和蔬菜，这类食物富含纤维、钙、蛋白质和钾，有助于控制或降低高血压；

（2）适度吃瘦禽肉和鱼类有益于心脏；

（3）如爱吃甜食，则不妨多吃水果，拒绝饭后甜点；

（4）限制食盐摄入量，最好以辣椒、醋等调味料和柠檬来替代。

推荐食谱：

早餐：1 份燕麦片、1 根香蕉和 1 杯低脂牛奶。

午餐：1 个全麦面包、鸡肉、沙拉（黄瓜和西红柿）。

零食：杏仁（无盐）、葡萄干和半杯无脂无糖水果酸奶。

晚餐：85g 牛肉、牛肉汤、青豆、土豆、洋葱、一个苹果、1 杯低脂牛奶。

3. 治疗性生活方式改变（Therapeutic Lifestyle Changes, TLC）饮食

全部采用低脂肪食物，在降低坏胆固醇上非常有效。鸡肉和鱼肉务必去皮食用，不吃含有太多饱和脂肪酸的红肉。多吃水果和蔬菜，避免全脂牛奶制品、肥猪肉以及油炸食品。

推荐食谱：

早餐：燕麦片、咖啡或低脂牛奶。

午餐:鸡肉、米饭、苹果。

零食:葵花籽、无糖酸奶。

晚餐:米饭、西兰花。

4．新型的北欧饮食(New Nordic Diet,NND)

由 15 类食材组成:水果和蔬菜(特别是浆果类、卷心菜类、根茎类和豆类)、土豆、新鲜的草药、野外生长的蘑菇等植物、坚果类、谷物、家畜肉类、鱼、贝类和海藻类。典型的食谱包括烤鳕鱼搭配西芹、煎淡水梭鱼配卷心菜和比目鱼(裹面包屑)。

这种饮食方式具有健康性、区域性、可持续性、季节性等特点,同时又兼顾对口味的需求,使其可以在世界上任何地方被应用,而不仅仅限于北欧国家。

5．丹麦饮食(Ornish Diet,OD)

在控制总热量的前提下,严格控制脂肪的摄入,通过长期的低脂饮食刺激瘦素的分泌,从而达到体重和体脂的下降。总热量根据减重者的具体情况而定,脂肪摄入不超过总热量的 10%,饱和脂肪酸比例低,碳水化合物占总热量的 55%～65%。食物选择方面要求增加蔬菜和粗粮的摄入,以帮助脂肪代谢。同时,还需要加强运动,提升减重的效果。

6．Zone 饮食

一种高蛋白质、低碳水化合物的饮食结构,其中碳水化合物占总热量的 40%,蛋白质和脂肪各占总热量的 30%,且要求饱和脂肪酸<8%的总热量。

7．弹性素食(The Flexitarian Diet)

比纯素食(vegetarian)或绝对素食(vegan)更加灵活。倡导以植物类食品为主,可以添加适量的肉食和动物类食品,旨在帮助人们在获得素食益处的同时,仍可适度享用动物类食品。

弹性素食的基本原则:

(1)多吃水果、蔬菜、豆类和全谷物;

(2)注重摄取植物蛋白质而非动物蛋白质；

(3)可适时加入肉食和动物类食品；

(4)吃粗加工、最天然的食物；

(5)限制添加的食糖和糖果。

8．其他

(1)体重守护者饮食(Weight Watcher Diet)

根据性别、体重、身高和年龄等，设定一个点数预算，每天根据这个点数预算来自由选择食物。除了酒类几乎不用忌口，也不限制数量，执行容易，不容易出现饥饿感，但"点数制"仍鼓励大量摄入高纤维蔬果、低脂低糖食物，无形中让人们学会选择"好食物"。

(2)健脑饮食(MIND Diet，又名超体饮食)

①绿叶蔬菜；

②其他蔬菜；

③坚果；

④浆果(蓝莓最佳，其他还有草莓、蔓越莓等)；

⑤豆类；

⑥全谷物；

⑦鱼类；

⑧家禽类(鸡肉、鸭肉、火鸡肉等)；

⑨橄榄油；

⑩红酒。

(3)低热量容积饮食(Volumetrics Diet)

可将食物分为 4 类：

第一类(非常低密度)包括低碳水类水果和蔬菜、脱脂牛奶、低热量的汤等。

第二类(低密度)包括高碳水类水果和蔬菜、谷物、早餐麦片、低脂肉类、豆类食品和低脂混合菜肴。

第三类(中等密度)包括肉类、奶酪、披萨、薯条、沙拉酱、面包、椒盐脆饼、冰淇淋和蛋糕。

第四类(高密度)包括饼干、薯条、巧克力糖果、饼干、坚果、黄油和其他食用油。鼓励摄入第一类和第二类食物,第三类食物需要控制分量,尽可能不吃第四类食物。

第二节　营养过剩与生活方式干预

1. 判断营养过剩的指标

(1)体质指数(Body Mass Index，BMI)

BMI 是用体重(kg)除以身高(m)的平方得出的数字,是目前国际上常用的衡量人体胖瘦程度以及是否健康一个标准。欧美国家仅三分之一的人口 BMI 指数小于 25。大量流行病学调查证实,皮带(腰围)越长,寿命越短;静息心率越快,寿命越短。

①成年人最理想的 BMI 数值是 22;

②过轻:低于 18.5;

③正常:18.5~23.9;

④超重:≥24;

⑤肥胖:≥28。

男性腰围≥90cm,女性腰围≥85cm,为腰部肥胖的标准。

超重和肥胖是心脑血管疾病的独立危险因素。BMI 每增加 2,冠心病、卒中的相对危险分别增加 15.4% 和 18.8%。一旦 BMI 达到或超过 24,高血压、糖尿病、冠心病和血脂异常等的发病率会显著增加。

医学营养治疗(MNT)与药物治疗、手术治疗一样,在身体的康复中发挥着重要作用。

(2)体脂肪率

冠心病等很多心脑血管疾病的一个高危因素就是肥胖、体脂肪过量,特别是内脏脂肪超标。体重和体质指数(BMI)是反映人体营养状况的常用指标,可判断人体是否超重和肥胖。但其不能反映人体肌肉、脂肪等成分的比例,在实际应用中有其局限性,隐形肥胖常常不能被发现。近几年,随着人体成分分析仪的出现,能够更加准确地、全面地测定人体的内部营养构成比例,包括水分含量和分布、肌肉含量和分布、体脂肪量、内脏脂肪面积、骨矿物质含量等,因而能够更加准确地判定机体是否肥胖。

人体成分保持一定的比例是衡量一个人是否健康的重要标准之一。人体成分的盈亏及成分之间的不均衡,会产生各种危害或营养不良。

隐形肥胖又称内脏型肥胖。内脏脂肪主要存在于腹腔内,如肝、胰、胃、肠道等器官的周围和内部,其明显表现是腹部肥胖,特别是女性的小肚子和腰,而从外表看来没什么异常,很容易被忽视,所以被称为最危险的脂肪。

要准确判断一个人是否属于肥胖,仅靠测量体质指数是不够的,体脂肪率才是重要的衡量指标。体脂肪率男性>20%、女性>28%则为肥胖。

通过人体成分分析仪,可以直观地了解目前的身体状况,发现隐形肥胖,为营养和运动处方的制定提供依据。

2. 合理饮食的健康教育

要想实现营养处方的效果,必须摒弃老旧和不科学的观念,树立正确的、科学的饮食理念。要帮助患者理解食物对健康的影响,以及帮助患者选择健康的食物。

(1)能量

维持理想体重,是饮食疗法的目标。饮食摄入能量过高,可引起肥胖、血胆固醇合成增加,使心脑血管疾病的发病率显著增高,因此需要控制能量。合并有肥胖或超重者,通常每天每千克体重可供给20~25kcal 的热量,碳水化合物宜占总热量的 50%～60%,蛋白质以 15%左右为宜,脂肪应<25%。少量多餐,每天 4～5 餐(不是常规意义上的吃饭),切忌暴饮暴食,避免过饱。当然,一日二餐也是可以的,特别针对需要减肥的人群。

应掌握"早宜好、午宜饱、晚宜少"的原则，一般早餐占 40％（以豆类、牛奶、鸡蛋为主），午餐占 40％，晚餐占 20％。

（2）碳水化合物

碳水化合物也可引起高脂血症，并且对于心脑血管疾病来说，蔗糖消耗量比脂肪消耗量更重要。碳水化合物摄入过多可使血甘油三脂增高，并导致肥胖。果糖比蔗糖更易合成脂肪，葡萄糖次之，淀粉再次之。因此，碳水化合物的摄入量和种类与心脑血管疾病的发病率密切相关。

应以复合碳水化合物为主，少用蔗糖、果糖。肥胖者应限制主食（300g 以下），限制含单糖和双糖高的食品，可进食粗粮、蔬菜、水果等富含纤维素的食物。

（3）蛋白质

动物蛋白质升高血胆固醇的作用明显强于植物蛋白质。摄入动物蛋白质越多，动脉粥样硬化形成所需要的时间越短，且病变越严重。植物蛋白，尤其大豆蛋白，既含有较高的植物固醇，又含有丰富的氨基酸。用黄豆及其制品替代动物蛋白，可使血胆固醇下降 19％左右，故大豆蛋白可降低心脑血管病的发病率。

另外，大部分鱼类含胆固醇较低，而含有大量的多不饱和脂肪酸，如青鱼、草鱼、鲤鱼、黄鱼、鲳鱼、带鱼等胆固醇的含量＜100mg/100g。鱼油在防治心脑血管病中有重要的价值，因此可每周进食鱼 2～3 次，每次 100～200g，烹饪方法以清炖和清蒸为主。牛奶含有抑制胆固醇的合成因子，每天可饮 250mL 脱脂牛奶。1 只鸡蛋约含 250mg 胆固醇、80kcal 热量，蛋黄中的卵磷脂可有效降低血胆固醇浓度，并能防治动脉粥样硬化。因此每周进食 5 个鸡蛋有益无害，但不宜多吃。

（4）脂肪

膳食中脂肪的含量是影响血胆固醇的主要因素，与动脉粥样硬化的发病率和病死率呈明显正相关。而脂肪的质量对动脉粥样硬化的发病率影响更大，所以要尽量选择富含不饱和脂肪酸的植物油。

脂肪的摄入量应控制在总热量的 20％以内,动物脂肪摄入量应低于 10％,食用植物油优先。以进食脂肪含量较低的食物为主,如鱼、禽、蛋和瘦肉。胆固醇摄入量应控制在 300mg／日以下,应避免食用富含动物性脂肪和胆固醇的食物。

(5)维生素及矿物质元素

缺乏维生素 B_1 时会出现心肌代谢障碍,严重时可导致心力衰竭,引起脚气病性心脏病;维生素 B_3、B_6 是降脂药物,具有抗动脉粥样硬化的功效;维生素 C 可降低胆固醇,增强血管弹性,减少脆性,增加血管韧性,可预防出血;维生素 E 具有抗氧化、增强免疫力、抗凝血、改善末梢循环、防治动脉粥样硬化的作用。

部分微量元素有抑制心脑血管疾病的作用,如钙、镁、铜、铁、铬、钾、碘、氟,缺乏这些元素时可引起心功能和心肌代谢异常。锌过多或铜过低时,可增加血胆固醇含量;锌/铜比值高时,血胆固醇也增高;补充铬可提高高密度脂蛋白浓度,降低血胆固醇含量;铅、镉可促进心脑血管疾病的发生。

应多吃新鲜绿叶蔬菜,深色蔬菜富含胡萝卜素和维生素 C。蔬菜含粗纤维多,可减少胆固醇的吸收。水果热量低,维生素 C 丰富,含有大量果胶;山楂除富含维生素 C 和胡萝卜素外,还含有黄酮类物质,有显著扩张冠脉和镇静的作用,多聚黄烷尚有降压强心功能。藻类,如海带、紫菜、发菜及黑木耳等富含蛋氨酸、钾、镁、铜、碘,均有利于心脑血管疾病的治疗和康复。

第三节　营养处方制定的原则

1. 制定营养处方的总原则

(1)在平衡膳食的基础上,控制总热量的摄入,尽量保持理想体重或使体重逐渐向理想体重靠拢。

(2)食物多样,谷类为主,粗细搭配。每天尽量保证摄入 50～

75g 杂粮。

(3)保证充足的优质蛋白质摄入。每天适量食用鱼、瘦肉、蛋清、低脂奶或脱脂奶。

(4)控制饱和脂肪酸和胆固醇的摄入。尽量减少食用肥肉、荤油、奶油、动物内脏,尽量不食用椰子油和棕榈油。每天的烹调油用量控制在 20～25g。

(5)控制反式脂肪酸的摄入。尽量少吃反复高温煎炸的食物、含有人造黄油的糕点、含有起酥油的饼干、咖啡伴侣和奶茶等。

(6)摄入足够的单不饱和脂肪酸和多不饱和脂肪酸,烹调油尽量使用橄榄油、芥花油、茶籽油、亚麻籽油。

(7)控制钠的摄入,每天不超过 2.5g,相当于食盐不超过 6g,同时注意酱油、味精、榨菜、腐乳、面食等含钠高的食物。倡导使用低钠盐或无钠盐,如镁盐、钾盐、碘盐等。每天摄入钾 3.5～4.7g,尽量从自然食物如紫菜、香菇、土豆、毛豆、莲子、香蕉、橙子等蔬菜水果中摄取。保证足量的钙和镁,推荐饮用牛奶,适量食用大豆、坚果。

(8)每天摄入 25～30g 膳食纤维,尽量从蔬菜、水果和全谷类食物中获取。

(9)摄入充足的维生素、矿物质等微量营养素。每天应摄入新鲜蔬菜和水果,重点关注深色的蔬果、十字花科蔬菜以及豆类。

(10)如果由于身体原因,不能保证均衡膳食的摄入,可以在营养师等专业人员的指导下适当选择医用食品作为补充。

高脂血症、动脉粥样硬化和冠心病患者则更应减少碳水化合物的摄入,控制甜点、饮料及精制糖果的摄入;多吃富含膳食纤维、维生素 C 的深色蔬菜和水果;少量多餐,避免过饱,同时忌烟和浓茶;最好不饮酒,如饮酒则应限量,并取得专科医师的同意。

对发生急性事件的患者要了解其用药情况,包括利尿药、降压药、血钠和血钾水平、肾功能及补液量,注意维持电解质平衡;注意进食的种类及数量,遵从循序渐进的原则,可以从清流质饮食向浓流质、低盐低脂半流质、低盐低脂、低盐低脂普食逐步过渡;避免过冷或过热的食物;保证丰富膳食纤维的摄入,尤其是水果中可以防止便秘的可溶性膳食纤维。

对于慢性病患者,营养处方中应保证优质蛋白质占到总蛋白质的 1/2～2/3;每天液体量为 1000～1500mL,尽量选择高能量密度的食物;钠盐的摄入最好每天＜3g;保证充足的无机盐和维生素,如钙、镁、维生素 C、维生素 B 族等;注意电解质平衡;少量多餐,每天以进餐 4～5 次为宜;戒烟、戒酒。

2. 制定个性化的饮食方案——食物交换份法

食物交换份法一般都是用在糖尿病的饮食治疗中,用来控制热量,限制脂肪、胆固醇和钠盐,进而起到保持健康体重的目的。而心脑血管疾病患者的饮食处方基本与此相似,甚至比糖尿病患者的饮食更加严格。所以我们完全可以借鉴食物交换份法来指导心脑血管疾病患者的饮食。事实上,糖尿病患者的饮食是最健康、最标准的饮食。

食物交换份法具有简单易操作、营养均衡、花样多变等优点。根据所含类似营养素的量,常用食物可分为 4 类:

(1)碳水化合物较丰富的谷薯类食物;

(2)维生素、矿物质和膳食纤维丰富的蔬果类;

(3)优质蛋白质丰富的肉、鱼、乳、蛋、豆及豆制品类;

(4)能量充足的油脂、纯糖和坚果类食物。

各类食品、每一个食物交换份中所含三大产能营养素的量,详见表 4-1～表 4-9。

表 4-1　每一交换份食品的产能营养素含量表

组别	食品类别	每份质量(g)	能量(kcal)	蛋白质(g)	脂肪(g)	碳水化合物(g)	主要营养素
谷薯组	谷薯类	25	90	2.0	—	20.0	碳水化合物、膳食纤维
蔬果组	蔬果类	500	90	5.0	—	17.0	矿物质、维生素、膳食纤维
	水果类	200	90	1.0	—	21.0	
肉蛋组	大豆类	25	90	9.0	4.0	4.0	蛋白质
	奶类	160	90	5.0	5.0	6.0	
	肉蛋类	50	90	9.0	6.0		
油脂组	坚果类	15	90	4.0	7.0	2.0	脂肪
	油脂类	10	90	—	10.0	—	

表 4-2　谷薯类食品的能量等值交换份表

食品名称	质量(g)	食品名称	质量(g)
大米、小米、糯米、薏米	25	干粉条、干莲子	25
高粱米、玉米	25	油条、油饼、苏打饼干	25
面粉、米粉、玉米面	25	烧饼、烙饼、馒头	35
混合面	25	咸面包、窝窝头	35
燕麦片、莜麦面	25	生面条、魔芋生面条	35
荞麦面、苦荞面	25	马铃薯	100
各种挂面、龙须面	25	湿粉皮	150
通心粉	25	鲜玉米(1个,带棒心)	200
绿豆、红豆、芸豆、干豌豆	25		

表 4-3　蔬菜类食品的能量等值交换份表

食品名称	质量(g)	食品名称	质量(g)
大白菜、圆白菜、菠菜、油菜	500	白萝卜、青椒、茭白、冬笋	400
韭菜、茴香、茼蒿	500	倭瓜、南瓜、菜花	350
芹菜、苤蓝、莴笋、油菜苔	500	鲜豇豆、扁豆、洋葱、蒜苗	250
西胡芦、番茄、冬瓜、苦瓜	500	胡萝卜	200
黄瓜、茄子、丝瓜	500	山药、荸荠、藕、凉薯	150
芥蓝、瓢菜	500	蘑菇、百合、芋头	100
蕹菜、苋菜、龙须菜	500	毛豆、鲜豌豆	70
鲜豆芽、鲜蘑菇、水浸海带	500		

注：每份蔬菜类食品提供蛋白质 5g、碳水化合物 17g、能量 90kcal，每份蔬菜一律以净食部分计算。

表 4-4　肉、蛋类食品能量等值交换份表

食品名称	质量(g)	食品名称	质量(g)
热火腿香肠	20	鸡蛋(1 大个、带壳)	60
肥瘦猪肉	25	鸭蛋松花蛋(1 大个、带壳)	60
熟叉烧肉(无糖)、午餐肉	35	鹌鹑蛋(6 个、带壳)	60
熟酱牛肉、熟酱鸭、大肉肠	35	鸡蛋清	150
瘦猪牛、羊肉	50	带鱼	80
带骨排骨	50	草鱼、鲤鱼、甲鱼、比目鱼	80
鸭肉	50	大黄鱼、黑鲢、鲫鱼	80
鹅肉	50	对虾、青虾、鲜贝	80
兔肉	100	蟹肉、水发鱿鱼	100
鸡蛋粉	15	水发海参	350

注：每份肉类食品提供蛋白质 9g、脂肪 6g、能量 90kcal。除蛋类为市品重量外，其余一律以净食部分计算。

表 4-5　大豆类食品能量等值交换份表

食品名称	质量(g)	食品名称	质量(g)
腐竹	20	北豆腐	100
大豆	25	南豆腐(嫩豆腐)	150
大豆粉	25	豆浆	400
豆腐丝、豆腐干、油豆腐	50		

注：每份大豆及其制品提供蛋白质 9g、脂肪 4g、碳水化合物 4g、能量 90kcal。

表 4-6　奶类食品能量等值交换份表

食品名称	质量(g)	食品名称	质量(g)
奶粉	20	牛奶	160
脱脂奶粉	25	羊奶	160
乳酪	25	无糖酸奶	130

注：每份奶类食品提供蛋白质 5g、碳水化合物 6g、能量 90kcal。

表 4-7　水果类食品能量等值交换份表

食品名称	质量(g)	食品名称	质量(g)
柿子、香蕉、鲜荔枝	150	李子、杏子	200
梨、桃、苹果	200	葡萄	200
橘子、橙子、柚子	200	草莓	300
猕猴桃	200	西瓜	500

注：每份水果提供蛋白质 1g、碳水化合物 21g、能量 90kcal。每份水果一律以市品质量计算。

表 4-8　油脂类食品能量等值交换份表

食品名称	质量(g)	食品名称	质量(g)
花生油香油(1汤匙)	10	猪油	10
玉米油菜油(1汤匙)	10	牛油	10
豆油(1汤匙)	10	羊油	10
红花油(1汤匙)	10	黄油	10

注：每份油脂类食品提供脂肪 10g、能量 90kcal。

表 4-9 不同能量所需的各类食品交换份数

能量 （kcal）	交换单位 （份）	谷薯类		蔬果类		肉蛋类		豆乳类			油脂类	
		质量 （g）	单位 （份）	质量 （g）	单位 （份）	质量 （g）	单位 （份）	豆浆 量(g)	牛奶 量(g)	单位 （份）	质量 （g）	单位 （份）
1200(1287)	14	150	6	500	1	150	3	200	250	2	2汤匙	2
1400(1463)	16	200	8	500	1	150	3	200	250	2	2汤匙	2
1600(1639)	18	250	10	500	1	150	3	200	250	2	2汤匙	2
1800(1815)	20	300	12	500	1	150	3	200	250	2	2汤匙	2
2000(1991)	22	350	14	500	1	150	3	200	250	2	2汤匙	2

配餐饮食可参考各类食物能量等值交换表作出具体安排。

● 瘦肉50g＝鸡蛋1个＝豆腐干50g＝北豆腐100g；

● 牛奶250g＝瘦肉50g＋谷类(10～12g)或豆浆400g；

● 水果1个交换单位＝谷类1个交换单位。

利用食物交换份法编制食谱举例：

某成年人体重70kg,全天需热量1400kcal,利用食物交换份法为其配餐。1400kcal共需16个食物能量等值交换份,其中谷薯类8个交换份,蔬菜类1个交换份,肉蛋类3个交换份,豆类0.5个交换份,乳类1.5个交换份,油脂类2个交换份。

具体到每类食物的选择上,则应吃谷类200g,蔬菜类500g,肉蛋类可选用大鸡蛋1个、瘦猪肉50g,豆类选豆腐100g,乳类选牛奶1袋(250g),油脂选用植物油20g,把这些食物安排到一日三餐中,即完成了配餐。

(1)早餐：

①牛奶(1袋250g)；

②葱花卷(含面粉50g、青菜50g)。

(2)中餐：

①大米饭(生米量75g)；

②鸡蛋炒菠菜(含菠菜 100g、鸡蛋 1 个);

③肉丝炒豆芽(含瘦肉丝 25g、豆芽 150g)。

(3)晚餐:

①肉丝青菜面条(含肉丝 25g、青菜 50g、挂面 75g);

②番茄烩豆腐(番茄 150g、豆腐 100g)。

④全天烹调油控制在 20g 即可。

第四节　膳食指南与建议

我国居民的膳食指南和平衡膳食宝塔建议如下:

(1)食物多样,谷薯类为主。

食物的多样性是平衡膳食模式的基本原则,而谷物为主是平衡膳食的基础。

①每天的膳食应包括谷薯类、蔬菜水果类、畜禽鱼蛋奶类、大豆坚果类等食物;

②平均每天摄入 12 种以上食物,每周 25 种以上;

③每天摄入谷薯类食物 250～400g,其中全谷物和杂豆类 50～150g,薯类 50～100g;

然而,近几十年来,我国居民的膳食模式正在悄然发生变化,居民的谷类消费量逐年下降,动物性食物和油脂摄入量逐年增多,导致能量摄入过剩;谷类过度精加工导致 B 族维生素、矿物质、谷维素和膳食纤维丢失而摄入不足,这些因素都可能增加慢性非传染性疾病的发生风险。坚持谷类为主,特别是增加全谷物摄入,有利于降低 2 型糖尿病、心脑血管疾病、结直肠癌等慢性病的发病风险,亦可减少体重增加的风险。另外,增加全谷物和燕麦摄入具有改善血脂异常的作用。

若量化一日三餐的食物"多样性",建议:

①谷类、薯类、杂豆类和鱼、蛋、禽肉、畜肉类的食物平均每天 3

种以上,每周5种以上;

②蔬菜、菌藻和水果类的食物平均每天4种以上,每周10种以上;

③奶、大豆、坚果类的食物平均每天2种以上,每周5种以上。

按照一日三餐的分配,早餐摄入4~5个食物品种,午餐5~6个品种,晚餐4~5个品种,加上零食1~2个品种。

谷类食物所提供的能量应占膳食总能量的一半以上。在家吃饭,每餐都应该有米饭、馒头、面条、粗粮等主食类食物,各餐主食可选择不同种类的谷类食材。

点餐时,宜先点主食或蔬菜类,不能只点肉类或酒水;就餐时,主食和菜肴应同时上桌,不要在用餐结束时才把主食端上桌,从而导致主食吃得很少或不吃主食的情况。

全谷物是指未经精加工或虽经碾磨、粉碎、压片等处理,仍保留了完整谷粒所具备的胚乳、胚芽、麸皮及其天然营养成分的谷物。我国传统饮食习惯中作为主食的稻米、小麦、大麦、燕麦、黑麦、黑米、玉米、裸麦、高粱、青稞、黄米、小米、粟米、荞麦、薏米等,如果加工得当,均可作为全谷物的良好来源。

杂豆是指除了大豆之外的红豆、绿豆、黑豆和花豆。薯类有马铃薯(土豆)、甘薯(红薯和山芋)、芋薯(芋头和山药)和木薯,目前,马铃薯和芋薯又常被当作蔬菜食用。薯类中碳水化合物含量为25%左右,蛋白质、脂肪含量较低;马铃薯中钾的含量非常丰富,维生素C含量较谷类高;甘薯中的胡萝卜素含量比谷类高,还含有丰富的纤维素、半纤维素和果胶等,可促进肠道蠕动,预防便秘。

(2)吃动平衡,保持健康体重,塑造美好生活。

①各年龄段人群都应天天运动,保持健康体重;

②食不过量,控制总热量的摄入,保持能量平衡;

③每周至少进行5天中等强度的身体活动,累计150分钟以上;

④坚持日常身体活动,身体活动总量至少相当于每天6000~10000步,或游泳1000~1200m;

⑤减少久坐时间,每小时起来动一动。

身体活动消耗的能量至少应占总热量的 15%,对一般人群而言,也就是 240～360kcal。除日常家务、职业活动之外,还需要增加积极主动的身体活动 30～60 分钟,即快步走 6000～10000 步(5.4～6.0km/小时)的运动量。

吃和动是影响体重的两个主要因素。吃得过少和/或运动过量,能量摄入不足和/或能量消耗过多,可导致营养不良、体重过低、消瘦乏力,增加患感染性疾病的风险;吃得过多和/或运动不足,能量摄入过量和/或消耗过少,可导致体重超重、肥胖,增加患慢性病的风险。通过合理的"吃"和科学的"动",不仅可以保持健康的体重,打造美好的体型,还可以增进心肺功能,改善糖脂代谢和骨关节健康,调节心理平衡,增强机体免疫力,降低肥胖、心脑血管疾病、2 型糖尿病、癌症等慢性病的发生风险,从而提高生活质量,减少过早死亡,延年益寿。

目前,肥胖已定义为 ABCD(Adiposity-based chronic disease),说明其诊断应基于 BMI 和伴发疾病,将腰围和 BMI 共同作为判断肥胖的金标准。针对肥胖,应分层管理,分地区、分种族区别对待,治疗也要从"以 BMI 为中心"逐渐转移到"以并发症为中心"。

生活方式调整、药物治疗和手术治疗是治疗肥胖的三大手段(表 4-10、表 4-11)。此外,新的肥胖治疗方法也在不断获批进入临床(如神经刺激术、胃内球囊植入术等)。

表 4-10　生活方式干预对 ABCD 成分的影响

干预措施	脂肪量	脂肪分布	脂肪功能
饮食模式	中等	中等	中等
体育锻炼	轻微	中等	中等
充足睡眠	强大	中等	中等
减轻压力	轻度	中等	强大
抗生素使用	轻度	—	—

续表

干预措施	脂肪量	脂肪分布	脂肪功能
调节内分泌功能	中等	中等	强大
心情愉快	中等	不适用	强大
社区参与	中等	不适用	强大
适度饮酒	中等	轻微	中等

表 4-11　生活方式干预的临床应用

干预措施	实际临床应用
饮食模式	地中海、DASH、Ornish、新北欧等饮食模式
体育锻炼	30 分钟的有氧运动,每周 5 次;抗阻训练,每周 3～5 次
充足睡眠	每晚有 7～8 个小时的睡眠
减轻压力	正念、瑜伽等低强度的运动
抗生素使用	尽量不用抗生素
调节内分泌功能	尽量减少不良环境因素的暴露
心情愉快	认知行为疗法
社区参与	参与社区各项活动
适度饮酒	男性每周饮酒 0～14 杯,女性每周饮酒 0～9 杯

要充分利用外出、工作间隙、家务劳动和闲暇时间,尽可能地增加"活动"的机会,减少"静坐"的时间。同时,要将运动融入日常生活中,培养运动意识和习惯,有计划地安排运动,循序渐进,逐渐增加运动量。

①每天进行中等强度运动 30 分钟以上,每周 3～5 天,如快走,游泳,打乒乓球、羽毛球、篮球和跳舞等;

②每 2～3 天进行 1 次肌肉力量锻炼,每次 8～10 个动作,每个动作做 3 组,每组重复 8～15 次,如弯举、颈后臂屈伸、俯卧撑、深蹲等;

③每天进行伸展和柔韧性训练 10～15 分钟,如颈、肩、肘、腕、髋、膝、踝各关节的屈曲和伸展,以及四肢肌肉的拉伸。

吃动平衡的原则是量出为入,要鼓励多动会吃,不提倡少动少吃,切忌不动不吃。因为生命在于运动,吃是为了更好的"动"。轻体力劳动的成年男性每天的能量摄入为 2000kcal,女性为 1800kcal;中、重体力劳动者或活动量大的人,每天的能量摄入应适当增加 300～500kcal。

(3)多吃蔬果、奶类、大豆。

新鲜水果富含维生素 C;山楂、樱桃、菠萝等富含胡萝卜素;干果富含钙、磷、镁、铜等、无机盐。其中,山楂对心脑血管疾病的防治作用最为显著。

具有抗动脉粥样硬化作用的蔬菜包括:洋葱、大蒜、金花菜、香菇、木耳、海藻类(海带和紫菜等)、芹菜、生姜、大白菜、蕃茄、茄子、胡萝卜等。

①蔬菜水果是平衡膳食的重要组成部分,奶类富含钙,大豆富含优质蛋白;

②餐餐有时令蔬菜(每天 500g),深色蔬菜应占 1/2;

③天天吃新鲜水果(每天 200g),成品果汁不能代替鲜果;

④食用各种各样的奶制品,每天液态奶 300g;

⑤经常吃大豆或豆制品,适量吃坚果。

目前,我国居民蔬菜的摄入量在逐渐下降,水果、大豆、奶类的摄入量仍处于较低水平。每天蔬菜的摄入量仅为 269.7g,奶类及其制品的摄入量仅为 24.7g,大豆类及制品的摄入量仅为 10.9g。

简单的实施办法有:

①每餐吃一大把蔬菜;

②巧烹饪,保持蔬菜营养;

③每天 1 个鲜果;

④把牛奶当作膳食的必需品;

⑤豆腐、豆干、豆浆、豆芽和发酵的豆制品都是不错的选择;

⑥每周 50～70g 坚果。

不同年龄人群推荐的食物份量见表 4-12、表 4-13。

表 4-12　不同人群蔬果奶豆类食物建议摄入量

食物类别	单位	幼儿（岁）		少年儿童（岁）			成人（岁）	
		2～3	4～6	7～10	11～13	14～17	18～64	65 以上
蔬菜	g/日	200～250	250～300	300	400～450	450～500	300～500	300～450
	份/日	2.0～2.5	2.5～3.0	3.0	4.0～4.5	4.5～5.0	3.0～5.0	3.0～4.5
水果	g/日	100～150	150	150～200	200～300	300～350	200～350	200～300
	份/日	1.0～1.5	1.5	1.5～2.0	2.0～3.0	3～3.5	2.0～3.5	2.0～3.0
奶类	g/日	500	350～500	300	300	300	300	300
	份/日	2.5	2.0～2.5	1.5	1.5	1.5	1.5	1.5
大豆	g/周	35～105	105	105	105	105～175	105～175	105
	份/周	1.5～4.0	4.0	4.0	4.0	4.0～7.0	4.0～7.0	4.0
坚果	g/周	—	—	—	50～70			
	份/周	—	—	—	2.0～3.0			

表 4-13　影响老年人食物摄入量的因素

疾病或能力下降	↑腹腔疾病
	↑慢性病
	↑假牙
	↓唾液腺分泌物
	↓体育活动
	↓呼吸能力
	↓肌肉量(力量不足、身体残疾)
	↓感官(味觉、嗅觉、视觉)
	↑关节炎累及手指和关节
	↑震颤
友情丧失	↑失去配偶
	↑与社会隔离
	↑失去同伴/朋友
	↓社交活动
精神异常	↑抑郁
	↑痴呆
	↑酗酒
	↑孤独感

(4)适量吃鱼、禽、蛋、瘦肉;少盐少油,控糖限酒。

①每天反式脂肪酸摄入量不超过 2g。

②儿童少年、孕妇、乳母不应饮酒。成年人如饮酒,男性每天饮用的酒精量不超过 25g,女性不超过 15g。换算成不同酒类,25g 酒精相当于啤酒 750mL,葡萄酒 250mL,38°白酒 75g,高度白酒 50g;15g 酒精相当于啤酒 450mL,葡萄酒 150mL,38°白酒 50g,高度白酒 30g。

③口渴被认为是人体短期缺水的不良指标。应主动足量饮水,建议喝一点碱性的苏打水(表 4-14)。最好的饮水方式是少量多次,每次 1 杯(200mL),不鼓励一次性大量饮水,尤其是在进餐前。除了

早、晚各 1 杯水外,在三餐前后可饮用 1 杯水,分多次喝完;也可以饮用较淡的茶水,替代一部分白开水。此外,在炎热的夏天,饮水量需要相应增加。

表 4-14　人体一天水的进出量

进水量	出水量
代谢(500mL) 饮用(1500mL) 食物摄入(1000mL)	尿液(1400mL) 呼吸(320mL) 皮肤损失(530mL) 汗水流失(650mL) 粪便中的水分流失(100mL)
总计(3000mL)	总计(3000mL)

调查显示,我国居民每天人均食盐的摄入量是规定的 2 倍以上。因此,要减少食盐摄入量,仍需继续努力。减少盐摄入量的方法包括:

①小菜 2 个以上时,应把盐集中在一个菜中;

②可将盐末撒在菜上,使舌部味蕾受到强烈刺激,引起食欲即可;

③可用酸味佐料替代;

④肉类最好用烤法烹制,配以芹菜、辣椒,使色香味俱全;

⑤不吃腌制食物(如咸鱼);

⑥可调制成糖醋风味;

⑦尽量使用低钠盐或无钠盐。

科学用油,即控制烹调油的食用总量、不超过 30g／日,并且搭配多种植物油,尽量少食用动物油和人造黄油、起酥油。科学用油(少用油和巧用油)的方法包括:

①使用带刻度的油壶来控制炒菜的用油;

②选择合理的烹饪方法,如蒸、煮、炖、拌等,以煎炸代替油炸;

③少吃富含饱和脂肪酸和反式脂肪酸的食物,如饼干、蛋糕、糕点、加工的肉制品以及薯条／薯片等;

④少用动物油,动物油的饱和脂肪酸比例较高;

⑤多用植物油,植物油则以不饱和脂肪酸为主。

(6)杜绝浪费,公筷公勺。

①珍惜食物,按需备餐,提倡分餐,不浪费;

②选择新鲜卫生的食物和适宜的烹调方式;

③食物制备要生熟分开,熟食二次加热要热透;

④学会阅读食品标签,注意保质期,合理选择食品;

⑤多回家吃饭,享受食物和亲情;

⑥传承优良文化,兴饮食文明新风,倡导分餐制,注意节约,讲究饮食卫生。

第五节　心脑血管疾病患者的营养处方

1. 营养评估(表 4-15)

(1)主观评估

了解患者的不适症状,并关注患者的既往史及家族史,如是否有糖尿病、高血压、高脂血症、卒中、冠心病等。

(2)客观评估

客观评估包括体格检查和营养相关临床指标。

表 4-15　饮食摄入量评估方法

方　法	优　势	局限性
食物记录/食物日记:要求患者前瞻性记录指定时间段内的摄入量	·不依赖患者的记忆 ·可以在饮食之前完成 ·份量可以在食用时测量 ·数据可以输入到饮食分析程序中 ·连续记录可精确评估大多数营养素的日常摄入量	·患者的饮食可能会有所变化 ·要求患者识字,具有计算份量的相关知识 ·增加患者负担,且费时 ·依靠自我报告的信息

续表

方　法	优　势	局限性
24小时回顾:询问患者过去一天的摄入量	• 不太可能去改变饮食行为 • 便宜,患者负担轻 • 无须患者识字,可以通过电话进行 • 数据可以输入到饮食分析程序中	• 取决于患者的记忆 • 依靠自我报告的信息 • 需要熟练的咨询随访人员 • 耗时 • 不代表平时的摄入量
食物频率问卷:追溯性地询问在一定时间段内食用的食物和频率	• 患者负担轻 • 快速、便宜、标准化 • 可使用筛选工具	• 要求患者识字并具有计算份量的相关知识 • 取决于患者的记忆 • 患者的认知可能会出差错 • 不能提供总摄入量或进餐方式的正确估计
饮食史:咨询患者日常的饮食习惯	• 无须患者识字 • 患者负担轻 • 通过一次访谈就可以评估膳食模式、日常营养和食物摄入量	• 取决于患者的记忆 • 需要熟练的咨询随访人员 • 耗时

　　体格检查的内容包括:①身高和体重;②利用身高和体重可以计算体质指数;③腰围:绕肋下缘与髂前上嵴连线中点一圈的距离,对于判定成年人超重和肥胖尤其重要,特别是腹型肥胖;④血压和心率。

　　营养相关临床指标:近期血液化验指标,如空腹血糖、糖化血红蛋白、总胆固醇、甘油三酯、高密度脂蛋白、低密度脂蛋白、总蛋白、白蛋白、血同型半胱氨酸、酮体等。

（3）膳食调查（表 4-16）

估计食物的摄入量和饮食习惯的好坏,可结合 24 小时膳食回顾法和膳食史法进行评估。24 小时膳食回顾法是通过询问被调查对象过去一天实际的膳食情况,计算和评价食物的摄入量。其优点是所用时间短、应答者不需要较高的文化;膳食史法可获得被调查对象的膳食模式和食物摄入的详细情况,优点是可以进行膳食模式的调查,并且样本量大,费用低,使用人力少,一般不影响被调查者的膳食习惯和进餐方式。

表 4-16 膳食调查与评估表

姓名: 　性别: 　年龄:

科室: 　床号: 　住院号:

食物种类	摄入量	膳食宝塔建议量	2~3 个例子
谷薯类和杂豆类			
蔬菜类			
菌藻类			
水果类			
畜禽肉类			
鱼虾类			
蛋类			
奶类及奶制品			
大豆类及坚果			
油			
盐			
水			

营养评估结果包括:

①该患者属于:重点营养干预或一般营养干预。

②营养诊断:营养不足或营养状况良好或营养过剩。

③营养能力：

a. 进口摄食：正常或受限或丧失；

b. 消化吸收：正常或轻度紊乱或严重紊乱；

c. 食欲：正常或亢进或减退；

d. 营养代谢：正常或轻度紊乱或严重紊乱。

④初步评价(营养诊断)。

2. 制定个性化的营养处方

根据营养评估结果,针对患者膳食和行为习惯存在的问题,制定个性化的膳食营养处方,包括个性化食谱、膳食指导、营养教育和门诊随访。

(1)个性化食谱

根据患者的身高、体重、体力活动状况、病情和各种临床指标来确定患者每天的能量需要量,以及三大产热营养素占总热量的百分比及摄入量,再根据患者的饮食习惯和营养治疗原则,借助专业的软件制定个性化食谱。操作方法如下：

①标准体重(kg)＝身高(cm)－105。

②计算体质指数(BMI)＝实测体重(kg)/身高(m^2)。

③判断体型,查表确定每天每千克体重所需要的能量。

④每天的能量需要量＝标准体重×每千克体重所需要的能量。

⑤蛋白质(g)＝能量需要量×蛋白质占总热量的百分比/4。

⑥脂肪(g)＝能量需要量×脂肪占总热量的百分比/9。

⑦碳水化合物(g)＝能量需要量×碳水化合物占总热量的百分比/4。

⑧借助软件利用食物成分表排出一天的的个性化带量食谱。

(2)膳食指导

根据患者的病情和饮食习惯,指导健康的饮食方式,选择健康的食物,改变不良饮食习惯,提供合适的食物选择范围。营养师可以利用营养查房、面对面交流的机会,向患者介绍膳食的注意事项,并提供纸质的膳食指导资料,提高患者的依从性。

3. 健康宣教与营养处方的实施

（1）一般注意事项

①生活起居应当谨慎，忌过度劳累。

②要避免受凉，忌冷水浴。

③运动量不宜过大或过于剧烈，以练太极拳等为宜。

④多吃蔬菜、水果、豆类及豆制品等食物。

⑤要注意保持大便通畅，适当进食含纤维多的食物（如粗粮），也可以在清晨饮服适量的蜂蜜水等。

⑥避免情绪波动、愤怒、激动、受寒、疲劳等诱发因素。

（2）饮食禁忌

①忌肥肉、动物内脏、动物脑、动物油、椰子油、鱿鱼、蟹黄、蛋黄等高胆固醇食物和含饱和脂肪酸食物。

②禁烟戒酒。

③忌暴饮暴食或过饱饮食。进食过饱，很容易发生急性事件。患有严重心脑血管疾病的人应采取少量多餐的原则，尽量多吃易消化食物。

④忌糖。吃糖过多，会使体重增加、血压升高，加重心肺负担，还可使血甘油三酯急剧上升。过多的糖不能及时消耗掉，便会转化成脂肪而在体内堆积，影响脏器功能。

⑤控制饭量，主要是限制碳水化合物的摄入。减重对于肥胖者尤为重要。

⑥忌偏嗜咸食，如咸鱼、咸肉、咸菜、咸蛋等。盐类食品能使血液变得黏稠，导致血液运行不畅。

⑦慎食胀气食物，如薯类、黄豆、芋头、萝卜、葱、葱头、蒜等。

⑧忌刺激性食品，如浓茶、咖啡、辣椒等。

⑨不宜过多饮用可乐类饮料。可乐等饮料含有咖啡因，一次性饮用过多易产生中毒症状，表现出躁动不安、呼吸加快、肌肉震颤和心律失常。

（3）食物选择的建议

①可用食物：粮食类、豆类及豆制品、蔬菜、水果、酸牛奶、脱脂牛奶、鸡蛋清、鱼、去皮鸡肉、小牛肉、野禽及猪瘦肉等。鲜蘑菇、香菇、豆浆、豆制品、赤豆、绿豆、豌豆、毛豆、鲷鱼、黄鱼、大蒜、大葱、韭菜、海带、芹菜、茄子、黑木耳、核桃仁、芝麻等均有降脂作用。

②限制食物：去掉可见脂肪的牛、羊肉，火腿，除小虾外的贝类及蛋黄等。

③禁用食物：含动物脂肪高的食物，如肥猪肉、肥羊肉、肥鹅、肥鸭；高胆固醇食物，如猪皮、猪爪、带皮蹄膀、肝、肾、肺、脑、鱼子、蟹黄、全脂奶油、腊肠；含高能量、高糖类食物，如冰淇淋、巧克力、蔗糖、油酥甜点心、蜂蜜、各种水果糖等；刺激性食物，如辣椒、芥末、胡椒、咖喱、大量酒、浓咖啡等。

第五章　健康生活方式与适量运动

核心提示

➤ 现代科学技术在社会生活中的广泛应用,使体力劳动减少,脑力劳动增加。如不通过适当的体育活动进行调节,人们会出现废用性萎缩、新陈代谢低下、适应能力降低,以及肌力衰退、神经衰弱、近视眼等。

➤ 运动有益身心健康。运动可以锻炼肌肉,防止骨质疏松的发生;可以增强心功能,提高心脏的储备能力;可以改善肺功能,特别是经常参加长跑、马拉松、划船和游泳等运动者,肺活量会更好;可以加速体内新陈代谢,促进废物的排出;可以改善睡眠,增强体质,提高免疫力;可以对心理产生积极向上的影响;可以缓解精神压力,改善焦虑、抑郁状态;还可以培养坚韧的意志和拼搏的精神,形成良好的心理素质。

➤ 运动处方可以有效帮助患者改变生活方式,医师也将运动视为健康生活方式的重要组成部分。但临床医师仅建议 1/3 的成年人去参加体育锻炼,尽管这比 10 年前的 1/5 有了显著增长。在医疗保健场所开具运动处方仍存在许多障碍,只有 17% 的医师与运动专业人士、健身设施进行了合作,医体融合还有很长的路要走。

➤ 将近 75% 的医师表示对医体合作感兴趣,而且所有的临床医师都希望获得专业的运动指导,但自己实施运动处方或转诊给专业机构的人数不足 22%,不到一半的医师会推荐健身俱乐部,只有 20% 的医师会推荐私人教练。

➤ 在我国,50 岁以上健身用户仅占 3.2%。尽管我国有全球最多的老年人,但健身房里很少见到老年人,公园则是老年人健身的第一选择。国外的一些实践值得我们借鉴：美国连锁健身房 Enhance Fitness专门为老年用户提供抗阻训练计划；挪威通过播放老年人童年时代生活或熟悉的场景，在增加活动能力的同时，缓解老年痴呆的症状；日本也为中老年女性设置专属的健身房。

➤ 久坐行为的定义是"以坐姿或斜躺姿势、能量消耗 ≤ 1.5METs的任何清醒行为"。久坐使人患 2 型糖尿病的风险增加 88%，患心血管病的风险增加 14%，早死的风险增加 25%，患肺癌的风险增加 27%，患肠癌的风险增加 30%，患子宫癌的风险增加 28%。如果消除久坐行为，结肠癌、子宫内膜癌、肺癌、糖尿病等疾病都可得到一定程度的预防，便秘、血栓事件等也会得到改善。

➤ 运动就是医学，运动就是良医，运动就是良药。强壮的身体不是"保养"出来的，而是"锻炼"出来的。运动医学是医学与体育运动相结合的一门边缘科学，是医学的一个分支学科。主要内容包括：①运动医疗监督：研究运动者的健康状况、运动能力及其影响因素，研究和解决运动性疾病的防治、疲劳的消除、运动与环境等问题；②运动损伤恢复：研究运动损伤的发生规律、机制、防治措施和伤后的康复训练等问题；③运动营养学：研究合理利用食物以满足人体需要，提高运动能力；④医疗体育：研究运用各种体育手段防治疾病，特别是常见病、慢性病的体育疗法。

➤ 1998 年，新西兰推出了"绿色处方"计划。另外，新西兰有好几家鞋店，专门卖"健康鞋"。其最大的特点就是，顾客可以拿着一份医师开具的"买鞋处方"到鞋店来，售货员会根据处方上的建议，为顾客挑选合适的、保健的鞋子。2018 年，苏格兰的医疗卫生部门也开始为患者开具"自然处方"，让他们去四处逛一逛、观察鸟类，或到海滩上散步。2019 年，英国埃克塞特大学的一项研究发现，相比于一周都不接触大自然的人，每周在大自然中度过至少 2 个小时的人身心更加健康。2019 年，英国利兹贝克特大学的报告指出，每投入 1 英镑用于将人与自然联系起来的医疗类或社会类活动，如骑自行车、散步、户外运动、植树或其他园艺活动等，就能带来 6.88 英镑的社会回报。

➤ 动总比静要好。对患者来说,最重要的信息是避免不运动。研究表明,在健康方面最大的改进就是将人们从"不活动"转变为"低强度活动"。10分钟或更长时间的运动锻炼对身心有益,最新的证据还表明,较短的持续时间(小于10分钟)也有效。患者应该充分利用一天中的活动机会,因为哪怕是1分钟的活动似乎也对健康有益。进行体育锻炼的好处大于运动时可能发生的风险。

➤ 超过一半的临床医师正在经历严重的职业倦怠,这一比例还有增加的趋势,而锻炼可以帮助医师减少倦怠感。另外,榜样的力量是无穷的,大多数患者认为,如果医师也定期锻炼,他们会更愿意进行体育运动。

➤ 儿童出汗比成年人少,所以不应长时间暴露在炎热的环境中。另外,儿童的口渴反应是延迟的。因此,要让儿童在温暖的环境中锻炼身体,并强调经常性补充液体(每15～20分钟)。成年人最大心率的计算公式不适用于儿童和青少年,儿童通常的最大心率约为200～205次/分钟。

➤ 有风险或有早产史的妇女在孕晚期应减少体育锻炼。但对于大多数孕妇来说,体育锻炼是安全的。主张在怀孕期间进行耐力和抗阻训练,以达到中度疲劳的程度。建议在产后头3个月内避免进行Valsalva动作。在哺乳期,中等强度的运动不会影响母乳的量或婴儿的体重。有氧运动和抗阻训练可以减少哺乳母亲的骨矿物质流失。几乎所有无产后并发症的妇女,都可以在分娩后6周内恢复低强度的体育锻炼,特别是剖腹产的妇女。

➤ 运动会导致短期(通常<6个月)体重减轻约0.5～3.0kg。当与减少能量摄入相结合时,体育锻炼可以使减重幅度增加约20%。体育锻炼对于长期持续的体重减轻和预防初始体重减轻后的反弹非常重要。即使是少于10分钟的中等或高强度运动,也对控制体重有帮助。体育锻炼是一种治疗方法,除了控制体重外,还可以带来其他的健康益处。

体育锻炼和身体活动不足是日渐严重的公共卫生问题,也是 21 世纪最大的公共健康威胁之一。因为,人类正面临"不活动流行病"及其所带来的巨大费用支出。

定期的体育运动可以在减轻体重,降低心脑血管疾病、糖尿病发病风险,以及某些癌症的风险控制中发挥重要作用。定期运动还有助于增强骨骼和肌肉,改善脏器的功能状态并降低跌倒风险,改善心理健康和情绪,并可以延长寿命。

尽管身体活动有很多的健康益处,但在许多国家,人群缺乏身体锻炼的现状十分令人担忧。2004 年全球健康危险因素的数据显示,缺乏身体活动是继高血压、吸烟和高血糖之后的第 4 大死亡危险因素。全球 6% 的死亡是由缺乏身体活动和体育锻炼造成的,每年造成约 330 万人死亡。2008 年,美国人均卫生保健费中有 330 美元是由缺乏身体活动所消耗的,相当于每年超过 1020 亿美元的花费。2009 年,缺乏身体活动成为了美国人死亡的第一原因,有超过一半(56%)的美国人达不到指南推荐的身体活动量。

2014 年的数据显示,疾病相关死亡的前 10 种原因中有 7 种归因于慢性病,前 2 种(心脑血管疾病和癌症)占所有死亡人数的近 46%。目前,治疗这些慢性病占医疗保健支出的大部分(70%~85%),而生活方式的改变有可能大大降低这些成本。

"健康中国"不等同于"医疗中国"。求医问药只是被动解决健康问题,好比大禹治水前期的"堵",不能从根本上解决身体的健康问题,更不能从源头上增强国民体质。人们只有增强体育锻炼的意识,保持健康的身心状态,用大禹治水后期"疏"和"防"的方法,才能从根源上解决健康问题;同时要配合医疗卫生机构对个人健康的监督,及时发现问题,调整生活作息及运动方式。通过重体育健身、重预防保健这个"防"的功能,才能将疾病扼杀在萌芽状态,实现全民健康的目标。

医体结合是体育运动与医疗相结合,用体育运动的方式代替医疗,使身体恢复健康。这是使康复人群、患病人群、亚健康人群尽快回归健康的最有效途径。

以肥胖为例,仅靠节食来控制体重是不可取的,要在促进新陈代谢的过程中,用热量消耗来控制体重。一般采用步行、慢跑、跳绳、游泳等中等强度运动予以干预。高血压患者,除遵医服药外,一般选择散步、慢跑或太极拳等低强度运动量的项目。体育科学研究和临床实践证明,慢性病患者参加适宜的体育锻炼,对促进疾病的痊愈,加速病后身体机能的恢复,延缓衰老,改善心理和生理状况等,都有良好的作用。同样,体育锻炼也可以在很大程度上预防慢性病的发生。

医体结合的实质是体育学科提供手段和方法,医学学科提供思路和路径,用医学的思维方法和知识体系将常见的体育运动方法进行归纳和总结,使之处方化,变得更加具有针对性、实用性和科学性。

运动能够有效促进健康,是医体结合的基础。早在西汉时期,我国就已经出现了以肢体开合提落、旋转屈伸为特点,强身健体为主要目的的"导引术"。

现有的研究已经证实,科学的运动能够在防病和康复两个健康维度作出重要贡献,在防、治、康三位一体的健康链中具有重要的积极意义。

医体结合的主要实施方法就是运动处方。要发挥全民科学健身在健康促进、慢性病预防和康复等方面的积极作用;要完善体质健康监测体系,构建国民体质健康监测大数据平台,积极开展运动风险评估;在探究运动与健康之间剂量—效应关系的同时,规避运动风险的发生,做到真正的科学运动。

第一节　运动是良医

美国的一项研究显示,定期体育锻炼治疗 2 型糖尿病的效果是标准化胰岛素治疗的 2 倍,与标准化药物治疗相比,人均每年可以节约 2250 美元的花费,但在运动锻炼前应做心电图负荷试验(表 5-1);

体育运动对普通人群和患者的益处都十分明显：降低抑郁的效果可以像百忧解（Prozac）或行为疗法一样有效；肌肉力量强的成年人，其死亡率比肌肉力量较弱的成年人要低 20%，等等。详见表 5-2、表 5-3。

表 5-1　糖尿病患者运动锻炼前心电图负荷试验检查的指征

①年龄＞40 岁，是否患有糖尿病以外的健康危险因素

②年龄＞30 岁，并且

- 持续时间超过 10 年的糖尿病
- 高血压
- 吸烟
- 血脂异常
- 视网膜病变
- 肾病（包括微量白蛋白尿）

③以下任何一项，无论年龄大小

- 已知或疑似冠心病、脑血管病和（或）外周血管病
- 自主神经病变
- 晚期肾病伴肾功能衰竭

表 5-2　体育锻炼对普通人群健康的好处

小儿	改善骨骼健康 改善认知功能 改善心肺和肌肉健康 改善体重状况和肥胖 改善健康危险因素 减轻抑郁症状

续表

成年人	降低全因死亡率 降低心脑血管疾病的发生率和死亡率 降低高血压的发病率 降低 2 型糖尿病的发病率 降低胃癌和肺癌等的发病率 降低老年痴呆的风险 改善认知功能 改善生活质量 改善睡眠 减少焦虑和抑郁 减少体重增加的风险
老年人	减少跌倒的发生 减轻体重 改善功能

表 5-3　体育锻炼对患者健康的益处

乳腺癌	降低全因和乳腺癌死亡率的风险
大肠癌	降低全因和大肠癌死亡率的风险
前列腺癌	降低前列腺癌死亡率的风险
骨关节炎	减轻疼痛 改善功能和生活质量
高血压	降低心脑血管疾病进展的风险 随着时间的推移降低血压升高的风险
2 型糖尿病	降低心脑血管疾病死亡的风险 疾病进展指数降低：血红蛋白 A1c、血压、血脂和体质指数

续表

乳腺癌	降低全因和乳腺癌死亡率的风险
多发性硬化症	改善步行 改善体质
老年痴呆	认知度提高
执行功能受损的某些疾病（精神分裂症、帕金森病和卒中）	认知度提高

2007 年，美国运动医学会和美国医学会正式推出"运动是良医（Exercise is Medicine，EIM)"项目。其设计理念是通过医师及其他卫生保健人员提供定期的运动处方，或由健康相关专业人员与卫生保健提供者共同工作来改善国民的健康与体质。

EIM 项目的指导原则是：体育锻炼和身体活动对健康及防治多种慢性病至关重要。在卫生保健方面，应对身体活动和体育锻炼给予更多的考虑；应鼓励多部门共同努力，将促进身体活动和体育锻炼作为重要目标。

EIM 项目的目标包括：①政策支持，建立联合体（医共体、医联体、健共体和专科联盟）；②为相关方提供利益补偿，并制定相关法律；③工具的使用和方法的培训，对医学生和临床医师进行教育；④患者的理解和支持，启动患者依从性和有效性研究。

我国政府一直十分重视群众性体育活动的开展。但是目前，我国居民参加体育锻炼的比例仍然很低，而且主要是老年人的自发性活动，中青年则很少锻炼。为提高临床医师在医疗活动中应用运动处方的比例，我国于 2012 年启动了"运动是良医（EIM）中国项目"，并举办了"EIM 中国项目首期心血管医师师资培训班"。

尽管临床医师和患者都坚信运动处方可以有效防治慢性病，但大家都认为"改变习惯并不容易"，只有 20%～30% 的医师正在积极地进行体育锻炼。此外，临床医师很难去激发和启动患者进行体育锻炼。因为许多患者将久坐的生活方式归因于忙碌的生活，所以很难去克服这种生活方式的障碍。

在美国,大约 45％ 的运动生理学家从事预防和康复工作。但有证据表明,预防和康复仍未得到足够的利用,康复的转诊率还不理想。可以这样说,如果要进行体重控制、减肥和肿瘤晚期的康复,应该聘请运动生理学家、私人教练、物理治疗师或营养师等专业人士。另外,社区和家庭已成为接受适量运动指导的重要场所(表 5-4)。

表 5-4　体育活动的临床推荐

体育活动专业人士	目标人群	推荐理由
私人教练	非特定	与个人合作以实现锻炼目标。进行各种适应性评估并为客户量身定制运动健身计划,以促进积极的健康行为并激励客户。
运动生理学家	非特定	在临床或非临床环境中,通过运动帮助医师诊断和治疗多种疾病。与个人合作,根据个体的健康状况和身体条件评估,提供合适的运动处方。
物理治疗师	非特定	制定治疗计划并使用康复技术,以提高运动能力、减轻疼痛,恢复功能,预防残疾。根据各种评估和测试来制定护理计划。
健康教练	非特定	与个人合作以促进健康的生活方式,如足够的体育锻炼、改善营养、戒烟和减轻压力。提供指导并设定行为改变策略和运动目标。

第二节　运动处方的制定

　　体力活动咨询、个体化运动方案以及有医学监护的运动锻炼是综合性康复计划的重要组成部分,占所有康复计划的30%～50%。

　　运动锻炼适用于所有稳定期的患者、亚健康人群、具有危险因素的人群、亚临床人群,以及健康人群。

　　体力活动被定义为:任何肌肉收缩引起的基础代谢率以外能量消耗的身体运动。运动或体育锻炼被定义为:有计划、有组织、可重复的以提高体能水平为目的的体力活动。体能包括一系列与完成体力活动相关的方面,如心肺耐力、肌力、身体成分、灵活性和协调性(表5-5)。心肺耐力是指最大的心肺运动能力,评价的金标准是检测最大耗氧量(VO_2max),是在功率自行车或跑步机上完成评估的(表5-6)。

表 5-5　健康相关和技能相关的身体健康参数

健康相关	技能相关
• 心肺耐力:循环系统和呼吸系统在持续的体育锻炼中提供燃料的能力,以及消除疲劳的能力。 • 肌肉耐力:肌群多次重复或连续锻炼的能力。 • 肌力:肢体作随意运动时肌肉收缩的力量。 • 身体成分:肌肉、脂肪、骨骼和身体其他重要部位的相对数量。 • 灵活性:关节可活动的范围。	• 敏捷性:快速、准确地改变空间位置的能力。 • 平衡:静止或移动时保持平衡。 • 协调:能够将视觉和听觉等感官与身体部位和谐结合,以平稳、准确地执行运动任务。 • 速度:在短时间内执行运动的能力。 • 力量:完成工作的速度。 • 反应时间:刺激与反应开始之间的时长。

表 5-6　健身指标、测量方法以及对健康影响

健身指标	测量方法	对健康的影响
测得的最大耗氧量	心肺运动测试	心肺功能,预后指标
评估运动能力	跑步机或功率自行车	心肺功能,预后指标
肌力和耐力	徒手或仪器,俯卧撑,仰卧起坐,静坐试验	功能和活动能力,康复结果/残疾的预测因子,日常活动的耐力
步行测试	6 分钟步行试验,Cooper 12 分钟测试	维持功能的耐力,康复结果的预测因子
身体构成	体重,BMI,X 线,腰围和腰臀比	健康风险(胰岛素抵抗、脂质和血压异常、炎症)

最大运动能力即运动耐量,是指一个人在运动中所能承受的最大运动量,且在此过程中不出现病态症状和/或医学体征。如果运动的相对强度小于最大耗氧量的 40%,则为低强度;相对强度为最大耗氧量的 40%～60%,为中等强度;相对强度大于最大耗氧量的 60%,为高强度。

制定体力活动或运动量时,首先要了解运动量与运动强度之间的关系。运动量指的是总的能量消耗,而运动强度反映的是体力活动时能量消耗的速度。绝对运动强度反映的是进行运动时能量消耗的速度,通常用代谢当量(METs)来表示。

在评估运动强度时,要把个人因素考虑进去。例如,以每小时4.8km 的速度快走时,其绝对强度为 4METs。对于一个健康成年人来说,属于低强度,但对于一个 80 岁的老年人来说,这个运动则为高强度。

英国的一项队列分析显示,在男性和女性中,每升高 1METs,患心血管病的发病风险分别降低 9.4%和 7.4%,心血管病的死亡风险则分别降低 15.6%和 16.9%。挪威的一项研究显示,年龄在 60 岁

以下的男性和女性中,每增加 1METs,可使心血管病死亡率分别降低 15% 和 8%。

运动疗法"必须在医师的指导及处方下进行,由治疗师制定运动的计划和运动量,内科医师负责共同监督,由患者独立或在一个小组里完成"。运动疗法"是一种以治疗措施为基础的运动方式,其目的是通过适量运动治疗来改善受损的生理、心理以及社会功能,提高自愈能力、再生恢复能力、防止二次损伤的能力,并鼓励健康导向的行为方式。运动疗法基于生物学原理,特别是生理学、医学、教育心理学以及社会治疗等方面,并试图构造持久的健康状态"。

1. 运动锻炼目的的制定

主要目的是延缓疾病的进展以及改善疾病的预后,次要目的是提高无症状的运动耐量以及整体的生活质量,提高运动性、独立自主性和心理愉悦感,并重返社会和工作岗位,改善健康危险因素,从而减少未来家庭—病房护理的需求。

目标的制定应当基于患者基础疾病的诊断、运动能力、潜在的限制运动的合并症、年龄、性别、运动经验、患者的动机、个人的运动目标以及爱好、偏好(表 5-7)。

表 5-7　康复运动锻炼的目标

> ➤ 躯体目标

- 积极改善疾病的进展及预后
- 克服因缺乏运动引起的心肺及肌肉骨骼系统的限制
- 提高无症状的运动耐量
  - 提高心肺耐力
  - 改善协调性、柔韧性及肌细胞长度
- 积极控制危险因素

➤ 心理社会学目标

- 增强机体的感知能力,特别是患者在运动过程中对应激的感知能力
- 减轻患者在运动锻炼过程中对超负荷的焦虑状态
- 增强患者对其个体化运动耐量的实际判断能力
- 促进全方位的健康
- 改善社会心理健康以及应对疾病的能力
- 提高适应社会的能力
- 提高独立自理能力
- 改善生活质量

➤ 教育学目标

- 强化常规体力活动及运动锻炼对自身影响及益处的认识
- 提高患者在体力活动或运动锻炼中自我控制及适度调整的能力
- 提高长期的改善生活方式的依从性
- 营造坚持积极运动的生活方式

2. 运动锻炼计划的判定(图 5-1)

建立一个运动量个体化、运动强度适中的预防和康复计划,是至关重要的。康复运动需要在有经验的运动治疗师(或理疗师)的医学监护下进行。监护内容包括体格检查、在运动开始/运动过程中及运动结束阶段监测心率和血压等。对于易发生心脑血管事件的高危人群,须进行长期的医学监护。

有氧运动包括重复、持续时间相对较长(通常为 5 分钟或更长)的低阻运动(如步行或骑自行车等),而无氧活动的特点是持续时间较短(如冲刺、举重、跳跃等)的爆发性剧烈活动。康复运动应当以有氧耐力训练为主,在此基础上可增加更多的内容,如抗阻训练、体操运动(包括协调性/灵活性及力量的锻炼),以及感知能力方面的训练等。

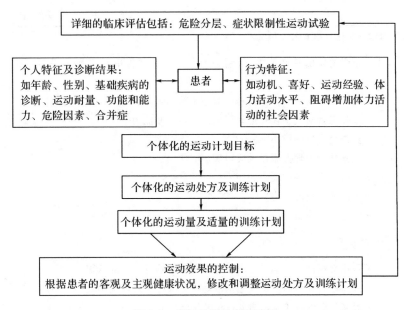

图 5-1　康复计划的制订流程

在进行详细的临床评估后,每位患者能够得到一份个体化的运动锻炼建议,包括以下内容:

(1)运动锻炼的目标(如提高运动能力、增加肌肉强度);

(2)运动锻炼的模式(如有氧耐力训练、适度的抗阻训练);

(3)运动锻炼的内容(根据喜好的运动种类,如功率自行车、跑步机、步行、北欧竞走、应用承重仪器或弹力带进行抗阻训练);

(4)运动锻炼的方法(如持久性锻炼、间断性锻炼等);

(5)运动锻炼的强度(如单次可重复的极限运动);

(6)运动锻炼的持续时间[个体化训练单元的持续时间(如 30～60 分钟)以及医学监护下锻炼的持续时间(如 3～6 个月)];

(7)运动锻炼的频率(如每周 3～7 个训练单元)。

运动锻炼需要设定 3 个阶段:初级阶段、提高阶段及维持阶段(图 5-2)。

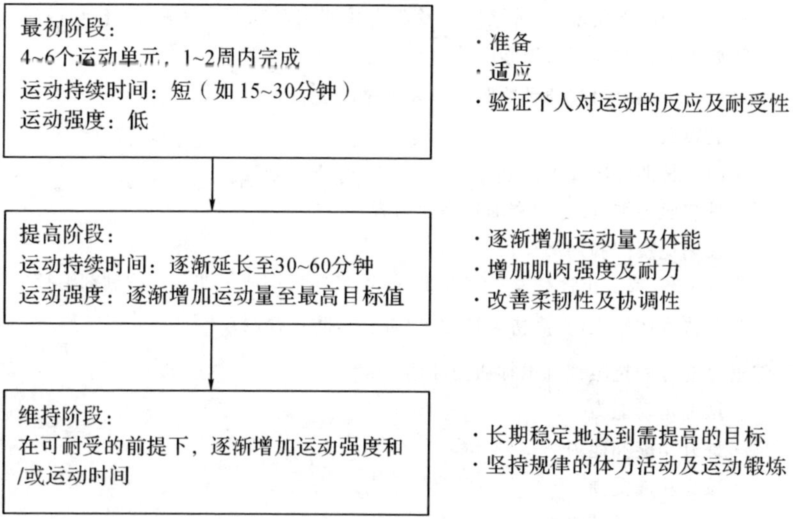

最初阶段： 4~6个运动单元，1~2周内完成 运动持续时间：短（如15~30分钟） 运动强度：低	·准备 ·适应 ·验证个人对运动的反应及耐受性
↓	
提高阶段： 运动持续时间：逐渐延长至30~60分钟 运动强度：逐渐增加运动量至最高目标值	·逐渐增加运动量及体能 ·增加肌肉强度及耐力 ·改善柔韧性及协调性
↓	
维持阶段： 在可耐受的前提下，逐渐增加运动强度和/或运动时间	·长期稳定地达到需提高的目标 ·坚持规律的体力活动及运动锻炼

图 5-2 运动锻炼阶段的设定与目标

在预防和康复过程中，个人的运动锻炼计划必须个体化，且须在健康状况、服用药物、住院治疗或合并症改变后重新进行评估。康复计划中抗阻训练的目标和可能的获益见表5-8。

3. 临床评估

在进入康复计划之前，必须对患者进行临床评估，以了解相关疾病的总体风险。以心血管病为例：①询问病史；②心功能评价（心脏B超）；③症状限制性运动负荷试验（Exercise Test，ET）；④血液检查（了解血色素、电解质、肝肾功能等）；⑤心电图或动态心电图（必要时）；⑥心肌灌注核素显像（必要时）；⑦冠脉CTA或造影（必要时）。

表 5-8　康复计划中抗阻训练的目标和可能的获益

①通过增加肌肉质量、改善顺应性及肌肉代谢来增加肌力和耐力(包括改善胰岛素抵抗和周围组织脂肪分解)

②对抗以下原因引起的骨骼肌质量和力量的丢失

- 老年人
- 因病长期卧床或不活动
- 骨骼肌萎缩(如心力衰竭和癌症患者)
- 长期免疫抑制剂治疗

③为减少和/或防止骨量丢失(年龄相关的、妊娠后期或长期免疫抑制剂治疗)

④为改善本体感觉(提高协调性和平衡能力,防止跌倒)

⑤通过充分的抗阻训练增加肌力和耐力

- 增加运动能力
- 提升功能和能力
- 减少功能受损
- 改善日常活动水平
- 有助于提升自信和改善心理状态,使患者重返并重新适应社会
- 改善生活质量
- 改善健康危险因素

⑥降低血压

⑦维持减重效果

⑧改善胰岛素敏感性(不依赖于体重和耐受力的改变)

（1）ET/心肺运动试验（Cardiopulmonary Exercise Test, CPET）:在康复运动处方执行之前、执行过程中和结束时,都要进行 ET 评估,以预测风险、评估获益和预后、优化运动方案。

通过 EF/心肺运动试验可以提供以下信息:

①心肺储备功能;

②运动能力(最大运动负荷量);

③运动过程中和运动结束时的血液动力学变化(血压、心率等);

④运动诱发或加重的心肌缺血;

⑤运动诱发或加重的心律失常;

⑥有氧运动时的训练心率(Training Heart Rate,THR)的计算;

⑦最大耗氧量(VO_2max)、无氧阈值(AT)、肺泡通气量/二氧化碳(VE/VO_2)等。

(2)CPET 在临床上的作用包括:

①预测心血管病的发病率和死亡率;

②体检和疾病筛查中的危险评估;

③心衰患者的评估和康复管理;

④糖尿病患者的评估和管理;

⑤其他与心血管和代谢相关疾病的临床应用。

(3)CPET 的优势:

①临床意义清晰,便于使用和推广;

②设备智能、测量过程自动化、可视化,便于使用和维护,更适合大范围推广;

③具有牢固的科学基础,大大降低了医院的人力成本;

④提供危险分层和运动处方设定功能,解决了运动处方设定难的问题。

(4)ET 必备的设备、相关条件和注意事项:

①至少一种类型的测力计(踏车、平板);

②心电图和血压监护系统;

③急救药品齐全的抢救车和除颤仪;

④一个接受过良好训练的、有经验的团队(专科医师和技师);

⑤应询问患者平素的运动耐量;

⑥应询问患者的临床状况和用药情况。

(5)标准 ET 报告的内容包括:

①是否存在心肌缺血(缺血阈值、ST/HR 指数、心绞痛、呼吸困难);

②总体预后(致命性心律失常、心率变异);

③运动能力和有氧训练强度[预计 METs＝14.7－0.11×年龄(男性),14.7－0.13×年龄(女性)];

④心率的变化和恢复过程中心率的变化;

⑤血压的变化和恢复过程中血压的变化;

⑥是否出现室上性、室性心律失常(室早、室速、室颤等)。

(6)评价运动锻炼效果的 ET 或 CPET 指标:

①极量或次极量运动能力;

②缺血阈值;

③运动诱发或加重的心律失常;

④运动及恢复过程中心率和血压的变化;

⑤运动锻炼效果佳的标志:

a. 运动持续时间更长和负荷量更大;

b. 每阶段心率和血压水平更低,恢复过程中心率恢复正常的时间更早;

c. 试验过程中心肌缺血的出现更晚;

d. 室性心律失常出现的频率更低,复杂性或致命性心律失常更少见;

e. VO_2max、AT、VE/VCO_2 斜率、心率和收缩压的两项乘积(Rate-Pressure Product,RPP)、换气比值(Respiratory Exchange Ratio,RER)等指标改善;

f. 疲乏/劳累感减轻。

4. 运动能力评估

在确定是否可以开始运动时,必须注意一些绝对和相对的禁忌证(表 5-9)。

表 5-9　运动负荷试验的禁忌证

➢ 绝对禁忌证

- 急性心梗(2 天以内)
- 不稳定型心绞痛
- 未控制的心律失常,且可引发症状或血液动力学障碍
- 心力衰竭失代偿
- Ⅲ度房室传导阻滞
- 急性非心原性疾病,如感染、肾衰竭、甲状腺功能亢进
- 运动系统功能障碍而影响测试进行
- 患者不能配合

➢ 相对禁忌证

- 左主干狭窄或类似情况
- 重度狭窄性瓣膜病
- 电解质异常
- 心动过速或过缓
- 心房颤动且心室率未控制
- 未控制的高血压(收缩压>160mmHg 和/或舒张压>100mmHg)

运动负荷试验是患者进行运动康复前重要的检测指标,主要用于诊断、预后判断、日常生活指导和运动处方制定以及疗效评定。常用的运动负荷试验方法有心电图运动负荷试验和心肺运动负荷试验,后者更准确,但设备昂贵且对操作的要求较高。2 种测试方法均有一定风险,须严格掌握适应证和禁忌证以及终止试验的指征(表5-10、表 5-11),以保证测试的安全性。

临床上,运动负荷试验应根据患者的能力水平进行低水平、次极量/极量、症状限制性运动负荷试验。

表 5-10　运动负荷试验终止的指征

- 达到目标心率
- 出现典型的心绞痛
- 出现明显症状和体征：呼吸困难、面色苍白、发绀、头晕、眼花、步态不稳、运动失调、缺血性跛行
- 随运动而增加的下肢不适感或疼痛
- 出现 ST 段水平型或下斜型下降≥0.15mV 或损伤型 ST 段抬高≥2.0mV。
- 出现恶性或严重心律失常，如室性心动过速、心室颤动、R-on-T 室性早搏、室上性心动过速、频发多源室性早搏、心房颤动等。
- 运动中收缩压不升或降低＞10mmHg
- 血压过高，收缩压＞220mmHg
- 运动引起室内阻滞
- 患者要求结束运动

表 5-11　怀孕时终止运动的指征

- 阴道出血
- 劳力性呼吸困难
- 头晕/头痛
- 胸痛
- 肌肉无力
- 小腿疼痛或肿胀（需要排除血栓性静脉炎）
- 早产
- 胎儿活动减少
- 胎膜早破

（1）低水平运动试验

适用于急性事件后 1 周以上患者，运动最高心率应在 100～120 次/分钟，血压增加应在 20～40mmHg；

（2）次极量运动试验

适用于疾病稳定期、健康人的心功能评定，运动中的最高心率＝

195－年龄；

（3）症状限制性运动负荷试验

适用于急性事件后 2 周以上的患者。出现症状和体征，或心电图 ST 段下降＞1mm（或在运动前 ST 段的原有基础上下降＞1mm），或血压出现异常反应时，运动试验必须终止。

如果无设备条件完成运动负荷试验，可酌情使用 6 分钟步行试验、400m 步行试验等替代的方法。

5．运动风险与获益共存

运动处方制定的基本原则包括安全性、科学性、有效性、终身性、趣味性、多样性、个体化。

身体活动的风险主要是损伤肌肉骨骼系统、肌肉酸痛、脱水、电解质紊乱。若训练过度，状况严重的患者会出现运动能力下降、免疫力下降、急性心梗、猝死等。

第三节　运动处方的内容和程序

制定安全有效的运动处方时，应注意：

1．要进行运动前危险评估

（1）患者的病史：基础疾病；

（2）健康危险因素；

（3）平常生活方式及运动习惯；

（4）常规辅助检查；

（5）心理评估；

（6）影响运动的因素；

（7）运动负荷试验：肌力、平衡性和柔韧性评估。

2．运动处方的 FITT 原则

（1）运动频率（Frequency）

有氧运动以每周 3～5 次为最佳;有跌倒风险的老年人还应每周增加 2～3 天的锻炼,重点是保持平衡。

(2)运动强度(Intensity)

①无氧阈法:通过心肺运动试验测定无氧阈,或最大耗氧量的 40％～60％;

②训练心率计算:(最大心率－静息心率)×0.5～0.7＋静息心率;

③靶心率法:静息心率＋(20～30)次/分钟;

④Borg 指数:11～13 级,从轻松到稍有疲劳感。

保证康复运动的安全是医护人员、患者及其家属十分关注的问题,所以要做好以下几项工作:

① 严格遵守操作规范

a. 在开始运动康复之前向患者详细介绍运动处方的内容;

b. 定期对患者进行运动耐量评估;

c. 准备急救应急预案,所有参加康复计划的医护人员须定期接受急救训练,定期参与病例讨论;

d. 运动场地需要有心电监护和心肺复苏设备,包括除颤仪和急救药物。

②患者教育

a. 指导患者了解运动康复过程中身体的警告信号;

b. 及时评估和治疗患者出现的身体不适;

c. 强调遵循运动处方的重要性,即运动强度不超过目标心率或自感劳累程度,注意运动时间和运动设备的选择;

d. 强调运动时热身和整理的重要性,这与运动的安全有关;

e. 提醒患者根据环境的变化调整运动强度,如冷热、湿度和海拔变化。

③ 运动过程中

a. 运动前要评估患者最近的身体状况、体重、血压、药物依从性和心电图的变化;

b. 根据病情决定是否使用心电、血压和氧饱和度监护；

c. 根据运动前的临床状态调整运动强度和持续时间。

（3）运动时间（Time）

30～60分钟，包括热身、整理的时间（各5～10分钟）；

（4）运动种类（Type）

有氧运动、抗阻训练、柔韧性训练、平衡性训练。

3. 常规运动康复程序

根据对患者的评估及危险分层，给予其专业的指导。其中个体化的运动处方制定是关键。应根据患者的健康、体力和心肺功能状态，结合学习、工作、生活环境和运动喜好等，以运动处方的形式来确定运动的种类、方法、强度、频率和运动量等，并提出详细的注意事项（表5-12）。

表 5-12　不同运动方式的处方

	低强度	中等强度	高强度	超高强度
运动目的	增强有氧运动能力、降低健康风险、降低体重、减少体脂含量	增强有氧运动能力、增强循环呼吸功能、降低健康风险、降低体重、减少体脂含量	增强有氧/无氧运动能力、增强心肺功能、降低疲劳感	重建骨骼肌、协调骨骼肌功能、降低疲劳感
运动项目	健身走或慢跑	健身走或慢跑	功率车或中速跑	功率车或运动平板
运动强度	低、中	中、高	高	高
目标心率	40%～60%	60%～75%	75%～90%	90%～95%
劳累程度	<12	12～13	14～16	14～16

续表

	低强度	中等强度	高强度	超高强度
最大耗氧量	40%～60%	60%～75%	75%～90%	90%～95%
运动时间	10～15分钟	30分钟	2～5分钟,3～6组,组间休息1～2分钟	30秒负荷,90秒休息,5个循环,转速80rpm;恢复10分钟,转速60rpm
运动频率	3～4次/周	4～5次/周	4～5次/周	3～5次/周

(1)运动形式

包括有氧运动和无氧运动。有氧运动包括走路、慢跑、游泳、骑自行车等;无氧运动包括静力训练、负重等。

(2)运动时间

通常为10～60分钟,最佳为30～60分钟。对于刚发生急性事件的患者,建议从每天10分钟开始,逐渐增加运动时间,最终达到每天60分钟。耐力运动如果超过45分钟,会增加关节损伤的风险。

(3)运动强度

有3种评估方法:最大耗氧量、靶心率以及症状分级法。

建议患者开始从40%～50%的最大耗氧量或最大心率运动强度开始,运动强度逐渐达到50%～85%的最大耗氧量或最大心率,或Borg自感劳累程度分级达到1～13级。最大耗氧量可通过心肺运动试验得到,女性的靶心率为220－年龄(男性为205－年龄/2)。每3～6个月评价一次患者的运动强度是否需要改变。

(4)运动频率

每周至少3天,最好每周5天。条件不允许(体力较差)者,1～2次/周也可改善心肺功能。但对于条件允许的患者,每周小于2次的运动对于心肺功能的改善非常微弱。

经典的运动康复程序包括以下 3 个步骤：

第一步：准备活动即热身运动，多采用低水平有氧运动，持续 5～10 分钟。热身时，可进行动态拉伸（如轻轻地前后摇动手臂、高膝盖踩踏动作等），每个动作至少重复练习 4 次，每次至少 15 秒。目的是放松和伸展肌肉、提高关节活动度和心肺的适应性，预防运动中可能诱发的不良事件及运动性损伤。

第二步：训练阶段包含有氧运动、抗阻训练、柔韧性训练等，有氧运动 20～40 分钟，抗阻和柔韧性训练 10～20 分钟。

①常用的有氧运动方式包括行走、慢跑、骑自行车、游泳、爬楼梯，以及在器械上完成的行走、踏车、划船等。建议初始从 20 分钟开始，根据患者的运动能力逐步增加运动时间。运动强度为最大耗氧量的 50%～80%。体能差的患者或刚开始运动时，运动强度水平应设定为 50%，随着体能的改善逐步增加运动强度。对于体能好的患者，运动强度可设定为 80%，通常采用靶心率来评估运动强度。

②与有氧运动比较，抗阻训练引起的心率反应较低。另外，抗阻训练可增加骨骼肌的质量，提高基础代谢率；可增强骨骼肌力量和耐力，改善运动耐量，帮助患者重返生活和回归工作；其他慢性病，包括腰痛、骨质疏松、肥胖、糖尿病等，也能从抗阻训练中获益。有证据表明，抗阻训练对于血压控制良好的患者是安全的，对心力衰竭患者亦主张进行抗阻训练。

抗阻训练方法：利用自身体重（如俯卧撑）、哑铃或杠铃、运动器械以及弹力带。其中弹力带具有易于携带、不受场地及天气的限制、能模仿日常动作等优点，特别适合社区/家庭应用。每次训练 8～10 组肌群，躯体上部和下部肌群交替训练，每周 2～3 次或隔天 1 次。

初始推荐强度：上肢为一次最大负荷量（One Repetition Maximum，1-RM，即在保持正确的方法且没有疲劳感的情况下，一个人仅一次重复能举起的最大重量）的 30%～40%，下肢为 50%～60%，Borg 劳累评分 11～13 分。切记在用力时呼气，放松时吸气，不要憋气，避免 Valsalva 动作。

抗阻训练的时间选择：介入或微创手术后至少 3 周，且应在连续 2 周有医学监护的有氧训练之后进行；急性病或重大手术后至少 5 周，且应在连续 4 周有医学监护的有氧训练之后进行；重大手术后 3 个月内不可进行中到高强度上肢力量训练，以免影响伤口的愈合。

③柔韧性训练：要保持骨骼肌的最佳功能，需要患者的关节活动维持在应有范围内，保持躯干上部和下部、颈部和臀部的灵活性和柔韧性尤其重要。如果这些部位缺乏柔韧性，会增加慢性颈肩腰背痛的危险。老年人普遍柔韧性差，日常活动能力低，所以柔韧性训练对老年人也很重要。训练原则应以缓慢、可控的方式进行，并逐渐加大活动范围。

训练方法：每一部位拉伸时间 6～15 秒，逐渐增加到 30 秒，如可耐受则可增加到 90 秒，期间正常呼吸，强度为有牵拉感同时无疼痛，每个动作重复 3～5 次，总时间 10 分钟，每周 3～5 次。

第三步：放松运动是运动锻炼必不可少的一部分。放松方式可以是慢节奏有氧运动的延续或是柔韧性训练，根据患者病情轻重可持续 5～10 分钟，病情越重，放松运动的持续时间宜越长。

安全的运动康复，除制定正确的运动处方和医护人员指导外，还需要心电图及血压的医学监护。一般而言，低危患者运动康复时无须医学监护，中危患者可间断性实施医学监护，高危患者需要连续的医学监护。对于部分低、中危患者，可酌情使用心率表监护心率，同时应密切观察患者运动中的表现。在患者出现不适反应时，能正确判断并及时处理，并教会患者识别可能的危险信号。运动中有如下症状时（如胸痛，有放射至臂部、耳部、颌部、背部的疼痛，头昏目眩，过度劳累，气短，出汗过多，恶心呕吐，脉搏不规则），应马上停止运动。若停止运动后上述症状仍持续，特别是停止运动 5～6 分钟后心率仍加快，应送医院进一步观察和处理。如果感觉到关节或肌肉异常疼痛，则可能存在骨骼、肌肉的损伤，也应立即停止运动。

第四节　运动锻炼的技术和技能

　　运动处方中提到的运动强度、运动频率、运动时间都是根据既往的研究证据获得的，但从目前的研究来看，并不是最佳的推荐，尚有改进的空间。

　　目前，运动强度使用耗氧量或心率来表示。研究显示，中等强度的有氧运动可显著降低发病率和全因死亡率，各国指南也都建议慢性病患者进行中等强度的有氧运动。既往大部分的临床及实验研究，均把运动锻炼强度定为中等强度，制定运动处方以不诱发不良事件为标准。目前有很多研究显示，运动获益随着运动强度的增加而增加，高强度的有氧运动比中等强度的有氧运动显著增加耗氧量，可提供更好的心肺保护作用。

　　目前临床推荐的运动靶心率为导致不良事件发生时的心率少10次/分钟。对于慢性稳定期患者可考虑给予阈强度的运动锻炼，或进行预适应训练等。

　　1. 几种常用的检查和治疗设备

　　(1)缺血预适应就是经常对人体进行反复的、短暂的、无创伤、无危害的缺血预适应训练，它能够激发人体免疫系统的应急机制，产生和释放内源性保护物质，减轻随后出现的更长时间的缺血缺氧性损伤，从而有效地避免心脑血管疾病的意外发生。

　　缺血预适应训练的作用：

　　①增加血管弹性；

　　②使血管壁光滑；

　　③扩张血管；

　　④促进血液循环；

　　⑤防止血栓形成；

　　⑥改善睡眠；

⑦调整血压；

⑧促进侧支循环建立；

⑨预防心脑血管事件发生；

⑩减少梗死面积、减轻后遗症；

⑪加速脑卒中或心梗病后康复期的身体恢复；

⑫一次预适应训练相当于5km的运动量。

预适应训练的适应人群：心梗、脑卒中、冠心病、高血压、脑缺氧、支架术或搭桥术前后的康复、卒中偏瘫后遗症人群，以及心脑血管疾病家族史人群、过度劳累的上班族、对心脑血管健康有需求的人群。

（2）气体代谢分析仪：用于测定耗氧量、代谢当量、二氧化碳排出量、通气量、呼气末氧和二氧化碳含量、呼吸交换率、肺容量、无氧阈以及心率、心律、ST段、血压等。用于诊断和鉴别诊断心肺疾病、评判治疗效果、筛选手术患者、评价健康状况，以及确定残障等级、评定和选拔运动员、制定运动处方和指导康复运动等。结合运动平板试验，在心血管病诊断、病情评估、康复运动锻炼指导上有独特的优越性。

（3）体外反搏治疗：相当于一个体外"心脏血泵"，把动脉血与心脏同步挤回心脑动脉缺血的区域，改善心脑的缺血现象。其主要功能是促进大脑血液循环及侧支循环，预防再次发生缺血性卒中，改善偏瘫肢体的运动和感觉功能等。适用于冠心病、急性心梗恢复期、冠脉搭桥和介入术后、脑动脉硬化、短暂性脑缺血、血管性痴呆等。

（4）能量呼吸治疗仪：是一种创新的呼吸疗法，它通过提供自然能量，提高了细胞对氧气的利用率，从而也优化了细胞的新陈代谢功能，触发细胞的再生功能，促进体能恢复，增强免疫功能。适用于冠心病、高血压、功能性心律失常、睡眠障碍、心率变异失调、慢性阻塞性肺病等。

（5）动脉血管弹性检测、血管内皮功能测定：通过无创检查，能准确、快速、舒适地测定动脉硬化和动脉狭窄的程度。检测指标可早期反映心脑血管疾病、高血压、高脂血症、糖尿病、肾病患者的动脉硬化程度。

2. 运动安全性的保障

尽管康复运动带来的风险很低,但运动期间同样会有不良事件发生。2007 年,美国心脏协会(AHA)估算,不良心脏事件的发生率是每 60000～80000 个监护运动小时发生 1 起不良事件,最常见的是心律失常,男性的发生率和女性大致相同。

所以,在制定运动处方时,要对患者进行风险评估和常识性教育,避免过度运动,注意识别不适症状。同时,在运动场所配备相应的抢救仪器及药品,康复医师和护士要接受相关的急救培训。

3. 运动锻炼干预的目的

运动锻炼的目的是延缓疾病的进展、改善疾病的预后。运动锻炼对基础疾病及其相关不良事件的患者有很好的疗效。此外,还可以克服因缺乏运动所引起的心血管及肌肉骨骼系统的受限。为达到这些目的,全面个体化的活动咨询和运动锻炼尤为重要。

4. 认知训练、自身意识及自我控制的实践技能

在经历急性事件后,大多数患者不知道该进行哪种体力活动,也不知道能够耐受的活动量和活动种类。正是这种不确定的心理与患病经历,共同导致患者回避一切身体劳损,养成了不愿意运动的习惯。

在运动锻炼过程中,患者应该知道自己的耐力限度及运动极限。其目的是帮助患者对自身现状有一个正确的评价,接受病后运动耐量下降的现实。运动锻炼是改善患者自我意识和感受的最佳手段。所以,要讲解运动的步骤及其对患者身体有利和可能不利的影响。

通过运动锻炼,患者应当学会感知和观察自身的局部和全身反应(如心率和呼吸加快、肌力水平、主观的幸福感),并学会将其与客观的运动水平相联系。通过逐渐增加运动强度,患者应当认识到自己运动耐量的极限。运动治疗学家应当与患者交流,并要求患者留意运动中出现主观及客观症状时的感觉和体验。这些自我可认知的实践技能,是患者进行体力活动时保障安全性和有效性的基本手段。

这种启蒙教育可以减少患者的焦虑情绪,并能改善其在工作、娱乐及日常生活中的体力。

5. 有氧耐力训练的其他形式

为进一步提高有氧耐力,步行、规律慢跑、骑自行车等运动形式可以根据患者的运动耐力和表现加到个体化训练计划之中。

散步这种耐力训练模式能增强体能,并且对于诸多健康危险因素有积极的影响。一般来说,散步或行走(利用手臂主动摆动的快走)是有氧耐力训练的理想方式。

康复训练方案应为患者提供机会参与有医学监护的行走锻炼,保证患者达到必须的运动耐量标准,并且对身体没有任何不良影响。步行的路线、速度以及耐受力应当适合患者的需要。将徒步训练计划融入患者日常生活中的好处,是能促进患者增加每天的体力活动,同时也给患者提供一个非常好的机会来提高自身感受及自我意识。通过了解训练中的生理参数,例如心率、呼吸频率、劳累程度,个体能将这种运动经历转化到自己的日常生活中。运动强度由有氧耐力训练的目标心率决定。这种方法适用于大多数类型的耐力训练。

"北欧式健走"是一项全身性运动,可强化背部、腹部、腿部和手臂肌肉,同时可促进心肺功能,和正常走路只用到双腿不同,它"比散步有效,比慢跑安全"。借助手杖行走特别是山路上行走,能有效地减轻下肢关节的压力,减少关节磨损,避免传统登山对膝关节的伤害。一般来说,这项运动会用到身体 90% 的骨骼肌,相比之下游泳只用到 35%。跑步只用到 70%,平均比正常走路要多燃烧 46% 的热量,所以深受中老年人的喜爱。

休闲自行车运动的主要特征是:将公路自行车的高效及稳定性与山地自行车的舒适性相结合,使得操作更方便,骑行更舒适。自行车是运动休闲活动的最佳工具之一。运动学专家认为,骑自行车与跑步、行走、游泳一样,具有锻炼耐力和提高心肺功能的作用。由于骑自行车是两腿交替蹬踏,还可使左右两侧的大脑功能均衡、协调发展,从而提高神经系统的敏捷性。据了解,当今在美国有 2000 万人骑自行车健身;在欧洲,骑自行车"一日游"也成了最时髦的运动之一。

我们还可以在跑步机或固定式功率自行车上进行标准化的锻炼。锻炼开始时运动强度可以很低,根据锻炼方案每 1～3 分钟增加一次,在 8～12 分钟的总持续时间内升到最高强度水平。运动强度取决于跑步机的速度和坡度,或功率自行车的阻力。在整个锻炼过程中,应连续监护心率,并且每 2～3 分钟测量一次血压。

对于具备良好运动耐量的患者,慢跑是改善运动耐量和健康危险因素的理想运动方式。这种运动的强度小,但收益较大。运动强度根据靶心率来控制。

6.抗阻训练的研究进展

抗阻训练的目的是通过动态或静态肌肉收缩来增加肌力。动态(等张)运动可引起四肢的运动,而静态(等长)运动不会引起四肢的运动。大多数体力活动都包括静态和动态肌肉收缩。抗阻训练的强度是通过一次最大负荷量(1-RM)方法来评定的,动态抗阻训练的运动强度被定义为 1-RM 的百分比。

1-RM 测试方案:

①指导以小负荷进行热身;

②热身后间歇 1 分钟;

③增加负荷,使其能完成 3～5 次重复,热身性试举:上肢测试 4～9kg,下肢测试 14～18kg;

④休息 2 分钟;

⑤增加负荷,使其能完成 2～3 次重复,增加负荷方式同③;

⑥休息 2～4 分钟;

⑦按照③增加负荷;

⑧进行 1-RM 试举;

⑨如果成功,休息 2～4 分钟,再由⑦开始重复;

⑩如果失败,休息 2～4 分钟,按如下方式减小负荷:上肢测试 2～4kg,下肢测试 7～9kg。然后回到⑧,继续增加或减小负荷,直到

其可以完成一次重复的最大重量测试,并最好在 5 次测试之内找到 1-RM。

(1)抗阻训练在康复中的作用

不管使用何种训练方式,都应锻炼所有主要的肌群。一般情况下,至少需要 8~10 种不同的锻炼才能针对所有主要肌群和相对应的拮抗肌群,每个肌群要进行 2~4 套运动。不应在连续的几天中锻炼相同的肌群,而应该一天训练上半身,第二天训练下半身。如果进行静态拉伸,要保持拉伸时间 15 秒或更长时间。

对于慢性病患者来说,个体化的充分抗阻训练是安全和有效的,当前的康复运动也推荐进行此种训练。抗阻训练特别适合心肺功能好、运动耐量强的慢性病患者,对老年人和女性患者也同样有效且耐受性好。

然而需要强调的是,有氧抗阻训练还能够改善患者的临床预后。因此,在康复运动中,推荐将充分的抗阻训练作为有氧耐力训练的补充。抗阻训练的绝对禁忌证与有氧耐力训练的绝对禁忌证相同。

(2)抗阻训练过程中的血压反应

众所周知,抗阻训练可以导致血压明显升高,但如果选择合适的运动量(强度、重复次数、训练方法),则可避免这种情况。为了提高肌肉的耐力和力量,建议每次完成 8~12 次重复动作。建议进行多套运动,中间可以休息 2~3 分钟。

抗阻训练的血压反应与参与肌肉静态收缩的程度、实际负荷(个体 1-RM 的百分比)和参与肌群的数量,还取决于抗阻训练的次数和总的肌肉收缩持续时间。抗阻训练时做 Valsalva 动作应特别小心,并告知患者高强度抗阻训练的相关危险。

(3)抗阻训练计划的制定

①训练原则

身体活动要达到健身目的,要进行科学的身体锻炼,不能盲目地运动,必须达到一定的运动强度和运动量才能取得良好的效果。因此,在进行抗阻训练时必须遵循以下基本原则。

a. 适度超负荷原则

这是运动锻炼的基本原则,是指运动量要超出平时所适应的负荷,这样训练才有效果。肌力和耐力训练的超负荷是通过增加重复次数、减少每组之间的休息时间、增加重量、增加练习组数和训练频率等方法实现的。

b. 特殊性和个体化原则

不同的身体活动具有不同的效果,运动者期望获得什么样的运动效果,就应进行能产生那种效果的运动。因此,在运动计划中,不同的需求要采用不同的运动内容。要提高耐力则要采取低阻力、多次数的抗阻训练,但肌力和肌肉体积不会有多大改变。

c. 渐进性原则

要逐步增加运动量,从而使运动计划能够安全而有效地进行。在抗阻训练中,如果一时突然给予肌肉过强的负荷,就容易造成伤害事故。所以应采取渐进的方法增加强度、次数和组数。身体适应能力随着渐进的负荷而增加,肌力、耐力和肌肉体积也随之增加。

②依据与内容

a. 制定抗阻训练计划的依据

选择正确的锻炼方法和确定适量的运动负荷,是制定抗阻训练计划的关键。为了制定出个性化的计划,必须要以健康状况和体能的测试评估结果为依据。另外,还要了解患者目前的运动经验和训练水平。

b. 抗阻训练计划的内容

这个相对比较复杂,主要包括运动频率、运动时间、运动方式、动作顺序、负荷和重复次数、完成组数、组间休息、训练方法等要点。

运动频率:受患者的抗阻训练水平、其他运动以及日常生活和工作的时间安排的影响。为了获得充分的休息,应该在相同肌群的训练中间至少安排 1 天的休息。一般来说,开始训练时每周 2～3 次,以后可根据情况增加到每周 4～5 次。每周的训练应合理地平均分配,例如,可安排周一、周四训练或周一、周三和周五训练。

运动时间：一般来说，运动时间也取决于患者的训练水平，一次抗阻训练的时间以 20～30 分钟为宜。

运动方式：优先选择器械练习，其次为重量练习（杠铃、哑铃）。

运动顺序：一般先进行多关节练习，然后是辅助练习、单关节练习；或先进行大肌群的练习，然后进行小肌群的练习。"推"和"拉"的运动交替进行；上肢和下肢交替练习；多关节、单关节练习与"推""拉"交替练习相结合。通常先进行下肢运动，然后是上肢。

第六章　健康生活方式与心理睡眠管理

核心提示

➢ 心理学是一门专注于人类幸福和力量的科学,其目标是增加个体和群体的福祉和繁荣。积极的心理就是积极的健康,就是一种主观的幸福感,还可以预防身体疾病的风险。大量的证据显示,积极的情绪、乐观的心态常常与主观的幸福与更好的健康和长寿联系在一起。幸福5要素PERMA分别是:Positive Emotions(积极的情绪)、Engagement(投入)、Relationships(关系)、Meaning(意义)和Accomplishment(成就)。幸福指数=先天的遗传素质+后天的环境+主动控制的心理力量。

➢ 心理健康的理想状态是保持性格完好、智力正常、认知正确、情感适当、意志合理、态度积极、行为恰当、适应良好的状态。遗传和环境的影响,尤其是婴幼儿时期原生家庭的教养方式,对心理健康的发展影响甚大。

➢ 心理健康的标准:①有适度的安全感,有自尊心,对自我的成就有价值感;②适度自我批评,不过分夸耀自己也不过分苛责自己;③在日常生活中,具有适度的主动性,不为环境所左右;④理智、现实、客观,与现实有良好的接触,能容忍生活中的挫折,无过度的幻想;⑤适度接受个人的需要,并具有满足此种需要的能力;⑥有自知之明,了解自己的动机和目的,能对自己的能力作客观的估计;⑦能保持人格的完整与和谐,个人的价值观能适应社会的标准,对自己的工作能集中注意力;⑧有切合实际的生活目标;⑨具有从经验中学习的能力,能适应环境的需要而改变自己;⑩有良好的人际关系,有爱人的能力和被爱的能力,在不违背社会标准的前提下,能保持自己的个性,既不过分阿谀别人,也不过分寻求社会赞许,有个人独立的意见,有判断是非的标准。

➤ 积极向上的心理可以鼓励患者利用内心的力量来管理压力和情绪,并努力帮助患者养成健康的行为习惯和生活方式,从而促进身体健康。有效的心理干预已被证明可帮助患者有效获得良好的情绪和幸福感,提高患者的舒适度和治疗的依从性,并减轻抑郁症状。

➤ 健康心态=阳光心态+积极心态。阳光心态是指做人方面,就是把别人的批评、责骂、建议等,看成是善意的、友好的,看成"关爱、帮助和造就",以感恩和学习的心态,虚心听取、思考、分析和反省,从中吸取有利于自己的营养,促进自己进一步成熟。积极心态是指做事方面,就是阳光般地把生活中的一切当作一种享受,面对工作、问题、困难、挫折、挑战和责任,从正面去想,从积极的一面去想,从可能成功的一面去想,积极采取行动,努力去做事。

➤ 临床医师的任务不仅仅是治病救人,还应该是心理学家,帮助患者矫治心理缺陷。他们还扮演着一个极为重要的角色,承担着新的使命和任务,那就是如何促进个人与社会的发展和进步,帮助人们走向幸福,提升满意度。

➤ 心理干预的手段包括健康促进、心理治疗、心理咨询、心理康复和心理危机干预等。健康促进是指在普通人群中建立良好的行为、思想和生活方式,包括:①积极的心理健康:抗应急损伤的能力,增强自我控制,促进个人发展;②危险因素:易感的人格因素、行为方式或环境因素;③保护因素:与危险因素相反,指不易发生某种心理障碍的人格因素、行为方式或环境因素。

➤ 危机干预可遵循下述6个步骤进行:①通过倾听以明确心理危机的问题;②保证求助者安全,把求助者的生理和心理伤害降至最小;③强调与求助者进行沟通与交流,无条件地接纳求助者;④提出并验证应对危机的变通方式;⑤与求助者共同制定行动计划,并充分考虑求助者的自控能力和自主性;⑥回顾有关计划和行动方案,并从求助者那里得到诚实、直接的承诺,以便求助者能够坚持实施危机干预方案。

➢ 健康促进面向普通人群,目标是促进心理健康,提升幸福感,属于一级干预。预防性干预针对高危人群,目标是减少发生心理障碍的危险性,属于二级预防。心理治疗针对已经出现心理障碍的个体,目标是减轻障碍,属于三级预防。

➢ 哈佛大学公共卫生学院的研究发现,在控制了传统的危险因素的前提下,主观幸福感的提升可以预防心脑血管疾病。无论是健康人群,还是患者人群,乐观的心态都有利于降低心脑血管事件的发生风险。在整个生命周期里,积极的个人特征(如自我效能感、自尊、适应性应对)和积极的环境因素(如情感支持)与糖尿病管理和血糖控制有关。生活满意度和情感活力与糖尿病的风险降低有关。自我效能感在疾病诊断治疗过程中显得越来越重要,它是"指人们对自身能否利用所拥有的技能去完成某项工作行为的自信程度"。

➢ 积极的情感(如快乐、幸福、活力)和积极的性格(如生活满意、充满希望、乐观通达)与寿命的延长和死亡率的降低有关。一项为期 2 年的大型前瞻性研究表明,正性情绪可减少 53％的患病可能性。积极的心理因素与慢性疼痛的程度减轻有关。积极的情绪和幸福感可以抵御消极情绪,降低患抑郁症的风险,并有助于维持积极的人际关系。

➢ 应激反应的特征是增加了耗氧量、葡萄糖摄入量和呼吸频率,通过人体交感神经系统激活、支气管扩张和血管收缩,而使心输出量、血压、心率和总外周阻力增加。放松反应的特征是呼吸频率降低、耗氧量和心输出量减少、心率和血压降低、心率变异性增加。

➢ 正念是有目的、有意识地关注和觉察当下的一切,而对当下的一切又都不作任何判断、任何分析和任何反应,只是单纯地觉察它、注意它。后来被发展成为一种系统的心理疗法,即正念疗法,包括正念减压疗法、正念认知疗法和正念行为疗法。正念是一种自我调节的方法,而冥想是一种改变意识的形式。冥想包括集中式冥想、物体冥想、呼吸冥想、颂歌冥想、开放式冥想和动作冥想等,分为内观冥想和专注冥想这两种基本方式,而正念属于内观冥想。

➤ 冥想已经在许多文化中实践了数千年,已经显示出对健康的好处,如降低血压、改善睡眠、减少焦虑和压力。大量证据表明,瑜伽对于减轻腰痛、偏头痛、焦虑、抑郁、高血压、失眠和某些胃肠道疾病有帮助,还可以减轻疲劳,控制癫痫发作,并可帮助癌症患者应对其治疗的副作用。打太极拳可能有助于降低血脂和血压,并控制疼痛和关节炎,促进心理健康,预防心脑血管疾病。患有帕金森氏病、类风湿性关节炎和骨关节炎的人,可能会在练习太极拳时感到一些安慰。因为打太极拳可以减轻症状的严重程度,特别是疼痛和躯体不适,同时增加平衡性,改善生活质量。感恩会产生许多生理影响,包括降低心率,改善焦虑和抑郁的症状。

➤ 睡眠不足会导致压力增加,而压力增加也会影响睡眠。睡眠障碍与炎症性疾病、应激反应、皮质醇水平升高、代谢紊乱、全因死亡率有关。缺乏休息可能会导致情绪异常、认知功能下降、体重增加,免疫系统也会受到抑制,并使原有的疾病加重。

➤ 莎士比亚说,睡眠是一切精神的源泉,是病患的灵药。应当鼓励成年人至少睡眠 7 个小时,青少年则需要 8～10 个小时,而学龄儿童需要 9～12 个小时,婴幼儿需要的时间最多,为 11～17 个小时。建议在目标就寝时间的前几个小时关闭强光照明,并使用"夜照明"设置,降低电子设备的亮度和音量,以适应人体昼夜节律的变化。建议白天增加运动量,晚上进行阅读或绘画。开展冥想练习也可能对入睡有益,特别是对于试图克服失眠和慢性睡眠不足的人。

疾病谱正在发生巨大的变化,人类已经进入了"心理精神疾病时代"。进入 21 世纪后,社会迅速发展,转型变革的压力巨大,生存的竞争也日趋激烈,精神层面的压力已经成为这个时代新的致病原。于是,人类的疾病从 20 世纪的传染性疾病和营养不良、心脑血管疾病和肿瘤逐渐进入了心理障碍时代。

世界卫生组织的数据显示,全世界有心理疾病的患者已经高达

15亿,其中焦虑症患者为4亿,抑郁症患者3.5亿,人格障碍患者2.4亿。发病的特点:①女性平均发病率为5.1%,高于男性的3.6%;②发病率随着年龄的增长而增长,55～74岁的男性抑郁症患病率超过5.5%,55～74岁的女性抑郁症患病率超过7.5%,60～64岁女性为高危人群,发病率接近8%;③低收入国家的发病率高于中高收入国家。

根据估算,目前我国患抑郁症人数逾9500万。抑郁症的终身患病率为6.9%,12个月患病率为3.6%。女性占了60%以上,35岁以上占了67%。另外,我国学生群体的抑郁症发病率为23.8%,需要引起各方的高度重视。

近20年来,心血管病领域提出的"双心医学",从鲜为人知变为逐渐被大家所了解和接受。大家逐渐认识到,很多查不出器质性病变的胸闷、心悸、夜间惊醒、颤抖等,就是一种心身疾病。其发病、发展和预后与心理状况有着密不可分的关系,是抑郁、焦虑情绪的躯体化表现。研究发现,高血压、冠心病、心律失常和心力衰竭与焦虑、抑郁呈双向相关,相互促发、加重,又常混作一团,形成恶性循环。综合性医院的门诊患者中,大约1/3确有器质性疾病,1/3完全没有躯体疾病,1/3既有器质性疾病又有心理问题。

第一节　患者常见的心理问题

一般来说,患者通常有如下心理需要:①被认识与接纳的需要;②被关心与尊重的需要;③信息获取的需要;④安全感与早日康复的需要。

不管是门诊患者,还是住院患者,都会出现一些常见的心理问题,如焦虑、退化、主观感觉异常、猜疑、愤怒、孤独感、失助感和自怜、期待等。

1．焦虑

患者的焦虑一般来说可分为3类：

(1)期待性焦虑：即面临将要发生但又未能确定的重大事件时的焦虑反应。常见于尚未明确诊断或初次住院的患者、不了解自己疾病性质和预后的患者等。

(2)分离性焦虑：患者住院，不得不与所熟悉的环境或心爱的人分离，包括配偶、子女、亲朋、同事、家庭和单位等，便会产生分离感和情绪反应。特别是依赖性较强的儿童和老年人，容易产生一些心理问题。

(3)阉割性焦虑：属于分离性焦虑，最容易产生这类反应的是要行手术切除脏器或肢体的患者。但有些人对抽血、引流、胸透等各种治疗、检查也认为是对躯体完整性的破坏。

2．退化

也称为幼稚化，即其行为表现与年龄、社会角色不相称，退回到了婴幼儿时期。

(1)自我中心加强：一切以自我为中心，以一切事物和人际关系是否有利于自我存在为行事前提。过去常常考虑并照顾到他人的需要，现在则完全为了自己，常被别人认为是自私自利。随病情好转有可能去关心邻近患者和周围事物，自我中心减轻是病情好转的一个表现。

(2)依赖性加强：患者生活自理能力丧失或降低，需要依赖医护、家人的帮助和照料。依赖不足，容易造成新的创伤或不良后果；依赖过分，则不利于树立患者战胜疾病的信心。依赖性加强常伴有自我感觉异常，一会儿这样，一会儿那样，内心矛盾，情绪波动，无所适从。

(3)兴趣狭窄：全神贯注于自身的机体，而对以往感兴趣的事物表现冷漠。不但对病前感兴趣的事物失去兴趣，而且自己原来感兴趣的领域也会变得很狭小。应采取措施增加患者对事物的各种兴趣，转移患者对自身疾病的注意。

退化并不完全是有害的反应。适度的退化是一种重新整合的过程,患者可以重新分配其能量,以促进痊愈和康复。医护人员要根据病情好转的情况,吸引患者自己动手做一些力所能及的事情,逐步为患者转复原有的社会角色创造条件。

3. 主观感觉异常

一个人患病之后,主观感受和体验与平时会有许多差异。有时感觉变得异常敏锐,甚至对自己的呼吸、心跳、胃肠道蠕动的声音都能觉察到。由于躯体活动少,环境又安静,不仅对声、光、温度等外界刺激很敏感,就连自己的体位、姿势也觉察得很清楚。同时,由于主观感觉异常,患者还会出现对客观事物的错误知觉,如住院患者总感到时间过得慢,特别是病情迁延、治疗效果不佳的患者,常有度日如年之感;久病卧床者会出现空间知觉的异常,躺在床上会觉得房间或床铺在摇晃或转动等;正常人认为鲜美的食物味道,可能会引起患者的反感;正常人认为美丽的颜色,患者看到后会感到心烦;正常人认为悦耳的声音,患者可能会感到刺耳。有的患者因病情需要住进隔离病房或重症监护病房,由于感知觉刺激比较单调,会使患者感到孤独、无聊和不安,甚至出现思维混乱、幻觉等。对于患者出现的感觉异常,应寄予同情,从心理上给予支持和疏导,并辅以必要的药物治疗。

4. 猜疑

猜疑是一种消极的自我暗示、缺乏根据的猜测,会影响人对客观事物的正确判断。一些患者对诊断表示怀疑,常有“我实际上没有病”“我不可能得这种病”等想法。猜疑还可以泛化到整个医疗过程,对治疗、用药、检验等都作出猜疑反应。听到别人低声细语,就以为是在议论自己的病情,觉着自己的病情加重,甚至没救了;对别人的好言相劝也半信半疑,甚至曲解别人的好意;总担心误诊,怕吃错药、打错针。

由于缺乏医药常识和主观感觉异常,患者有时会胡乱猜疑,胡思乱想,惶惶不安。于是患者会发出种种质问,并要求解答:“我为什么会得这种病?”“为什么同样的病我是恶性的?”,等等。一些文化程度不高的人还会有种种带有迷信色彩的错误认识。这就要求医护人员进行耐心的解释,并以严谨的科学态度进行医疗处置。

5. 愤怒

患者常为一些小事而发火,也会为自己不能生活自理而恼怒。患者常常认为自己患病是不公平的,是一种倒霉。伴随这种莫名怒火的,还有无理由的攻击性行为。患者可向周围的人,如亲友、病友甚至医师、护士,毫无理智地发泄。医护人员应当认识到,这种受疾病折磨的易激惹状态是患者的一种心理反应,要有足够的宽容心和忍耐力来应对。

有时,愤怒还有可能转化为自戕和抑郁。自戕可以是拒绝治疗、逃避服药,甚至破坏正在采取的措施和已经取得的疗效。

6. 孤独感

孤独感的产生,与分离感有关。一个人因患病而离开了家庭和工作单位,住进病房,周围接触的都是陌生人。患者恢复健康的希望都落在医护人员身上,而医师每天仅在查房时说几句话,护士定时打针送药,又极少言谈交流。这样患者自然会产生一种孤独感。老年患者特别容易产生孤独感,希望别人陪伴,以求得心理上的宽慰。

另外,患者还会有害怕被遗弃的焦虑。自感不能为家庭和社会作贡献,反而成了家庭和社会的累赘,患者会感到孤独,甚至情绪忧郁而萌发轻生的意念。必须组织其亲属朋友和同事进行探望、照顾,使患者与亲友、同事间保持一种亲近的关系。

7. 失助感和自怜

当一个人认为自己对所处情境没有控制力,并无力改变的时候,就会产生失助感。这是一种无能为力、无所适从、听之任之、被动挨打的情绪反应。这种失助感还可以泛化而导致失望和抑郁等。这是由心理应激、自我价值感丧失、自信心降低而诱发的。

患者还会出现自怜自悲情绪,可表现为大发脾气,以发泄内心的怨与恨;甚至表现为类休克状态、麻木不仁,感到自己处于梦幻状态,或不能活动，或做些对人对己都毫无意义的举动。这种消极情绪极不利于治疗和康复，所以要给患者以心理支持，激发其能动性，转化其不良心境，使患者感到有所期待。

8. 期待

患者的期待心理乃是指向未来的美好想象和追求。一个人患病之后，不但躯体发生变化，心理上也经受着折磨。因此，不论急性还是慢性病患者都希望获得同情和支持，希望得到认真的诊治和护理，急盼早日康复。这种期待心理促使患者四处求药、八方投医。他们寄托于医术高超的医生，寄托于护理工作的创新，寄托于新方妙药的发明，幻想着新型医疗技术和医学奇迹的出现。

这种心理对患者来说，是渴望生存的精神支柱，是一种积极的心理状态，客观上对治疗是有益的。医护人员要注意，即使预后不佳，也应当让患者有盼头，感到生命有希望。有时候，患者并不需要结果，而是一种希望。

第二节　心理平衡与疾病康复

研究显示，心理康复可以改善疾病的预后。在心脑血管疾病治疗后，当实际躯体疾病改善后，仍有 20％～40％ 的患者会伴有不同程度的类似症状，此时，我们需要考虑心理障碍问题了。在冠心病康复期，高达 80％ 的患者有一定程度的焦虑和抑郁心境，55％ 有睡眠障碍，38％ 由于心理因素未能恢复工作；在出院后 3 个月之内最常见的主诉是有焦虑、抑郁、乏力、对性生活的担心、不敢恢复工作等。若不能给予及时和适当的心理治疗，上述表现有时会很顽固，并影响其康复的效果。

有学者在 CCU 中对经历了急性事件的患者应用松弛和音乐疗法，并进行适当的心理治疗，随访 5 个月后发现，患者的抑郁、焦虑情绪以及自我感觉都有明显改善。松弛和音乐疗法还可有效地改善心肺功能,稳定心率和血压,有助于减少并发症的发生。

目前,心理障碍早已不像过去那样仅仅局限在精神心理专科,在综合性医院的就诊患者中,心理障碍的平均患病率为 24.2%,比一般群体高 2~4 倍,这一数字尚不包括亚临床的心理障碍。

研究发现,心梗患者住院期间,26% 的焦虑症状达到临床水平,出院后 4 个月和 1 年后的焦虑症发病率分别为 42% 和 40%。抑郁症的发病率在住院期间、出院后 4 个月和 1 年后分别为 31%、38% 和 37%。急性事件后 8%~10% 的患者还会出现另一种创伤后应激障碍(Post-traumatic Stress Disorder,PTSD)。值得一提的是,患者的配偶和家人也会经历很长一段时间的沮丧,且程度经常超过患者本人。配偶和家人的情绪状态对于患者的精神心理和治疗康复非常重要,会影响患者战胜疾病的信心。

在临床工作中,患者的一些偏见和医方的不足会影响心理康复和睡眠管理工作的实施:

(1)临床对心理障碍认识不足,对心理康复的从业人员概念也比较模糊;大多数康复中心从事心理康复的人员没有接受过正规的培训,国内心理培训的课程也相对较少。

(2)心理障碍患者自身的认识模糊,对疾病的本质认识不足,不重视出院后的康复计划,认为一次急性事件不会致命;

(3)对疾病的原因理解发生偏差,把发病归因于遗传、压力或运气差,或把发病归因于单一的高血压、吸烟;

(4)对康复的长期性认识不足,65% 的患者在康复计划结束时能按五大处方执行,但 1 年后骤降到 31%;

(5)相信医疗干预,而轻视疾病的自我管理(行为方式改变),如戒烟、健康饮食等;

(6)认为行为方式改变的过程会很艰难,会打乱工作、休闲的节奏,因为服药较简单,而改变习惯和实施方案需要时间、精力和毅力;

(7)自信心脆弱(恐惧)或自信心太强大(过于乐观)。

长期的体育运动和植物性饮食可以改善许多年龄段的执行力。

研究人员还发现，太极拳和正念冥想、积极的感觉、自我肯定，甚至是短暂与大自然接触，都可以使执行力和自我控制力得到显著增强。另外，西式饮食和缺乏体育运动会对执行力产生负面影响。

突发的消极事件可激发患者作出枳极的行为方式改受，这一动机不会持续很久，也不是所有人都会产生这些变化。一般人在确定改变习惯时会经历 5 个阶段：

（1）沉思前阶段：尚未考虑改变；

（2）沉思阶段：正在考虑改变，但尚未考虑清楚改变的方向和方式；

（3）准备阶段：正在制定计划；

（4）改变阶段：正在实施计划；

（5）维持改变或旧习复发：正在维持改变（超过 6 个月以上）或重新恢复原来的行为习惯。

拉瑞鲁斯认为，心理应激是人在觉察到威胁或挑战，自发作出适应或应对时的身心反应，是人类应对危难的自我防御反应。应对也称为应付，是应激研究领域中的一个核心课题。应对是指面对威胁性的应激源时，需要通过各种适当的心理行为策略，经过努力、行动、克服困难、解决问题来消除或缓解自己的紧张状态。

（1）回避或逃避过强的心理应激源，如逃避引起吵架、愤怒的场所；

（2）心胸宽大、乐观地应对和处理负面的生活事件；

（3）增强自身应对和耐受挫折的能力；

（4）通过各种放松措施控制或转移负性情绪；

（5）学会各种放松技术，如气功、生物反馈疗法、散步等；

（6）取得社会的支持，取得亲人、友人的理解。

第三节　精神症状与心理问题的识别

1. 精神症状和心理问题的现状

很多门诊就诊患者伴有精神症状：2005 年在北京 10 家二、三级医院的心内科门诊，对连续就诊的 3260 例患者进行调查，焦虑检出率为 42.5%，抑郁检出率为 7.1%。其中在冠心病患者中，抑郁和焦虑的检出率分别为 9.2% 和 45.8%；在高血压患者中，分别为 4.9% 和 47.2%。研究还显示，在心内科就诊的患者中，12.7% 无法诊断为心血管病，而精神症状明显；27.7% 为心血管病患者合并存在精神症状。

无论有无器质性疾病，均可伴有精神症状：有部分在专科就诊的患者，没有明确的躯体疾病，但精神症状明显。同时，也有相当部分器质性疾病患者存在焦虑抑郁症状。躯体健康状况越差，心理问题发生率越高。在肿瘤、糖尿病、心脑血管疾病患者中，抑郁、焦虑问题突出。50.1% 慢性病患者存在不同程度的心理问题。

在慢性病患者中，自杀的比例远高于一般人群。国外有研究显示，慢性病患者中有 30%～40% 有不同程度的厌世绝望感，而正常人中仅有 4%；尤其是在 50 岁以上的老年患者中，厌世感出现的比例更高，有的几乎经常产生自残自杀的念头。

多项研究显示，身体活动和体育锻炼不仅可以让心理健康的人保持心情舒畅，还可以有效改善抑郁等心理问题。如每周 200 分钟的步行（每天少于 30 分钟）就可以大大改善抑郁情绪，也可以提高生活质量。身体活动最好选择有氧运动，如快走、慢跑、骑自行车、跳广场舞、游泳等。

在患者发病和就诊的过程中，无论患者的主诉是否已得到合理解释和有效处理，都会有相应的心理活动，而焦虑抑郁只是其中的部分表现，患者背后的心理问题呈现异质性。部分患者回避疾病，否认其严重性，也不愿接受医疗指导；部分患者变得过分在意自己的身体，呈典型的虑病、疑病状态，即使经有效治疗，仍会反复出现躯体不适；部分患者原有长期适应不良的心理状况，如神经官能症或亚临床神经症，有的出现发作性心理疾病，如抑郁发作、惊恐发作等。

　　同时，器质性疾病的严重程度直接影响患者的精神状态，如心血管病严重时出现大脑并发症——谵妄，或患病后表现出心理适应障碍等；此外，心理—生理交互作用可导致器质性疾病，如慢性焦虑患者可发生高血压、暴怒后可发生应激性心肌病或急性心梗等。了解患者得病后的心理变化，有助于患者的整体治疗和身心康复。

　　2. 如何识别精神症状和心理问题

　　(1)筛查：专科的临床诊疗节奏快，对患者的情绪体验难以逐一澄清，所以心理问题的筛查尤为重要。可以在诊疗的同时，采用简短的"三问法"，初步筛出可能有问题的患者：

　　①是否睡眠差，影响了白天的精神状态或需要用药？

　　②是否心烦不安，对以前感兴趣的事情失去兴趣？

　　③是否有明显的身体不适，如胸闷、心悸、气促、潮热等，但多次检查都没有发现能够解释的原因？

　　以上3个问题中如果有2个回答为"是"，则有80%精神障碍的可能性。也可在患者等待就诊时，采用评价情绪状态的量表筛查。推荐《躯体化症状自评量表》《患者健康问卷-2/9(PHQ-2/9)》《广泛焦虑问卷-7(GAD-7)》《综合性医院焦虑抑郁量表(HADs)》等(图6-1，表6-1～表6-4)。

表6-1　患者健康问卷-2

2周内被以下症状困扰的频率	完全没有	＜7天	＞7天	几乎每天
做事缺乏兴趣/乐趣	0	1	2	3
情绪低落，抑郁或无望	0	1	2	3

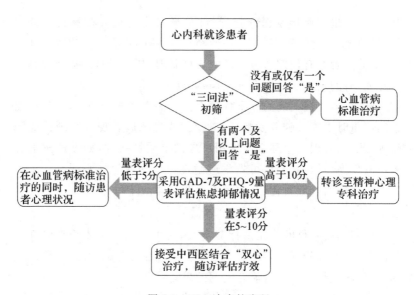

图 6-1　双心诊疗的流程

表 6-2　患者健康问卷-9

序号	项　　目	完全没有	有几天	一半以上日子	几乎每日
1	做事情毫无兴趣或高兴不起来	—	1	2	3
2	觉得悲伤压抑甚至绝望	0	1	2	3
3	入睡困难、睡眠质量差或嗜睡	0	1	2	3
4	感觉疲乏无力	0	1	2	3
5	缺少食欲	0	1	2	3
6	感觉糟透,自己很失败	0	1	2	3
7	难以专注,如读报或看电视	0	1	2	3
8	语速慢、明显异于常人,或经常不停地走来走去	0	1	2	3
9	觉得自己还不如死了好,或想采取某种方式伤害自己	0	1	2	3

表 6-3　患者健康问卷-9(规则与治疗建议)

分值	结果分析	治疗建议
0～4 分	没有抑郁	无
5～9 分	轻度抑郁	观察等待,随访时复查 PHQ-9
10～14 分	中度抑郁	制定治疗计划,考虑咨询、随访和药物治疗
15～19 分	中重度抑郁	积极进行药物治疗和心理治疗
20～27 分	重度抑郁	立即选择药物治疗,若严重损伤或治疗无效,建议转诊至精神科由专家进行心理治疗和综合治疗

表 6-4　广泛焦虑问卷-7

在过去 2 周,有多少时间您受以下问题困扰?(在您的选择下打√)	0＝完全没有	1＝有几天	2＝一半以上的日子	3＝几乎每日
1. 感觉紧张、焦虑或着急				
2. 不能停止担忧或不能自我控制担忧				
3. 对各种各样的事情担忧过多				
4. 很难放松下来				
5. 由于不安而无法静坐				
6. 变得容易烦恼或急躁				
7. 感到似乎将有可怕的事情发生而害怕				

注:0～4 分:没有焦虑;5～9 分:轻度焦虑;10～14 分:中度焦虑;15～21 分:重度焦虑。

①综合性医院焦虑抑郁量表(HADs)

主要应用于综合性医院患者中焦虑和抑郁情绪的筛查。

A:综合性医院焦虑情绪测定题

a. 我感到紧张或痛苦

几乎所有时候(3 分);大多数时候(2 分);有时(1 分);根本没有(0 分)。

b. 我感到有点害怕,好像预感到有什么可怕的事情要发生

非常肯定和十分严重(3分);是的,但并不太严重(2分);有一点,但并不使我苦恼(1分);根本没有(0分)。

c. 我的心中充满烦恼

大多数时间(3分);常常如此(2分);时时,但并不经常(1分);偶然如此(0分)。

d. 我能够安闲而轻松地坐着

肯定(0分);经常(1分);并不经常(2分);根本没有(3分)。

e. 感到一种令人发抖的恐惧

根本没有(0分);有时(1分);很经常(2分);非常经常(3分)。

f. 我有点坐立不安,好像感到非要活动不可

确实非常多(3分);是不少(2分);并不很多(1分);根本没有(0分)。

g. 我突然有恐慌感

确实很经常(3分);时常(2分);并不经常(1分);根本没有(0分)。

D:综合性医院抑郁情绪测定题

a. 我对以往感兴趣的事情还是有兴趣

肯定一样(0分);不像以前那样多(1分);只有一点儿(2分);基本上没有了(3分)。

b. 我能够哈哈大笑,并看到事物有趣的一面

我经常这样(0分);现在已经不太这样了(1分);现在肯定是不太多了(2分);根本没有(3分)。

c. 感到愉快

根本没有(3分);并不经常(2分);有时(1分);大多数时间(0分)。

d. 我好像感到人变迟钝了

几乎所有时间(3分);经常(2分);有时(1分);根本没有(0分)。

e. 我对自己的外表(打扮自己)失去兴趣

肯定(3分);经常(2分);并不经常(1分);根本没有(0分)。

f. 我怀着愉快的心情憧憬未来

差不多是这样做的(0分);并不完全是这样做的(1分);很少这样做(2分);几乎从来不这样做(3分)。

g. 我能欣赏一本好书或一段好的广播或电视节目

常常(0分);有时(1分);并不经常(2分);根本没有(3分)。

②如何使用 HADs 量表

a. 请患者填写基本资料(姓名、性别、年龄、时间等);

b. 请患者阅读每项内容,并根据自己在过去一段时间内(如1个月)的感受在相应空格内打分,要求患者对每个问题立即作出回答,不要思考过长时间;

c. 测定过的量表建议附于病历后并建档,以作医师复诊参考。

③如何给 HADs 量表评分

HADs 量表给出了 2 套测定题,可分别评定焦虑和抑郁的状况。其中 A 代表焦虑项目,D 代表抑郁项目,每个项目分 4 级评分。将 2套项目分别叠加即得出各自的总分。

a. 总分 0～7 分代表正常;

b. 总分 8～10 分表示轻度抑郁/焦虑;

c. 总分 11～14 分表示中度抑郁/焦虑;

d. 总分 15～21 分表示严重抑郁/焦虑。

针对谵妄的评估工具有 10 多种,在综合性医院使用最多的是"意识模糊评定法(Confusion Assessment Method,CAM)"的简本(4 个条目)。同时,CAM 还拓展了专门用于重症监护病房的 CAM-ICU,特别便于连续评定术后或病情严重的 ICU 患者。另外,还有护士用的谵妄评定工具。

值得注意的是,有的量表,施测人员需培训过才能得到评价一致性,如《汉密尔顿抑郁量表》是由受训合格的专业人员施测的,不能由患者自填。有的量表用于筛查,灵敏度和特异度都合格,但作为考察病情变化的指标则过于简单。

第四节　心理问题的临床处理

在专科就诊的患者中,大量存在精神心理问题。由于传统的生物医学模式,常常忽视精神心理因素,使患者的治疗依从性、临床预后和生活质量明显降低,成为目前临床医师在实际工作中必须面对又迫切需解决的问题。我国临床医师对精神心理卫生知识的了解远不能满足临床的需要,所以在临床中遇到此类问题时,常常难以运用有效的手段进行干预。

专科患者的精神心理问题临床处理跨度非常大:从普通人的患病反应,到患病后行为异常及适应障碍,到慢性神经症患者的特殊应对方式,到药物不良反应造成的精神症状,以及心血管病严重时出现的脑病表现。

但专科医师在临床工作中所起到的作用难以替代。因为第一线接触患者的是专科医师,而很多患者会拒绝转诊至精神科。同时,心脑血管疾病常常是致命性的,而这些患者存在的精神心理问题通常是亚临床或轻中度焦虑抑郁,没有达到精神病的诊断标准。所以说,这部分患者由专科医师处理更为安全方便。

1. 支持性心理帮助

认知因素是决定患者心理反应的关键因素,包括对病因和疾病结果的态度、对治疗预期的态度等。患者在获得诊断和治疗阶段,以及后续的康复阶段,可能会经历多种心理变化。所以,临床医师的作用主要是认知行为改变和运动锻炼指导。

积极的心理健康教育能够改善患者的整体健康状况,使患者的主诉减少19%,并增强心理健康、改善生活质量和增强对幸福感的感知程度。有一项干预研究显示,人们使用楼梯后,增加了64%工作场所和75%公共场所的上下楼梯活动。另外,手机短信已用于各种预防行为的干预。

患病心理反应的认知行为治疗有以下几方面：

（1）健康教育

患者常因对疾病不了解、误解和担忧而导致情绪障碍，需要从心理上帮助患者重新认识疾病，合理解释疾病的转归和预后，纠正患者不合理的负性认知，恢复战胜疾病的自信心。

健康教育可通过定期讲课或一对一咨询等方式进行，内容包括慢性病的防治课程，让患者了解疾病的发生、预防和预后，减少误解和不了解造成的心理障碍。同时，让患者了解精神心理障碍对慢性病发生发展的影响，使患者更加重视精神心理障碍的治疗（表6-5）。

表6-5 体育锻炼的自我效能感和自信心评估

在以下情况下，请对您在接下来的6个月内参加常规体育锻炼的信心进行评分				
一点也不自信				非常自信
有点累　　　　　　　　　1	2	3	4	5
心情差或沮丧　　　　　　1	2	3	4	5
自己正在做　　　　　　　1	2	3	4	5
变得无聊　　　　　　　　1	2	3	4	5
健身没有明显改善功能　　1	2	3	4	5
还有其他要求　　　　　　1	2	3	4	5
感觉僵硬或酸痛　　　　　1	2	3	4	5
天气差　　　　　　　　　1	2	3	4	5
生病时　　　　　　　　　1	2	3	4	5

（2）心理支持

有精神障碍的患者往往有许多不同的主诉，在漫长的就医过程中，做了许多检查，用了许多药物，但患者的病情仍然得不到缓解。同时，患者常常感到自己的病症得不到医师的重视和家人的理解，从而心生不满。这时，医师要对患者的病情表示理解和同情，耐心倾听和接受患者对疾病的描述。在患者阐述病情时，除了躯体疾病的症状外,要尽可能详细地询问患者有无其他不适主诉,如有无睡眠问题、有无紧张和担心害怕、有无乏力和情绪不佳;要与患者讨论症状出现时的心理情绪问题,并了解患者对本身躯体疾病的认识,有无随时感到疾病会对自己造成重大威胁,或对疾病的治疗和康复失去信心;要了解患者发病之初有无负性生活事件,如亲人病故、病重以及其他重大精神创伤和压力。

有时患者虽然有强烈的求治愿望,但因屡治不愈,也会对医师失去信心。通过与患者的充分交流与沟通,可重新取得患者的信任。在充分了解患者病情的情况下,可结合本专业知识,对患者进行合情合理的安慰,给予其适当的健康保证,打消其顾虑,恢复其战胜疾病的勇气和信心。

心理障碍患者固有的防御心理使他们倾向于隐瞒自己的抑郁焦虑情绪,同时也担心医师在考虑精神因素时,会耽误对躯体疾病的诊断和治疗。此时,需帮助者认识到自己的病情与精神心理障碍之间的关系,告诉患者抑郁焦虑同样会导致躯体不适,同时帮助患者正确判断其躯体疾病的严重程度。要详细解释精神心理障碍治疗的必要性,解释药物治疗过程中的注意事项,以取得患者对疾病诊断的充分理解和对治疗的积极配合。

研究显示,合并精神障碍的患者其治疗的依从性较差,具体表现在对焦虑抑郁治疗的不依从,以及对康复治疗的不坚持。因此,提高依从性对改善患者的预后非常重要。可从以下几个方面予以注意:

①加强治疗指导

以患者能够理解的方式进行宣教。使用亲切的语言,提供浅显易懂的口头和书面信息,如为什么需要治疗、怎样治疗、治疗的益处、各个药物的用法用量、注意事项,以及可能产生的不良反应。用药方案应尽量适应患者的生活工作习惯,通过健康教育来提高患者对自身疾病的认识,正确理解治疗方案,促使患者家属的积极配合,支持和监督患者接受治疗。

②调动支持系统

通过提供正确、合理的家庭和社会支持，改善家庭和社会环境。这是提高治疗依从性的重要措施。家庭和社会支持对患者的精神健康有促进作用，能够让患者在遇到应激事件时，更好地应对困难、渡过难关，降低应激事件对身心健康所产生的消极影响，减少心理障碍的诱发因素，降低发病率。患者家属和患者之间的感情互动，还有助于患者康复。同时，要对患者家属进行适当的健康教育，提醒患者家属避免过度紧张，以免给患者造成更大的精神压力。

（3）随访

随访有利于定期了解病情变化和指导患者进一步治疗，可提高治疗的依从性，提高患者对治疗的信心。随访从患者接受治疗开始，每1～2周1次，之后适当延长随访时间。随访过程中，医师主要观察患者的治疗效果及对药物的反应，并根据随访情况及时调整用药及其他支持性治疗。

治疗早期的随访非常重要。临床医师根据不良反应尽量把药物的剂量加到靶目标值，同时鼓励患者坚持到足够的疗程。远期的随访可获得长期效果，并对患者进行持续的心理支持。随访方式可采用门诊咨询、电话、微信、邮件或信件等方式。

随访过程中，如反复出现治疗依从性差、患者行为异常（如陷入疑病状态而不能自拔）或出现报警信号（如缺乏依据的投诉医师或有自我伤害行为），应请精神科或临床心理科会诊，以缓冲负面情绪所造成的压力，避免与患者陷入纠缠乃至对立的医患关系之中。

2. 运动疗法

运动疗法对慢性病有益已经是医学界的共识。大量研究也证明，运动可改善慢性病患者的生存率，改善患者的焦虑、抑郁症状。有学者对522例冠心病患者追踪观察4年，结果显示，运动疗法能使冠心病伴抑郁的患者病死率降低73%，而且只需轻度改善患者的心肺功能，即可降低抑郁的发病率，以及冠心病患者的死亡率。

实施运动疗法前，须对患者进行综合评估，包括：①确认患者有无器质性疾病及程度;②患者焦虑、抑郁情况及程度,既往治疗情况,有无复发史等;③心肺功能及运动能力。如果有条件,建议患者进行运动评估,并结合患者的兴趣、需要及健康状态来制定运动处方,并遵循个体化的运动处方进行康复治疗。如果条件受限,不能进行运动评估,或患者未合并器质性疾病,也可以根据年龄、运动习惯等因素给予合适的运动指导。根据运动试验结果(如静息心率、靶心率、血压和心电图改变)、病变程度、心肺功能状况来确定运动强度,运动强度通常以 50% ～70% 最大耗氧量或靶心率(运动需达到60%～80%的最大心率)来定标,而对于有些患者,也可根据自觉劳累程度分级(达 13 级,略感疲劳)来调整。

根据运动锻炼实施过程中患者对训练的反应,以及再评定的结果,不断对运动处方进行修改。对所有患者,医师应鼓励其进行每周3～5 次,每次 30～60 分钟中等强度的有氧运动,辅以散步、园艺、家务等日常活动,以及每周 2 次以上的抗阻训练(包括哑铃、弹力带等)。

运动治疗应遵循一般性的原则,并注意:

(1)高危患者应在医学监护下运动。一方面可以观察患者在运动中的反应,并及时调整运动处方;另一方面可消除患者的运动恐惧心理,让患者在放松状态下运动。低危患者可以选择在康复中心或家中进行运动锻炼,建议在运动过程中播放舒缓的音乐,营造放松的运动环境。

(2)低危慢性病或心脏神经官能症患者有氧运动的强度可偏大,建议达到最大运动量的 70%～80%;高危慢性病患者则从中低强度开始,循序渐进。在每次运动前后给予柔韧性运动方式进行热身和放松,有助于预防运动性损伤。中老年患者可进行平衡性训练,以降低运动中跌倒的风险。在运动治疗一段时间后应适当增加抗阻训练,以增强肌力和耐力,改善患者的生活质量。在治疗过程中,应多和患者及家属交流,及时消除患者的困惑;应多给予鼓励,尤其是在患者有进步时。心理支持应贯穿治疗的始终,包括患者的家属。

3. 药物治疗

对于合并心理问题或精神障碍的慢性病患者，对症的药物处理可改善患者的精神症状。

（1）药物治疗的注意事项

①治疗目标要确切，如针对焦虑或抑郁症状。

②全面考虑患者的症状特点（如是否伴有失眠）、年龄、躯体疾病状况、有无合并症、药物的耐受性等，尽量做到个体化用药。

③剂量逐步递增，采用最低有效剂量，使不良反应的可能性降到最低。与患者有效沟通治疗方法、药物的性质、作用、可能的不良反应及对策，增加患者治疗的依从性。

④新型抗抑郁药物一般在治疗 2 周左右开始起效。如果足量治疗 6～8 周后仍无效，应重新评估病情（咨询精神科）。若考虑换药，应首先考虑换用作用机制不同的药物。

⑤治疗持续时间一般在 3 个月以上。

（2）药物的选择

①SSRI：当今治疗焦虑、抑郁障碍的一线用药。适应证：各种类型和各种不同程度的抑郁障碍，包括焦虑、恐惧、疑病症、强迫症、惊恐障碍、创伤后应激障碍等。禁忌证：对 SSRI 类过敏者；禁止与单胺氧化酶抑制剂、氯米帕明、色氨酸联用。用法：SSRI 类药物镇静作用较轻，可白天服用；若患者出现困倦乏力，可晚上服用。为减轻胃肠道刺激，通常餐后服药。建议慢性病患者从最低剂量的半量开始，老年体弱者从 1/4 量开始，每 5～7 天缓慢加量至最低有效剂量。

②苯二氮䓬类：抗焦虑作用起效快，用于焦虑和失眠的治疗。长半衰期药物有地西泮、艾司唑仑、氯硝西泮等；短半衰期药物有：劳拉西泮、阿普唑仑、咪达唑仑、奥沙西泮等。长半衰期的药物更适合用于伴有失眠的情况，睡眠时用药。老年人要防止跌倒、体位性低血压，重症患者应注意呼吸抑制。由于有一定的成瘾性，所以常常作为抗焦虑初期的辅助用药，较少单独使用。有呼吸系统疾病者要慎用，因其易引起呼吸抑制，导致呼吸困难。长期使用会产生药物依赖，突

然停药可引起戒断反应。建议连续应用不超过 4 周,逐渐减量后停药。

③唑吡坦和佐匹克隆:新型助眠药物,没有肌松作用和成瘾性。特点是对入睡困难者效果好,晨起没有宿醉反应,但没有抗焦虑作用。部分老年患者用唑吡坦后,可能出现入睡前幻觉(视幻觉为主)。

④氟哌噻吨美利曲辛:复合制剂,含有神经松弛剂(氟哌噻吨)和抗抑郁剂(美利曲辛),其中美利曲辛含量为单用剂量的 $1/10\sim1/5$。适应证:轻中度焦虑抑郁、神经衰弱、心因性抑郁、抑郁性神经官能症、隐匿性抑郁、心身疾病伴焦虑和情感淡漠、更年期抑郁、嗜酒及药瘾者的焦躁不安和抑郁。禁忌证:心梗急性期、循环衰竭、房室传导阻滞、未经治疗的闭角性青光眼、急性酒精中毒、巴比妥类药物及鸦片中毒。禁与单胺氧化酶抑制剂同服。用法:成年人通常为 2 片/日,早晨及中午各 1 片;严重病例早晨剂量可加至 2 片。老年患者早晨服 1 片即可。维持量为 1 片/日,早晨口服。对失眠或严重焦虑不安的病例,建议在急性期加服镇静剂。老年人或此前未接受过精神科治疗的患者,有时半片也能达到理想效果。

4. 放松训练与生物反馈技术

放松训练可减少急性事件及再发,促进病情好转。接受简单放松训练的术后患者谵妄减少,并发症减少,住院时间缩短。包括运用腹式呼吸和集中注意力的想象,进行渐进性肌肉放松、自我催眠、沉思、冥想及生物反馈训练。

生物反馈治疗可用于那些喜爱器械及对"谈话治疗"持怀疑态度的患者。通过学习和训练,人们能在一定范围内做到对脏器活动的随意性控制,对偏离正常范围的脏器活动加以纠正,恢复内环境的稳态,从而达到防治疾病的目的。

(1)放松训练的方法

包括呼吸放松法、肌肉放松法、想象放松法三种,而具体放松训练的形式多种多样,有渐进式放松训练、印度的瑜伽术、日本的禅宗,以及我国的气功。

①肌肉放松法：将右手握成拳，攥紧些，再紧一些，然后感觉一下手和前臂的紧张状态，让这种感觉进到手指、手掌和前臂。然后再放松手，注意紧张和放松之间的感觉差异。可以闭上眼睛再做 1 次，意识到那种紧张，再放松，让紧张感流走。耸起双肩，紧张肩部肌肉；挺起胸部，紧张胸部肌肉；拱起背部，紧张背部肌肉；屏住呼吸，紧张腹部肌肉。

②放松手臂：紧握拳，然后放松，向后弯曲手腕，手背和前臂紧张。或伸出右手，紧握拳，紧张右前臂；伸出左手，紧握拳，紧张左前臂；双臂伸直，两手同时紧握拳，紧张手和臂部。

③放松头部：皱起前额部肌肉，似老年人额前部一样皱起；皱起眉头；皱起鼻子和脸颊（可咬紧牙关，使嘴角尽量向两边咧，鼓起两腮，似在极度痛苦状态下使劲一样）。

④放松肩：耸起肩部向耳部靠拢（左右分开做，每次只耸一个）。

⑤放松颈部：将头紧靠在椅背上。感觉颈部和后背的紧张，保持一会，然后放松头向前向下伸，感觉颈前部肌肉的紧张，然后放松。

⑥放松胸部肌肉：深吸气，让气体充满胸腔，憋一会。感觉整个胸部和腹部的紧张状态，保持一会，然后放松。

⑦放松背部：将背往后弯曲，感觉紧张，然后放松。

⑧放松腿部：伸直双腿，暂停 5 秒，然后放松。或伸出右腿，右脚向前用力像在蹬一堵墙，紧张右腿；伸出左腿，左脚向前用力像在蹬一堵墙，紧张左腿。

⑨放松脚部：将脚尖尽量朝上指，使小腿肌肉绷紧，然后放松。

在安静环境下，练习者要做到心情安定，注意集中，肌肉放松。在做法上要注意循序渐进，训练进行的速度要缓慢。对身体某部分肌肉进行放松时，一定要留有充足的时间，以便让自己体会到当时的放松感觉。放松训练能否成功，取决于患者对此项训练的相信程度和配合程度。放松成功的标志是，面部无紧张表情，各肌肉群均处于松弛状态，肢体和颈部张力减低，呼吸变缓慢。

（2）呼吸放松法

有3种准备姿势：坐姿、卧姿、站姿。

①坐姿：坐在凳子或椅子上，身体挺拔，腹部微微收缩，背不靠椅背，双脚着地，并与肩同宽，排除杂念，双目微闭。

②卧姿：平躺在床上或沙发上，双脚伸直并拢，双手自然地伸直，放在身体两侧，排除杂念，双目微闭。

③站姿：站在地上，双脚与肩同宽，双手自然下垂，排除其他想法，双目微闭。

具体做法：用鼻孔吸气（腹式吸气）。双肩自然下垂，慢慢闭上双眼，然后慢慢地、深深地吸气，吸到足够多时，憋气2秒钟，再把吸进去的气缓缓地呼出。自己要配合呼吸的节奏并给予一些暗示和指导语："吸……呼……吸……呼……"，呼气的时候尽量告诉自己"我现在很放松""很舒服"，注意感觉自己的呼气、吸气，体会"深深地吸进来，慢慢地呼出去"的感觉。重复做这样的呼吸20遍，每天2次。这种方法虽然很简单，却有一定的作用。

（3）想象放松法

主要通过唤起宁静、轻松、舒适情景的想象和体验，来减少紧张和焦虑。控制唤醒水平，引发注意集中的状态，可增强内心的愉悦感和自信心。如想象自己躺在温暖阳光照射下的沙滩，迎面吹来阵阵微风，海浪有节奏地拍打着岸边；或想象自己正在树林里散步，小溪流水，空气清新，鸟语花香。

这种放松法首先要求采取某种舒适的姿势，如仰卧，两手平放在身体的两侧，两脚分开，眼睛微微闭起，尽可能地放松身体。慢而深地呼吸，想象某一种能够改变人的心理状态的情境。尽可能使自己有身临其境之感，好像真的听到了那里的声音，闻到了那里的空气，感受到了那里的沙滩和海水。练习者身临其境之感越深，其放松效果越好。

利用想象来放松，成功的关键在于：①头脑里要有一种与感到放松密切相联系的、清晰的处境；②要有很好的想象技巧，使这种处境被心理上的"眼睛"看得很清楚,并容易进入一种完全放松的状态。

　　放松训练的直接目的是使肌肉放松,最终目的是使整个机体活动水平降低,达到心理上的松弛,从而使机体保持内环境的平衡与稳定。自己是否处于放松状态,除了压力测试外,还可以从身体、精神方面了解自己。身体方面,可以观察饮食是否正常、营养是否充分、睡眠是否充足、有无适量运动等;精神方面,可以观察处事是否镇定、注意力是否集中、是否心平气和。如果回答都为"是",说明比较放松;如果回答大部分为"不是",那么需要想其他办法来放松自己。

　　放松训练过程中要注意以下事项:

　　①要有一个感觉舒适、温暖的空间,可以一个人安静地待着。要穿舒适宽松的衣服,保持舒适的躺姿,两脚向两边自然张开。一只手臂放在上腹,另一只手臂自然放在身体一侧。

　　②缓慢地通过鼻孔呼吸,感觉吸入的气体有点凉凉的,呼出的气息有点暖暖的。在吸气和呼气的同时,感受腹部的起伏运动。

　　③保持深而慢的呼吸,吸气和呼气的中间有一个短暂的停顿。

　　④几分钟过后,坐直,把一只手放在小腹上,把另一只手放在胸前,注意两手在吸气和呼气时的运动,判断哪一只手活动更明显。如果放在胸部的手比另一只手运动更明显,这意味着所采用的是胸式呼吸而非腹式呼吸。

　　放松训练的程序:

　　①准备工作:要帮助患者先学会这一程序,进而自行练习。取一个舒服的姿势,可以靠在沙发上或躺在床上,使患者感到轻松、毫不紧张。要在安静的环境中进行练习,光线不要太亮,尽量减少无关的刺激,以保证放松练习的顺利进行。

　　②放松的顺序:手臂部→头部→躯干部→腿部。

　　5. 特殊疾病的处理

　　(1)谵妄

　　谵妄的治疗与焦虑抑郁的治疗原则不同。对于已经插管进行人工通气的患者,如出现躁动,咪达唑仑起效快,可供选择。对于没有进行人工通气的患者,出现躁动并不是插管的指征。

如没有人工通气指征,抗焦虑和适当约束患者是更好的选择。同时,应注意抗焦虑药物的肌松作用,应检测血氧含量。值得注意的是,苯二氮䓬类药物,特别是高效价药物的大量使用,可加重和延长意识障碍,应和抗精神病药物联合使用。

使用抗精神病药物,首要的原则是分型处理。对于严重激越型患者,应在1~2天内达到和维持强力镇静的状态,同时应注意昼夜节律;对于淡漠型患者,目的是帮助其调节昼夜节律,以辅助患者恢复意识。

除用药外,护理方面的照顾也是患者康复的基本要点。恰当地强调时间、人物、地点的定向,并与固定陪护人员进行合作等,可在很大程度上降低谵妄患者受伤和出现激越的风险。

精神科会诊医师的作用在于:①利用自己的经验,同专科医师一起寻找病因;②对患者及其家属进行安慰,对陪护人员进行健康教育;③提醒和协助处理谵妄患者相关的医疗决策问题。

(2)惊恐发作

惊恐发作是急性焦虑发作,常常表现为突发心悸、胸闷、窒息、恐惧以及濒死感,伴有出汗、颤抖、无力、心率增快、血压升高等交感神经兴奋表现。强烈发作一般持续10~20分钟,可自行缓解。由于和急性事件的临床症状相似,常在综合性医院急诊科或专科就诊,容易被误诊漏诊,患者因治疗无效而反复就诊、住院和重复检查。

器质性疾病(如低血糖、哮喘)可诱发惊恐发作,酒精、药物或毒品可以导致易感个体出现惊恐发作。也有一些患者是单纯惊恐发作,无法找到可以解释症状的病因或精神应激的诱发因素。

有基础器质性疾病的惊恐发作,转归往往随原发病病程而改变,但有时控制了原发病,惊恐发作仍可反复出现;无基础器质性疾病的惊恐发作,往往自然缓解,但过后会有明显疲乏感,可持续数小时甚至1~2天;也有的年轻患者发作后一切如常,但同样容易反复发作。

处理原则:①对惊恐发作的识别和处理应当前移到急救车或急

救阶段。②鉴别诊断和对症处理同步进行。③在对症处理上，首选迅速起效、半衰期短的药物，如咪达唑仑、阿普唑仑、劳拉西泮等，必要时静脉给药。注意患者原发病的影响，如对心肺功能差的患者应注意药物的呼吸抑制作用，在插管和通气支持下使用更安全。④对于无器质性疾病或酒、药、毒品引起的惊恐发作，对症处理后，应及时进行健康教育，告知患者发作的性质和应对方法（放松训练或药物处理）；对于反复发作的患者，建议转诊精神科。

美国食品和药物管理局（FDA）批准的治疗惊恐发作的药物有：帕罗西汀、氟西汀、舍曲林、文拉法辛、艾司西酞普兰、阿普唑仑、氯硝西泮。我国批准的药物有：帕罗西汀、艾司西酞普兰和氯米帕明。在药物治疗过程中，患者可能会将一些不良反应，如心动过速、头晕、口干等误认为是疾病的表现。而且，有的患者在药物治疗的早期，症状会加重（药物的不良反应多发生在开始治疗的第1周）。所以在治疗前，应向患者告知药物的不良反应和应对方式，避免过早停药而延误治疗。

药物治疗的目标是控制症状，一般在治疗2～3个月后可以实现。如果遇到困难（如依从性差），应当转精神科或请精神科医师会诊。即使2～3个月后药物治疗已能控制症状，仍要提醒患者还需维持治疗。而且，此时的心理疏导和康复显得尤为重要，这往往需要临床心理师或兼有心理治疗特长的精神科医师的帮助。

6. 分工、转诊以及与精神科合作

对心理问题和精神障碍的处理，临床医师有医学专业的优势，弱势则在于临床心理学和精神病学专业知识的薄弱。但凭借医患交流的一般经验和对人的敏感性，临床医师完全有能力识别心理问题，并及时处理心理反应和适应不良问题。

对生物医学模式可以很好解释的脑病问题（重症的谵妄），专科医师经培训后也容易掌握。由于谵妄经常出现在重症监护室等场合，精神科医师不可能随时在场，能否及时发现和处理对器质性疾病的预后影响很大。因此，识别和处理谵妄通常也是以专科医师为主，精神科医师为辅。

需要会诊和转诊的具体情况包括：

（1）难治性病例，即经过一次调整治疗仍不能耐受不良反应或症状尚未改善的病例；

（2）依从性差的病例，在医师指导下仍反复中断治疗，导致病情波动的；

（3）重症病例，伴有明显的迟滞、幻觉，或转为亢奋、敌对的情绪；

（4）危险病例，有自伤或自杀危险，或有伤人危险的；

（5）投诉病例，抱怨医师处理不当而理由并不充分的。

7. 专科医师处理心理问题的流程

在专科就诊的患者，主要是来解决基础疾病的。即使伴有情绪问题，患者也未必主动叙述情绪症状，而是诉说睡眠差、乏力、心悸、胸闷、胸痛、头晕、背痛等躯体症状。

需要特别指出的是，在明确符合精神障碍，特别是神经官能症的患者中，约有 20% 不认可医师的诊断。此时临床医师不可强求患者去接受诊断。若患者对焦虑、抑郁的诊断比较敏感，可给予心脏神经官能症、植物神经功能失调或其他患者容易接受的解释，而重在保证临床处理能够进行。

第五节　失眠与睡眠管理

1. 疾病与失眠

自古以来，无论凡夫俗子、平民百姓，还是富翁贵族、达官要人，其基本追求无外乎"日求三餐，夜求一眠"。睡眠虽然不是生命的全部，却占据了人一生中 1/3 的时间。睡眠很大程度决定了我们人生 1/3 的健康。睡眠如此重要，但多数人的睡眠质量却不尽如人意。工作生活的重压使得现代人作息紊乱，1/3 的人生濒临健康的威胁。

失眠是指在具备睡眠机会和环境的前提下，发生对睡眠持续时间、睡眠效率和质量不满意的状况，包括难以入睡、睡眠不深、多梦、醒后不易再睡、早醒、周期性肢体运动、多动腿综合征，或自觉睡眠明显不足等。

失眠包括 3 种状态：①失眠与外界环境相合，不影响躯体、心理和社会功能，属于正常的心理反应，不属于疾病范畴，对症治疗即可；②失眠比较严重，或持续时间过长，或与客观的事件或处境不相称，并且损害躯体、心理和社会功能，每周发生 3 次以上，持续时间超过 1 个月以上，称为失眠症；③未达到上述标准的称为失眠问题。以上②和③均属于疾病范畴，需要给予系统规范的治疗。

失眠的危害包括：导致身体免疫力下降，对各种疾病的抵抗力减弱；引起记忆力减退、头痛；影响工作、学习和生活；导致植物神经系统紊乱；引起老年痴呆；使人过早衰老，缩短寿命；影响儿童的身体生长发育。

疾病相关性失眠是指有基础疾病的患者出现上述失眠症状，当达到失眠症或失眠问题时，常伴随心理和社会功能受损，并导致或加重基础疾病。伴有基础疾病的失眠与原发性失眠比较，有其独有的特点，失眠常与基础疾病的症状、病情严重程度和治疗相关，对其处理不同于原发性失眠，需要积极治疗基础疾病，同时治疗失眠。

社区人群失眠的发生率为 12%，心梗患者发病前自述的失眠率为 50%，而其他疾病患者自述的失眠率为 33%。另一项研究显示，432 例高血压患者中，女性的失眠患病率为 60.9%，男性为 38.7%，远远高于普通人群。

慢性病与失眠的关系密切。失眠不仅老年人发生心梗的独立预测因素，也是心梗后抑郁的标志之一。有学者发现，夜班工作者比白班工作者慢性病的风险增加 40%，急性事件的风险增加 1.3 倍。另有研究发现，短时睡眠者（每晚睡眠≤5 小时）和长时睡眠者（睡眠时间≥9 小时）比较，急性事件的风险增加 1.79 倍。一项前瞻性研究显示，改善失眠可降低未来 12 年心脑血管疾病的发病率和死亡率，偶尔有短时午睡习惯的个体，心脑血管疾病的死亡率降低 12%，而有规律午睡习惯的个体,死亡率可降低 37%。

虽然国外已有大量的研究显示,焦虑、抑郁与慢性病的预后和生活质量降低密切相关,住院期间的焦虑、抑郁可以预测患者 1 年后的精神状态和生活质量。但由于东西方文化、社会经济状态和环境的差异,影响慢性病患者发生焦虑、抑郁的因素不尽相同。所以说,国外的研究结论并不能代表我国人群的特点。

基础疾病患者发生失眠的原因包括:疾病各种症状所致的失眠、药物所致的失眠、术后不适症状所致的失眠、因疾病发生焦虑抑郁导致的失眠、睡眠呼吸暂停。鉴于患者失眠的发生率高,且对身心健康造成威胁,临床医师应对已有基础疾病患者的失眠问题给予足够的重视,并进行有效的早期预防和控制。

与失眠相关的评估内容包括:

(1)病史:包括临床症状、治疗措施和效果、合并症、个人史(酗酒、个人性格特征、对生活事件的应对态度)、家族史(心脑血管疾病、精神障碍、失眠等);

(2)体格检查:包括心血管系统和神经系统的体征;

(3)辅助检查:包括血液检查、心脏超声,必要时行冠脉 CT、头颅 CT 以及应用多导睡眠记录仪;

(4)精神状态评估:焦虑、抑郁、紧张、担忧等;

(5)使用症状量表评估患者的失眠和精神心理状态:如 PSQI 量表、HADs 量表、SDS 和 SAS 量表等;

(6)完成 1～2 周的睡眠日记:包括上床睡觉的时间、早上起来的时间、夜间入睡潜伏期(指在灯熄灭后到睡着的时间)、夜间入睡后又醒来的次数和累计觉醒的总时间、最后醒来的时间、午睡或打盹累计时间、用药情况,以及睡眠质量。

失眠的行为治疗包括:

(1)坚持有规律的作息时间;

(2)睡前放松,可以散步、打太极拳;

(3)睡前远离咖啡和尼古丁;

（4）选择合适的锻炼时间，下午锻炼是帮助睡眠的最佳时间，而有规律的身体锻炼能提高夜间睡眠的质量；

（5）保持室温稍凉，卧室温度稍低有助于睡眠；

（6）大睡要放到晚间，白天午睡或过长时间打盹会导致夜晚睡眠时间被"剥夺"；

（7）保持安静，关掉电视机和收音机，因为安静对提高睡眠质量有帮助；

（8）舒适的床及床上用品；

（9）睡前洗澡、泡脚；

（10）不要一味依赖安眠药；

（11）尽量不熬夜；

（12）避免精神高度紧张，保持良好心态；

（13）睡前避免过度兴奋和思虑过多，不看小说、手机等。

2. 睡眠管理

经过上述评估后，根据失眠原因（同一患者可能有多种原因）给予对症治疗。治疗原则包括：积极治疗原发病，纠正导致失眠的症状，缓解精神心理障碍，缓解失眠及其伴随症状。对于因症状、疾病导致的失眠，应建立良好的医患关系。因为，患者的信任和主动合作非常重要。应着重消除当前的疼痛、失眠、焦虑、恐惧、惊恐发作等症状，消除患者对疾病及治疗的恐惧心理，消除对药物和手术治疗的担忧。在治疗前，临床医师应详细说明治疗的必要性、效果及可能发生的反应，使患者有充分的心理准备；应尽早开始心理治疗，以减少应激反应。

老年人、合并多种疾病患者、重症监护室的患者易发生谵妄、睡眠障碍，应积极治疗原发病和诱发因素，如心肌缺血、呼吸困难、低血压、电解质紊乱、焦虑等。同时，给予对症治疗，如氯丙嗪肌注（25mg）、奥氮平口服（2.5～10mg）、奋乃静口服（1～2mg），从小剂量开始治疗。需要强调的是，安定类药物会加重意识障碍，应尽量避免使用。

指导患者学会记睡眠日记,以了解患者的睡眠行为,纠正不正确的失眠认知和睡眠习惯。在慢性病的康复阶段常会遇到各种应激,可对预后产生明显的影响。因此,要注意指导患者及家属做好心理、家庭、社会等方面的再适应。

在发生失眠的急性期,要尽早使用镇静安眠药物,应短程、足量、足疗程。鼓励采用新型抗抑郁药,如 5-羟色胺再摄取抑制剂(SSRIs)、黛力新,因为这些药物的副作用较少且成瘾性很低。

在使用镇静安眠药物的过程中应注意以下几点:

(1)注意药物的相互作用:抗焦虑/抑郁药物可升高硝苯地平、维拉帕米、普奈洛尔、倍他乐克、华法令、氨茶碱等药物的浓度。应尽量选择药物相互作用少的药物,如黛力新、舍曲林及西酞普兰。

(2)应注意药物对 QT 间期的影响:三环类抗抑郁药物可延长QT 间期,导致恶性心律失常的发生。

(3)注意药物所致的体位性低血压:曲唑酮、米氮平和文拉法新等药物可致体位性低血压,应用时剂量须减半,夜间睡前服用较合适。

(4)注意利尿剂的应用时间:不要在夜间应用,以免因夜尿过多而影响睡眠。

(5)长期频繁使用苯二氮䓬类药物可能干扰降压药物的疗效,故建议小剂量使用。

(6)丙米嗪、阿米替林等药物可引起血压升高,不建议应用。

(7)利尿剂、ACEI/ARB、β-受体阻滞剂、钙离子拮抗剂均可导致失眠,失眠严重时应适当调整降压药物的种类。

(8)个性化治疗:根据患者年龄、既往的疗效、患者的药物治疗意愿、对治疗药物的选择、耐受性及治疗费用等因素,选择合适的药物。

(9)所有准备接受镇静安眠药、抗焦虑、抑郁药治疗的患者,在开始治疗前,须知情药物的起效、疗程和可能的不良反应。

治疗原则:①个性化、综合治疗:躯体治疗结合心理治疗;②镇静安眠药治疗要短程、足量、足疗程;③选择有适应证处方的药物。

心理康复的目标是识别患者的精神心理问题，并给予对症处理。康复措施包括：

（1）评估患者的精神心理状态。

（2）了解患者对疾病的担忧、患者的生活坏境、经济状况、社会支持，并给予针对性的治疗措施。

（3）通过一对一或小组干预方式对患者进行健康教育和咨询，并促使患者的爱人和家庭成员、朋友等参与其中。

（4）轻度焦虑抑郁的治疗以运动康复为主，焦虑和抑郁症状明显者则给予药物治疗，病情复杂或严重时应请精神科会诊或转诊治疗。

第六节　压力管理与情绪管理

一百多年前，有位名叫特鲁多的医师踌躇满志地来到纽约东北部的撒拉纳克湖畔，创建了全球第一家针对结核病的疗养院。从此就像深居简出的隐士一样，一心沉浸在自己的医学事业中，与患者为伴。可能冥冥中注定，他自己后来也因感染结核病离开了人世。人们为了纪念他生前所作的贡献，就把他安葬于撒拉纳克湖畔。

时至今日，仍有不少人长途跋涉至此凭吊。其实特鲁多生前的医学贡献并没有那么突出，而是身后墓碑上的墓志铭使其流芳千古。他的墓碑上面赫然写着被医界奉为真理的一句名言：有时去治愈，常常去帮助，总是去安慰。这句名言彰显了医学的本质——人文与技术要双管齐下，在注重疾病的同时更要关心患者的心理。

其实，医师能做到的第一层面就是多一些关怀，送点温暖、献些爱心，用科学知识和专业技能引导患者培养良好的生活方式，通过双方的共同努力，让患者的生活质量与预期寿命得到改善。如果抽掉这层"人文关怀"，也就丧失了医学的本质属性。

目前的脏器康复主要关注体力活动的恢复，而忽略了患者心理因素对康复的影响。实际上，患者的情绪管理应贯穿于基础疾病全程管理的始终。

每个人在其一生中都会遇到一些应激或挫折。一旦应激或挫折自己不能解决或处理时，就可能发生心理失衡，而这种失衡状态便称为危机。

人类对应激性事件的反应包括：伴有躯体症状的情绪反应、应对策略和防御机制。

应激性情绪反应包括坐立不安、易激惹、过度疲乏、睡眠障碍、焦虑、惊跳反应、抑郁、喜怒无常、肌肉震颤、注意力不集中、梦魇、呕吐、腹泻、疑心。

解决问题的应对策略包括：向他人寻求帮助；获得有助于问题解决的信息与建议；制定与实施解决问题的计划；捍卫个人权利或劝说其他人改变行为。

缓和情绪的策略包括：向另一个人宣泄情绪；评价问题（哪些可以改变、哪些无法改变）；积极评价问题（认识到难题的积极面）；拒绝去想所面对的难题，避开引起问题的人或能引起回忆的事。

（1）情境选择：享受积极情绪，减少不良情绪。例如，可不定期展望未来，并制定可行的计划。

（2）情绪修饰：与他人意见不合时，可采用求同有异以减少负面影响。

（3）注意力分配：通过分散或集中注意力来控制自己的情绪。

（4）认知改变：通过改变我们看待和评估事物的方式，来改变对事物的感知。

（5）反应调节：通过改变我们对应激的反应，来改变情绪的影响力。

面对应激和压力，我们要学会压力管理。压力管理可以分为宣泄、咨询、引导三种方式。

（1）宣泄作为一种对压力的释放方式，效果应该不错。宣泄可采取各种办法，例如，可以在没人的地方大叫，或剧烈运动、唱歌等。有研究表明，体育运动、家务劳动等对减轻压力是非常有益的。

（2）咨询就是向专业心理人员或亲朋好友倾诉自己心中的郁闷紧张情绪。其实，不论被倾诉对象能否为自己排忧解难，倾诉本身就是一种很好的调整压力的方法。

（3）引导是转移注意力，改变心态和行为方式，以正确面对压力。

压力管理的建议包括：如果不喜欢谈论压力，就把它们写下来；运动是释放压抑的焦虑、愤怒和抑郁的有效方法；喝更多的水；减少咖啡因的摄入量；试试冥想或别的放松技术；保证充足的睡眠。

情绪是生理反应上的一种评价和体验，包括喜、怒、忧、思、悲、恐、惊等。情绪无好坏之分，一般只划分为积极情绪、消极情绪。情绪不可能被完全消灭，但可以进行有效疏导、有效管理和适度控制。

情绪管理，就是用对的方法，用正确的方式，探索自己的情绪，然后调整自己的情绪，理解自己的情绪，放松自己的情绪。

有一种 6H4AS 情绪管理方法，可用以增加快乐，减少烦恼，保持合理的认知、适当的情绪、理智的意志与行为。

（1）6H（HAPPY）：用智慧去打开六种快乐的资源，以便增加快乐，优化情绪。即：

①奋斗求乐；

②化有为乐；

③化苦为乐；

④知足常乐；

⑤助人为乐；

⑥自得其乐。

（2）4AS：A（ASK）即反问、反思，S（STEP）即步骤。当陷于苦恼、生气等负性情绪，出现行为冲动时，可使用这个 4 个 A 和 4 个 S 技巧来自我管理，以便改变情绪。即：

①值得吗？自我控制！

②为什么？自我澄清！

③合理吗？自我修正！

④该怎样？自我调适！

突发事件往往给患者及其家属的生活带来严重的打击和巨大的变化,加上伴发的躯体不适,使患者出现焦虑、抑郁症状。值得注意的是,除患者本人外,患者的配偶和好友也会感到焦虑,从而极大地影响患者的康复。患者及家属的焦虑和抑郁情绪,主要源于对疾病的错误认识和对运动康复的不了解。

对患者及其配偶进行疾病知识的宣教与程序化教育非常重要,而且要多次反复讲解,这是帮助患者克服不良情绪的关键。讲解内容包括:发病原因及诱发因素是什么? 不适症状如何识别? 发病后如何自救? 并教会患者和家属监测血压和脉搏。患者充分了解自己的疾病及严重程度后,有助于缓解紧张情绪,明确今后的努力目标,提高治疗的依从性和自信心,且懂得如何去自我管理。宣教方式有集体授课、小组讨论和一对一解答与交流等。

康复过程中,患者的情绪波动常伴有躯体不适,医师应帮助患者判断这种不适是否由基础疾病本身所引起。其实,很多时候这种表现与神经功能失调有关。运动康复可有效缓解这种症状,同时有助于患者克服焦虑、抑郁情绪,提高自信心。当患者能够完成快步走或慢跑,或能够完成一个疗程的运动康复后,会更加坚信自己可以从事正常活动,包括回归工作、恢复正常的家庭生活(表 6-6)。

表 6-6 情绪管理和培训

识别负面思想		建立自适应响应	
负面情绪	认知失真	适应性感觉	认知评估
愤怒	对我不公平或不公正	宽容、清晰和牺牲	我允许不公的情况存在,并作出让步
绝望	事业迷失,没有任何帮助和希望	力量和毅力	我可以产生积极的正面影响

识别负面思想		建立自适应响应	
悲伤	一生都在遭受损失和挫折	欣赏与分离	我珍惜所拥有的东西,以及与我共事的人
有罪	没有违背自己的道德	新颖和过程	我珍惜成长和变革的潜力,其实一次进步只需要一小步
耻辱	做错了或存在被发现的风险	勇气与选择	面对恐惧,我该如何采取行动以解决问题,并防止再次发生
怨恨	他们不值得我原谅	宽恕与同情	我专注于治愈自己的痛苦并理解他人,而不是责怪他们

第七节　双心医学的启示

双心医学(Psycho-cardiology)又称为心理心血管病学或行为心血管病学,是一门研究心血管病与精神心理相互关系的科学,还与内分泌失调(如更年期)、睡眠障碍和医患交流等有关联。双心医学的目的,不是简单地把心理疾病和心血管病放到一个单元进行治疗(MDT),而是强调在关注患者躯体疾病的同时,关注患者的精神心理状态,尊重患者的主观感受,倡导真正意义上的身心的全面和谐统一。双心医学遵循社会—心理—生物—环境(生态)的医学模式,强调综合治疗,最终目标是改善心血管病的预后,实现患者躯体和心理的完全康复。

冠脉介入治疗和旁路移植术的普及、二级预防/心脏康复的规范开展、不良生活方式的积极控制、代谢异常的纠正等,已使冠心病的死亡风险显著降低。但临床常见到这样的现象:有些患者的躯体疾病虽然得到了有效缓解,客观检查各项指标均正常,但仍认为自己有未治愈的疾病而反复来院就诊,生活质量和社会功能明显受损,造成了患者巨大的精神和经济负担。目前,越来越多的临床医师已经意识到,在患有躯体疾病的同时,很多患者还存在精神心理问题,从而导致临床诊疗过程的复杂化。如何从患者多变的症状中识别出躯体疾病症状和精神心理问题,有效改善患者的多种不适主诉,是目前心内科医师面临的新挑战。

心血管病和心理问题这两种疾病互为因果,互相影响,最后导致病情恶化。同时,由于这部分患者临床表现不典型,容易误诊误治。因此,心血管病患者合并的精神心理问题已成为影响疾病预后的重要因素。

有三种患者,单纯借助影像技术等辅助检查很难解决他们的问题:

(1)根本没有心血管病的患者。这类患者往往由于情绪低落或激越而出现躯体症状,表现为胸痛、气促等,常常被误认为是心血管病,在接受各种检查后却诊断不出结果。

(2)对相关检查结果缺乏正确认识的患者,或由于医师对检查结果解读不当所致。本来没有症状,检查结束后变得有症状。

(3)做完介入或外科手术的患者。精神心理服务没有跟上,导致患者普遍感觉很纠结。

这些患者在心内科门诊的就诊率高达40%,这就要求临床医师除了掌握专业知识外,还应该有精神心理常识。只有这样,才能在治疗过程中尊重患者的感受,理解患者的疾苦,才能最大限度地减轻患者的痛苦。

焦虑抑郁情绪在综合性医院比较常见,特别是在心内科,焦虑抑郁的发生率达40%～50%。然而综合性医院的医师对焦虑抑郁的识别率仅为15%～25%,所以有75%～85%被误诊为内科疾病。未被识别的原因可能有:抑郁同时伴有躯体疾病的情况下,躯体疾病"吸引"了医师的注意力,忽略了心理问题;抑郁患者的主诉就是躯体症状,躯体化的症状"分散"了医师的注意力。此外,专业过于细化容易造成单一的诊断。

在心内科,焦虑抑郁的漏诊误诊情况比较严重,导致病死率增加了4.1倍,死亡率与抑郁严重程度成正比。总之,综合性医院的医师对患者的精神心理问题,一方面是关注不够,另一方面是缺乏识别这些精神心理问题的基本知识和技能。所以,提高综合性医院医师对焦虑抑郁的识别和判断能力是非常重要的。只有加强精神心理疾病知识的培训,提高综合性医院医护人员精神心理问题的识别率,这些患者才能得到及时准确的诊断和治疗。

心血管病患者抑郁的特点主要表现为:躯体主诉突出,如出现心血管病相关症状(心悸、早搏、心动过缓、心前区疼痛);反复就诊检查;不愿接受抑郁的诊断和治疗;对药物副作用的曲解和过分敏感,如不接受药物治疗、自觉药物反应严重、自行停药、频繁更换医师或更换药物。

惊恐发作在心内科患者中高达31%~65%。患者常以心悸、胸闷、胸痛就诊。惊恐发作时,患者有濒死感,非常痛苦,会打"120"。在医院做相关的心脏检查,均未发现有器质性心血管病的证据,但患者常常不能理解。这就需要医师有精神心理疾病的知识,在排除器质性心血管病的同时,与患者充分沟通,作出精神心理疾病的诊断,并给予恰当的治疗。

由于心血管病和心理障碍患者的迅速增加,而且大量的慢性病门诊在基层医院和社区卫生服务中心,所以社区医师必须接受相应的精神心理方面的技能培训,才能及早识别精神心理疾患,并能合理评价躯体疾病。只有综合干预心血管病和心理问题——即从双心医学的角度,才能有效改善患者预后,帮助患者在躯体功能得到改善的同时,社会功能也能有效恢复。

存在心理问题的心血管病患者多见于如下几种情形:

(1)因躯体化症状反复就诊,来往于各个医院之间,重复检查未发现器质性心血管病证据。

(2)患者有心血管病,心电图、心脏超声检查显示轻度异常,但精神压力很重,感觉自己患有不治之症,惶惶不可终日。

（3）有创检查和手术后并发精神心理障碍，患者的心血管病诊断明确，经冠脉介入或搭桥血运重建，客观证据显示患者的躯体功能恢复良好，但临床症状频繁发作，患者处于惊恐焦虑状态，或是怀疑自己的疾病没有得到妥善治疗。

（4）医源性的焦虑或抑郁，由于经济方面的压力或是为避免医疗纠纷，很多医师将患者的病情说得过重，临床检查过度，使患者的经济压力和思想负担过重，又缺乏合理的疏导，导致旧病未去，又添新病（表 6-7）。

近年来发现，30%～50%的患者具有十分典型的"心绞痛"症状，但静态心电图检查却无明显的 ST-T 改变，冠脉造影也不能提示冠心病的诊断证据；还有一些患者没有冠心病的易患因素，但发现心电图 ST-T 改变，又伴有胸痛、胸闷症状，这些患者首先考虑的是自己心脏出了问题，就直接去心内科就诊，而不会想到去心理门诊或精神科门诊就诊。

表 6-7　压力的积极应对措施和特质

自我效能感	相信自己可以应付所有的事情，并且坚信自己的努力会奏效
乐观	对未来抱有积极的期望，充满希望和梦想
幽默	能够以友善、轻松的方式嘲笑自己的处境
连贯性	具有明确的方向，认为生活有意义且容易管理

因此，如何识别、诊断和治疗这些患者，就要求心内科医师跳出传统的生物医学模式，从心身疾病的理念来认识。

1. 双心门诊和双心查房具体的工作流程

（1）流程一——心内科就诊患者若有如下情况，考虑有精神心理障碍：

①因躯体化症状反复就诊，或有许多主诉的更年期妇女（男性也有更年期，需特别注意）；

②感觉自己有不治之症，精神压力大；

③经有效治疗后客观证据显示恢复良好,但临床症状频繁发作;

④对疾病不了解或因医师言语不当,造成思想负担过重;

⑤存在抑郁症状:情绪低落,对任何事情失去兴趣,无原因的乏力,睡眠困难,早醒,有自杀念头;

⑥存在焦虑症状:紧张不安,失眠烦躁,易疲劳,注意力不集中,对正常的外界刺激过分担忧;

⑦惊恐发作:多为胸闷、胸痛、呼吸困难等心血管病症状,伴消化、神经系统症状,极度恐惧,有濒死感,在10~20分钟达高峰。

对有上述症状的患者,建议心内科门诊医师采用焦虑、抑郁自评量表初筛患者,对自评量表评定提示有精神心理障碍的患者转至双心门诊或请精神科医师会诊。

(2)流程二——双心门诊工作流程

①双心门诊工作时间:每周3个半天门诊(一个单元与精神心理专家联合出诊)。

②双心医师的培养:

a. 心内科主治级别以上职称的医师,愿意从事双心工作,有能力掌握精神心理卫生基础知识;

b. 接受相关精神心理卫生知识的短期培训;

c. 初期与精神科医师联合门诊:规范双心医师有关精神卫生方面的知识点和问诊技巧。

(3)双心诊疗模式:

a. 采用心内科和精神科问诊方式采集病史;

b. 给出诊断意见;

c. 给出治疗建议;

d. 同时治疗精神心理障碍与并存的躯体疾病;

e. 双心医师随访患者。

双心门诊的设置,实现了对患者心脏疾病—心理问题治疗的一站式服务,对于初诊精神障碍的患者更容易予以诊断和治疗。同时,这也非常有利于心血管病的治疗。通过提高疗效,控制过度诊疗,降低成本,减轻了患者及其家庭的精神、时间和经济负担,有利于医患之间的沟通交流和医患关系的改善。双心门诊的建立,医院领导、科主任和全科医护人员的支持很重要。在开展这项工作的同时,也要在科室内进行精神心理卫生基础知识宣传教育,以提高全科医师识别精神心理障碍的能力,并在患者中积极进行心理健康知识的宣传,促进患者对精神心理障碍诊断和治疗的接受。

(3)流程三——双心查房流程:

①对重症监护室入住的急性冠脉综合征患者筛查精神障碍;

②病房医师查房时发现有精神问题的患者以及经初筛提示有精神障碍的患者,请双心医师会诊;

③双心医师每周一次和病房医师联合查房,对发现有精神障碍的住院患者给予相应治疗;

④住院患者的心理干预策略;

⑤住院期间由心内科医师对患者和家属进行健康宣教;

⑥责任护士针对患者的情绪特点进行心理护理;

⑦对于中度以上精神障碍的患者,在心理治疗的基础上,给予对症药物治疗干预;

⑧患者出院后,由心内科门诊医师进行定期随访,如果出现负面性生活事件,均在双心门诊就诊。

(4)流程四——与精神科医师联合会诊:

①筛查量表评分提示为重度焦虑、抑郁的患者;

②明确排除心血管病,经过心理认知治疗,拒绝不接受精神障碍诊断和治疗的患者;

③临床症状提示有精神分裂症倾向的患者;

④临床症状提示有自杀倾向的患者;

⑤经双心门诊治疗,症状不能缓解的患者。

2. 双心医师的培养

成为一名双心医师需要从以下4个方面下功夫。

(1)具有扎实的心内科医学基础

双心医师首先是一名心内科医师,对于心内科常见疾病的诊断、治疗及预后应有明确的认识;对心内科的疑难病症要有较强的分析能力。只有掌握扎实的心内科知识基础,才能分辨哪些症状来源于心理问题,哪些症状是心血管病所致,并给予患者正确的检查、诊断、治疗、解释及引导,避免患者的误解。

(2)对精神障碍具有敏感的识别力

双心医师对精神障碍的识别力建立在对常见精神障碍熟知的基础上。如果没有精神心理疾患的相关知识,一个心内科医师只能疑惑为什么患者所出现的症状不能由心内科知识来解释,或以为患者出现的心理问题是疾病本身必然带来的心理反应而不去关注和处理。如惊恐发作,患者的临床表现与急性心肌缺血非常类似,所有患者都会到综合性医院的急诊科或心内科就诊,而绝对不会到精神科就诊,这类患者通常在综合性医院反复就诊 7～20 次后,才会得到明确诊断。因此,心内科医师应参加常见精神疾病课目的学习与培训,如抑郁、焦虑、惊恐发作、疑病、躯体形式障碍等,掌握这些疾病的核心症状、诊断要点,在疾病诊断过程中关注患者是否合并这些症状,根据患者的性格特征、生活环境、有无心理应激等进行综合评判。然而,培养双心医师并不是要培养一个精神科医师,双心医师仅要求对精神疾病有敏感的识别及判断能力和了解基本的干预即可,很多精神疾病仍然需要精神科医师的诊断与治疗。

(3)采用双心接诊方式

双心医师在接诊患者的过程中,不仅需要了解患者的生物学病史,同时要询问患者的精神心理状态、睡眠情况以及患者对疾病的认识。注意倾听是很重要的一种方式。注意倾听,才能采集到全面的病史,不仅是心内科相关的病史,而且包括患者的精神状态、性格特点、文化程度、个人气质等,这样对发现心血管病可能合并的精神障碍有很大帮助。注意倾听还可使患者感到医师的真诚与关注,更加愿意提供全面的病史,从而达到良好的医患沟通,建立良好的信任关系。

(4)与精神科医师建立良好的沟通合作

双心医学的发展,是心内科医师与精神心理医师共同努力的结果,也是两者之间有机联系和跨学科交流的平台。双心医师在发现患者的心理问题后,由本专业疾病所引致的心理问题可通过自己的专业知识予以疏导。例如,冠心病患者合并焦虑抑郁者多源于患者本身对疾病的担心和不了解,心内科医师应提供与疾病相关的知识,反复进行健康教育,以避免患者抑郁焦虑的发生。而当患者出现自杀倾向、提示重度抑郁时,则一定要请精神科医师进行治疗,以避免出现严重后果。

3. 双心培训模式

(1)知识模块培训

知识模块培训可分为三个阶段。

第一阶段为普及讲座,由医院组织心内科全体医护人员开展双心知识模块培训,通过典型案例来激发医护人员对开展双心工作的理解和兴趣。培训前后要发放调查问卷,通过调查问卷筛查出感兴趣的医师和护士,并引导这些医护人员自主报名参加下一阶段的培训。

第二阶段是为期2天的封闭式知识技能培训,属于高阶段培训。主要内容包括:对患有抑郁症、焦虑和其他常见精神疾病(躯体障碍、睡眠障碍、药物依赖等)的心血管病患者的识别和干预,医师(健康服务提供者)和患者间有效的沟通技巧,基于应对压力管理的认知行为疗法和行为激活,躯体疾病伴发精神疾病患者的精神药物的使用等。

第三阶段,与精神科一起开展双心联合会诊工作,对一些疑难的病例定期开展联合诊治,以提高双心医师的综合诊疗技能。

(2)临床操作演示与实习

仅有部分专业知识,对于临床处理来说显然不够。应针对临床常见心理问题和精神障碍,进行专案定向培训。在复习相关知识的基础上,进行案例示教、角色扮演,并定期组织跨学科查房讨论,强化所学的知识和技能。具体内容包括：

①交代病情的医患沟通；

②介入检查和治疗的术前谈话；

③焦虑症的识别与处理；

④抑郁症的识别与处理；

⑤急性应激障碍的识别与处理；

⑥谵妄的识别与处理；

⑦慢性心力衰竭患者的心理支持；

⑧临终关怀与相关伦理问题。

（3）培训效果评估

培训效果评估是指针对特定的培训计划及实施过程，系统收集、评价相关资料，作为筛选、修改培训计划等决策判断的基础。通过培训效果评估，能够反映出受训的医护人员及相关单位从培训中所获得的收益。而对于患者来说，可改善伴发心理问题的心血管病患者医疗服务的持续性、满意度、生命质量和预后。同时，通过培训效果评估，可获得培训项目的改进信息。

双心医学是将"关注精神心理卫生"作为"心脏整体防治体系"的组成部分，立足于心血管病的学科体系，对心血管病的疗效和预后、来自精神心理因素的干扰、表现为心脏症状的单纯精神心理问题等，进行必要、恰当的识别和干预。双心门诊或双心查房这种模式的理想方式不是由心内科医师和精神科医师共同出门诊、共同查房，而是培养既懂心脏疾病又懂心理知识的临床双心医师，从疾病综合的角度对心血管病合并的精神心理障碍予以早期识别、早期诊断及综合治疗。

双心医学的发展，一定程度上需要我们在双心医学学科建设方面下功夫。如何培养双心医师，是如今双心医学学科建设中的主要问题。双心医学的目标，不是在心内科筛查精神障碍患者和试图纠正患者的性格（心理），而是将精神心理卫生等同于高血压、高脂血症等冠心病危险因素，作为心血管病综合防治体系的一部分，以求提升治疗效果和改善预后。双心医学的实施，需要心内科医护人员在日常医疗实践中具备必要的和必需的相关意识和判断能力（无论是出于经验还是书本），继而规范言行，在必要时予以干预（包括寻求外援）。事实上，对于疾病和患者特质的清楚认知是医护人员（尤其是医师）专业技能的反映，同时也从另一角度体现了医护人员对工作的态度。

4. 双心医学的困境与出路

继1995年胡大一教授在国内首次提出双心医学概念之后，随着临床经验的不断增加，双心门诊、双心查房等服务模式也相继出现。遗憾的是，这批双心医师并不能从精神心理诊断中获得经济上的回报，他们收获的仅仅是成就感和幸福感。

双心医学在国外开展得如火如荼，在国内进展却没那么顺利，这与多方面的因素有关。

首先，缺少激励政策和医保支持。双心医学起源于西医，而西医多以生物技术为主导。西方国家对此有明显的激励措施，并且临床上常遵循生物—心理—社会—环境（生态）医学模式，强调综合治疗。但在我国，对于低成本、高效率的双心医学和康复医疗，国家的激励政策尚不到位，并且因为没有医保作后盾，导致许多公立医院不重视精神心理和社会环境因素，将许多医师的劳动视为一种义务。久而久之，一些心理医师便逐渐产生了脱离公立医院的想法。

其次，法律法规所限。《精神卫生法》第二十五条规定，"开展精神障碍诊断、治疗活动应该由相应的精神科执业医师、护士完成"，并强调非专科医师不能诊疗精神心理疾病，这导致很多医师不敢擅自给患者开处方。医疗是一个"责任活"，对于轻度精神障碍如抑郁、焦虑所致的躯体障碍患者，其实双心医师可以跳出传统的束缚，从患者的角度出发制定个体化的诊疗策略。因为，"患者感觉好才是真的好"。

再次，心内科医师的意识和合作是关键。国外双心医学通常由精神心理科医师主导，国内则是由心内科医师主导。因此，心内科医师对精神心理问题的认识和重视至关重要。基层医院尤其应该注意这一点。因为,很多基层医院没有设立精神心理科,很多医师的精神心理知识有限,并不能很好地服务患者。

双心模式要真正运用到临床实践中,首先在人员配置上需要完成三个层面的工作:

(1)心内科所有医师和护士都应该接受精神心理知识培训。只有这样,才能提高对精神心理问题的认识,加强临床诊断的意识。

(2)培养更多的双心学术和技术骨干。

(3)与精神心理科医师建立会诊、转诊机制,制定合作方案。

其次,要注意加强基层医院精神心理知识和技能的通识培训,重视低收入人群的双心服务,同时探索具有中国特色的双心服务模式和持续运行机制。

最后,国家政策激励、医保支持以及相应法律法规的解禁和完善,对推动双心模式的发展非常重要。

第七章　健康生活方式与控烟戒烟

核心提示

➤ 下列 7 项健康行为与长寿有关：①减少夜生活；②每天睡眠 7～8 小时；③一日三餐，不吃零食；④保持标准体重；⑤有规律的体力锻炼；⑥不吸烟；⑦不饮酒或少量饮酒。经过长期的随访观察，发现遵守 6～7 项健康行为的人群比只遵守 0～3 项的人群期望寿命要长 11 年。

➤ 吸烟是我国疾病的第 2 大危险因素，每年造成我国 250 万人死亡。治疗吸烟相关疾病每年给我国造成的直接损失约为 530 亿元，间接损失约为 2970 亿元，经济总损失自 2000 年以来增长了 1000％。目前我国 10～14 岁男童的吸烟率为 1.51％，高于发达国家的平均水平，约 1.8 亿儿童受到二手烟暴露的危害。控烟建议如下：①吸烟是心脑血管疾病和代谢性疾病的独立危险因素，并且存在量效关系，应避免吸入任何形式的烟草；②对吸烟者反复给予戒烟建议，帮助其尽早戒烟；③避免被动吸烟；④避免主动或被动吸入电子烟。

➤ 心脑血管疾病是全球首位的致死和致残原因。35％～40％的心脑血管疾病死亡与吸烟有关，另有 8％是二手烟暴露造成的。在我国，心脑血管疾病引起的死亡占总死亡人数的 40％以上，而吸烟和二手烟暴露是心脑血管疾病最主要的可预防因素。

➤ 吸烟使健康风险加倍，使心脑血管疾病的死亡率增加 50％，并随着年龄和吸烟数量的增加而增加。据估计，全世界每年有 500 万人死于烟草成瘾。吸烟可以导致心脏损伤，增加冠心病的风险；每天只抽 1 支烟也会使男性的冠心病风险增加 74％，女性则增加

119%。吸烟可以导致脑血管和颈动脉损害,增加脑卒中的风险;吸烟者发生脑卒中的风险是非吸烟者的1.5倍。

➤ 吸烟量越大,吸烟年限越长,冠心病和脑卒中的发病及死亡风险越高。有研究证明,每天吸烟10~20支者,年死亡率为53.3/10万人;每天吸烟20~40支者,年死亡率为143.9/10万人;每天吸烟40支以上者,年死亡率为217.5/10万人。25岁的男性每天吸烟1~9支者,减寿4.6年;吸烟10~19支者,减寿5.5年;吸烟20~39支者,减寿6.2年;吸烟40支以上者,减寿8.3年。

➤ 二手烟可迅速损伤心脑血管,导致冠心病的风险增加25%~30%,脑卒中的风险增加20%~30%。短暂暴露于二手烟也能导致心脑血管疾病急性发作。吸烟的孕妇异位妊娠的风险是不吸烟孕妇的1.68倍,吸烟妇女发生自然流产的风险也随着孕妇吸烟量的增加而增加。孕妇吸烟还可导致前置胎盘、胎盘早剥、胎儿生长受限与新生儿低出生体重等。无烟环境可以有效保护非吸烟者,使其免受二手烟的危害。

➤ 戒烟计划的有效性:仅通过医师咨询获得成功的为6%,通过自助计划获得成功的为18%,通过咨询加药物干预获得成功的为20%~40%。戒烟可迅速降低心脑血管疾病的风险;戒烟5~15年,脑卒中发病风险可降低至非吸烟者水平。与持续吸烟者相比,戒烟者伴有更少的疾病和残疾。吸烟是一种疾病,戒烟有助于获得健康。任何年龄戒烟都会获益,戒烟越早越好。

➤ 烟草依赖是一种慢性、成瘾性疾病。临床医师应带头戒烟,不在病房和门诊等工作场所吸烟,不面对患者吸烟,主动拒绝吸烟的邀请,给患者作出戒烟的榜样;应积极将控烟和戒烟知识融入门诊和住院诊疗的日常医疗实践中,积极为患者提出控烟和戒烟建议,并经常参与各种戒烟培训、参与政府组织的控烟活动。

➤ 目前男性烟民仍占全球烟民总数的3/4以上。但值得庆幸的是,2020年全球男性烟民数量较2018年减少约200万人,到2025年将进一步减少400万人。目前,全美18岁以上人群的吸烟率仅为

13.9％。我国目前60％以上成年男性吸烟;15岁以上的人群吸烟率为28.1％,男性为52.9％,女性为2.4％。年龄超过29岁的吸烟者至少有1亿人最终要为吸烟而付出生命的代价,这1亿人中半数会在35～60岁之间死去。据统计,2019年我国戒烟的人数达到5000万,但戒烟的成功率较低,复吸率仍居高不下。

第一节　国内外的控烟情况

1. 全球的控烟情况

20世纪总计约有1亿人死于烟草制品,死于烟草制品的总人口数量超过了战争。2001年死于烟草制品的人数达到210万,2011年增加到了将近600万,而且这个数字还在继续攀升。目前,全球每年有超过800万人死于烟草相关的疾病,其中80％来自中低收入国家,15％来自我国。全世界每10个死亡者中就有1人与烟草有关,长期吸烟者有一半人最终将死于烟草。吸烟已经成为成年人可避免死亡原因之中最重要的一个,其危害程度超过了酗酒和不良饮食习惯。

如果这个趋势不加以制止,预计到2030年,全球每年将有1000万人死于烟草制品,其中我国将达200万人。而整个21世纪全球将有10亿人被烟草毒杀,其中有3/4以上会集中在中低收入国家。预计到2050年,我国每年将有350万人死于烟草制品。

在烟草相关性死亡的排序中,癌症、心脑血管疾病和呼吸道疾病大约各占1/3,也有少数人死于吸烟引发的消化系统疾病、糖尿病和肺结核。癌症中尤以肺癌居首,全世界80％的男性肺癌患者和50％的女性肺癌患者发病的原因与烟草相关。总的来说,全世界15％的男性和7％的女性死于烟草所引发的各种疾病。其原因在于燃烧的烟草中含有超过7000种化学物质,其中至少有69种已被证明能够致癌。

　　吸烟已经被界定为一种慢性、成瘾性疾病,对吸烟者自身及其他人的健康都是有危害的(表 7-1)。吸烟不但会缩短平均寿命,使罹患冠心病、脑卒中、猝死等的风险大大增加,还给整个社会带来巨大的经济负担。因此,我们必须坚决抵制烟草。

　　有研究表明,戒烟可使血压下降,体温、心率恢复到正常,1 年内冠心病风险可降低 50%;戒烟 5 年后脑卒中风险可降至和不吸烟者相似的水平,15 年后心脑血管疾病风险可降至和不吸烟者相似的水平,其花费却远小于血压、血糖或血脂的药物控制。从这个意义上说,戒烟无疑是最经济的干预方式。

表 7-1　一氧化碳吸入与相应症状

一氧化碳	症　状
10%	劳力性呼吸困难、皮肤血管扩张
20%	劳力性呼吸困难、头痛、心律失常
30%	头晕头痛、烦躁、疲劳,判断力和视力改变
40%~50%	头痛、晕厥
60%~70%	昏迷、癫痫发作、呼吸衰竭,长时间接触则死亡
80%	快速致命

　　戒烟可降低吸烟者患心梗的风险。对于吸烟的冠心病患者,戒烟可使病死的风险降低约 36%,高于其他任何一项二级预防措施(他汀类降低 29%,β-受体阻滞剂降低 23%,ACEI/ARB 降低 23%,阿司匹林降低 15%),戒烟可使非致死性心梗发生风险降低约 32%,使冠脉介入术后心血管死亡风险降低 44%,使冠脉旁路移植术后的心血管死亡风险降低 75%、再血管化风险降低 41%,心脏骤停的风险降低 8%,因心力衰竭再住院或死亡风险降低 40%。

　　自 1989 年世界卫生组织(WHO)将每年的 5 月 31 日定为世界无烟日至今,全球控烟已经走过了数十年的历程,也取得了一定的成效。据统计,在 1990 年至 2015 年期间,全球吸烟率从 29.4% 下降到了 15.3%，但由于人口增长，同期吸烟人数从 8.7 亿人增加到了 9.3 亿人。与此同时，WHO 也制定了 2025 年的控烟目标，计划将全球的吸烟率再降低 2.5 个百分点。

2019 年，全球控烟履约工作整体呈现出控烟措施日渐深化、交流日益广泛、新型烟草产品监管日趋严格等特点。《烟草控制框架公约》缔约方达到 181 个，覆盖了全球 90% 以上的人口。

在室内公共场所禁止吸烟，欧洲国家走在了世界的前列。欧洲大部分国家近年来纷纷立法在公共场所禁烟。其中，最早把禁烟写进法律的国家是爱尔兰，紧随其后的是挪威、意大利等国家。

2007 年 2 月 1 日，法国颁布的"禁烟法令"在部分公共场所正式生效，此举掀起了整个欧洲的"禁烟潮"。根据法国政府的这项法令，法国境内所有企业、学校、度假中心、医院及政府部门等公共场所都对吸烟者说"不"。针对将烟草作为主要收入之一的特殊场所，如咖啡馆、宾馆、饭店、烟草商店、赌场、夜总会等，2008 年 1 月 1 日起也正式施行"禁烟令"。据称，为保证该法令的切实执行，法国政府专门派出 17.5 万名"烟警"负责巡逻和检查。他们有权对违反该法令者施 75 欧元以上的罚款。此外，法国政府不仅推出海量的戒烟公益广告、提供戒烟训练课程，还为烟民提供每年多达 50 欧元的戒烟补助，并将这部分钱归入疾病保险。

2004 年，不丹政府通过全面禁烟法案，成为世界上第一个、也是唯一一个全面禁烟的国家。根据该法案，所有人禁止在公园、夜总会、商店、露天市场等一切公共场所吸烟，甚至在公共厕所吸烟也被认为属于违法行为，当地的所有商店也都不准售卖香烟。在不丹，如果吸烟被抓住的话，最低罚款约合人民币 1500 元，情节严重者甚至更高，包括王室成员在内的所有人都必须严格遵守禁烟法令。2010 年新禁烟法案规定，如果发现房内有人吸烟，警察有权破门而入，掐灭烟头。不丹被列为"禁烟"最严的国家之首，也是全球"幸福指数"最高的国家之一。

临床医师应该是控烟行动的主导力量。他们有责任引导公众，使全民吸烟率大大下降，最终迎来控烟运动的黎明。考虑到吸烟与心脑血管疾病的关系，以及与高血压、高血脂、糖尿病等健康危险因素的关联，临床医师应成为控烟的先锋、戒烟的模范。

2. 我国的控烟情况

我国拥有全世界 1/5 的人口，但吸烟人数占了世界的 1/3，消费了全世界 44％的烟草，这比第 2 位和第 3 位国家加起来的总和还要多。现在估计每年有 120 万人死于与烟草相关的疾病。我国是最大的烟草生产国和消费国，但也是最大的受害国。我们必须要认识到这一点。

我国人群 2015 年的吸烟率为27.7％，与 5 年前相比没有显著变化。其中男性吸烟率为 52.1％，女性为 2.7％。由于人口总数增长，根据当前吸烟率推算，我国现在 15 岁以上的吸烟人数比 5 年前增长了 1500 万，已高达 3.5 亿。吸烟者每天平均吸烟 15.2 支，与 5 年前相比增加了 1 支。

与 5 年前相比，公众对吸烟危害的认识没有明显提高。同时，烟草广告和促销仍广泛存在，而烟草零售点成为了重灾区。另外，卷烟平均价格有所上升，但相对于居民的购买力，烟草反而变得更加便宜。

不过，也有一些可喜的变化。二手烟暴露情况较 5 年前有所改善，特别是在学校、卫生计生机构和政府大楼。与 5 年前相比，在室内工作场所、公共场所、公共交通工具和居民家中的二手烟暴露率均有所下降。

我国的总吸烟人数庞大，另有约 5 亿以上不吸烟者正在遭受二手烟的危害。在被动吸烟人群中，82％在家庭、67％在公共场所、35％在工作场所接触二手烟。吸烟及二手烟暴露已经成为百姓生命健康与社会经济发展不堪承受之重。医师担负着保护人类健康的神圣职责，控制烟草使用应该是临床医师义不容辞的责任。

中国控烟协会的调查显示，九成被调查者支持室内公共场所 100％禁烟，支持者包括 95.7％的非吸烟者和 80.3％的吸烟者。这说明,不论是吸烟还是非吸烟的公众,都支持更严格的烟草控制政策。

要想控制慢性病的攀升,实现到 2030 年 15 岁以上人群吸烟率降至 20％的"健康中国 2030"目标,烟草业应实行政企分开;国家烟草专卖局应退出 8 部委控烟履约协调机制,废除烟草业年度增收计划;尽快出台《公共场所控制吸烟条例》,并规定室内公共场所全面禁烟;卷烟包装必须采用大而明确、醒目和清晰的图文健康警示;持续不断地提高烟草税和烟草价格,降低卷烟消费能力;禁止所有烟草广告、促销和赞助(包括变相的隐形广告),加强烟草广告执法监管力度;将戒烟服务纳入国家基本公共卫生服务;社会共治,加强对青少年学生的控烟教育;加强烟草成分管制及其释放物的信息披露,禁止"低焦低害"及中草药卷烟减害的虚假宣传。

我国已明确提出要"实施健康中国战略",强调把健康融入所有政策,明确了控烟的具体目标。控烟是一项重要的健康工程,关乎民众的福祉、国家的未来。它需要政府主导和民众参与,需要社会共治和资源投资。控烟是一场斗争,只有同心协力,不断克服困难和排除干扰,才能实现"健康中国 2030"规划的控烟目标。让我们共同努力,迈向无烟中国。

但我们必须理性地认识到目前我国的控烟现状和困难,认识到控烟和戒烟是一场持久战,需要全体戒烟者坚定的决心和不懈的努力。只有戒烟者强烈坚持,辅以药物及心理的综合干预,运用科学的方法,我们才能打胜这一场控烟大战。基于国外 50 多年来控烟的成功经验,我们有理由相信,公共场所控烟和高危人群戒烟是可以成功的。

戒烟已经不是一种个体行为,它已经上升为一种社会群体的控烟行动。控烟有两层含义:一是针对 3.5 亿的吸烟人群而言,通过各种方式进行宣教和劝阻,使其认识到吸烟的危害性,尽最大可能,动用各种资源,使吸烟人数得到有效控制;二是针对至少 5 亿的被动吸烟者而言,这一群体无吸烟的意愿,但由于主动吸烟者无空间、无场所限制地随意吸烟,使得这一人群卷入烟雾之中,特别是妇女、儿童成为最大的受害者。

任何年龄段戒烟都有好处。戒烟最重要的益处在于找回健康，延长寿命，而且戒烟增加的寿命年数都是"健康的生命年数"。我们有责任呼吁有关部门，应该在所有公共场所设置无烟区，保护这些可能会受到烟草毒害的人群。

第二节　临床医师与控烟工作

烟草危害是当今世界严重的公共卫生问题之一，WHO 已将烟草流行作为全球最严重的公共卫生问题列入重点控制领域。目前，WHO 将烟草依赖作为一种慢性成瘾性疾病列入了国际疾病分类，并确认烟草是目前对人类健康最大的威胁。

吸烟已经被定义为一种慢性、高复发性疾病。控烟和戒烟不仅可使冠心病的发病率下降，也可减少很多疾病的发病率和病死率，也是改善心脑血管疾病远期预后最经济有效的措施，因此，我们应积极推动控烟和戒烟工作。

2015 年的全球烟草流行报告数据显示，我国成年男性超过一半的人经常吸烟。13～15 岁的男孩中，有 11.2％吸烟，每天有接近 4000 人死于烟草相关疾病。此外，每年约 10 万人因二手烟/三手烟而死亡。

根据国际烟草控制项目以及世界心脏联盟的数据，烟草使用及二手烟/三手烟暴露是心脑血管疾病的主要病因。研究发现，即使吸烟者每天吸烟不到 5 支，其患冠心病的风险也会显著升高。二手烟/三手烟导致全球每年 43 万人死亡，其中超过 87％死于缺血性心脏病。由此可见，心脑血管疾病与烟草之间紧密相关。然而，吸烟者对于烟草危害的了解远远不够，我国约一半的吸烟者不知道吸烟可导致心脑血管疾病，超过 2/3 的吸烟者不知道吸烟可导致中风，对二手烟/三手烟可导致心脑血管疾病的认识则更少。

国外控烟和戒烟的成功经验显示,临床医师是帮助吸烟者控烟和戒烟的主力。必须先有医师吸烟率的下降,才有全民吸烟率的下降。若医师能够给每位吸烟者几分钟时间宣教吸烟的危害以及介绍戒烟技巧,戒烟成功率可以显著提高。由此可见,医师在劝导吸烟者控烟和戒烟中的重要作用。当吸烟者因病痛就医时,如果一个以身作则拒绝烟草的医师能给患者提出"不要再吸烟"的简单忠告,就可能完全改变患者以后的吸烟行为。医师简短的建议可使戒烟率和戒烟成功率提高一倍。

控烟有 3 类关键场所:医院、学校和政府机关。而医院首当其冲,医师更是责任重大,这也是由医师本身的权威地位所决定的。由于医护人员在防病治病中的重要地位,所以在控烟工作中具有特殊的示范作用,在帮助吸烟者戒烟方面处于特别有利的地位。

(1)医师关于健康方面的建议比较令人信服,约 70% 的戒烟成功者是因医师的劝告而实现的。

(2)在就诊时人们最容易接受有关健康的建议。

(3)医师可以根据患者的健康状况和家族史提出个体化的建议,并可在临床环境中以一对一的方式提出戒烟建议。

(4)大多数人每年都会有就医的经历,70%~90% 的吸烟者每年会与医师接触。

(5)医护人员有机会和能力促进戒烟和控烟信息的传播,鼓励和支持吸烟者产生戒烟的愿望。

但是令人尴尬的是,我国目前医务工作者的吸烟率还很高。男性医师吸烟率高达 56%,心内科男医师的吸烟率为 29.8%。此外,相当数量的医师缺乏对戒烟和控烟的责任感和紧迫感,也缺少关于戒烟知识和技能的学习与培训。临床医师缺乏对吸烟有害的足够认识,未能担当起表率作用,不能积极履行控烟责任。这是目前我国控烟、戒烟和禁烟工作中存在的重大问题,应引起全国医疗界同仁的重视和应对。控烟、戒烟和禁烟工作不容忽视,临床医师更是责无旁贷。

第三节　烟草依赖综合征

1. 烟草依赖的定义

1998年，WHO正式将烟草依赖作为一种慢性、高复发性疾病列入国际疾病分类(ICD-10,F17.2)。按照ICD-10的诊断标准，确诊烟草依赖综合征通常需要在过去一年内体验过或表现出下列6条中的至少3条：

(1)对吸烟的强烈渴望或冲动感。

(2)对吸烟行为的开始、结束及剂量难以控制。

(3)当吸烟被终止或减少时，出现生理戒断状态。具体表现为：戒烟后出现烦躁不安、易怒、焦虑、情绪低落、注意力不集中、失眠、心率降低、食欲增加、体重增加、口腔溃疡、咳嗽流涕等。

(4)耐受性增加，必须使用较高剂量的烟草才能获得过去较低剂量的效应。

(5)因吸烟而逐渐忽视其他的快乐或兴趣，获取、使用烟草或从其作用中恢复过来所花费的时间逐渐增加。

(6)固执地吸烟，不顾其明显的危害性后果。例如，知道过度吸烟可引起相关疾病后仍然吸烟。其核心特征是患者明确知道自己的行为有害但又无法自控。

每支香烟至少含0.5mg尼古丁，而尼古丁是一种神经毒素，主要侵害人的神经系统。一些吸烟者在主观上感觉吸烟可以解除疲劳、振作精神等，这是神经系统的一过性兴奋，实际上是尼古丁引起的欣快感。兴奋后的神经系统随即出现抑制，所以，吸烟后神经和肌肉反应的灵敏度和精确度均下降。研究结果表明，吸烟者的智力效能比不吸烟者要低10.6%。而且，突然停吸24小时就会出现下列不适症状：渴望吸烟、烦躁、忧郁、精神难以集中、头痛、昏昏欲睡、胃肠道功能失调。

存在戒断症状的复吸患者或已经患有相关疾病的患者,经过吸烟危害教育后仍然吸烟,提示患者存在烟草依赖。尼古丁依赖程度可根据国际通用的尼古丁依赖量表(Fagerström Test for Nicotine Dependence,FTND)来评定(表7-2)。该量表分值范围为0～10分,不同分值代表的依赖程度分别是:0～3分为轻度依赖;4～6分为中度依赖;≥7分提示高度依赖。其中"晨起后5分钟内吸第一支烟"是烟草依赖最有效的判断标准。当FTND≥4分时,提示戒烟过程中容易出现戒断症状,并且容易复吸,强烈提示需要戒烟药物辅助治疗及持续心理支持治疗。

表7-2　尼古丁依赖量表

评估内容	0分	1分	2分	3分
晨起后多长时间吸第一支烟?	＞60分钟	31～60分钟	6～30分钟	≤5分钟
在禁烟场所是否很难控制吸烟需求?	否	是		
哪一支烟最不愿放弃?	其他时间	晨起第一支烟		
每天吸多少支烟?	≤10支	11～20支	21～30支	＞30支
晨起第一个小时是否比其他时间吸烟多?	否	是		
卧病在床时仍吸烟吗?	否	是		

2. 烟草对心脑血管疾病的影响

目前已有许多研究报道了吸烟对心脑血管疾病的不良影响,吸烟使首次发生心梗的时间提前10年,急性心梗的发病风险增加7倍。吸烟也使晚期和极晚期支架内血栓形成风险增加1.55倍,冠脉介入术后的死亡风险增加1.76倍,发生心梗的风险增加2.08倍,猝死的风险升高3倍以上。

吸烟不仅能使血管产生痉挛性收缩、血流变慢、血压升高、心率加快,甚至心律失常、心输出量减少,还可导致动脉硬化、卒中、冠心病和心肌梗死的发生。

烟雾中的一氧化碳会与血红蛋白结合,形成碳氧血红蛋白,减少血液的携氧能力,使组织缺氧,因而可以诱发心绞痛和心肌梗死。烟雾中的尼古丁能使动脉硬化、血压升高。血管因为硬化而失去弹性,变得脆弱易裂,故在血压升高时又很容易发生脑血管破裂,引起脑卒中。

第四节　戒烟处方的制定

烟草依赖是一种慢性、高复发性疾病。只有少数吸烟者在第一次戒烟时就完全戒掉,大多数吸烟者均有戒烟后复吸的经历,需要多次努力才能最终戒烟。烟草依赖的治疗是一个长期过程,需要持续进行。在这个过程中,应强调心理支持的重要性。临床医师要帮助每个吸烟者朝着戒掉最后一支烟的目标努力。

在欧美和我国心脑血管疾病相关指南中,已将戒烟列为重要的干预措施,主要归纳为以下 3 点:

(1)针对一级预防,对年龄 20 岁以上的所有成年人,需评估吸烟情况,并建议戒烟。

(2)针对二级预防,所有吸烟相关性疾病的患者,需评估吸烟情况,并建议戒烟。

(3)特别强调需要戒烟的疾病,包括心脑血管疾病、肺部疾病等。

引起烟草依赖的因素包括生物因素、心理因素和社会文化因素。所以,戒烟的过程需要医师的指导,包括针对心理依赖和生理依赖的治疗。

治疗原则包括:①医师以身作则的示范效应;②重视宣传教育;③非药物干预;④药物干预;⑤随访。

1. 临床医师的示范效应

我国是男性医师吸烟率最高的国家之一,为美国医师的 5.1 倍,而且有 1/3 的医师在患者面前吸烟。相比较而言,在全球吸烟率最低的英国、澳大利亚和冰岛,男性医师吸烟率仅为 2%～5%。20 世纪 50 年代,美国医师的吸烟率也接近 40%,但在 70 年代降到 20%,现在是 9%,远低于美国的普通男性。各国医师都应自觉做到不在患者面前吸烟,这一点十分重要。医护人员的吸烟行为,尤其在患者面前吸烟,使劝阻患者吸烟的效果显著降低。调查显示,吸烟的医师劝告患者戒烟的比例显著低于不吸烟的医师或戒烟的医师。另外,即使劝诫,态度如不坚决,也收效甚微。临床医师首先戒烟,至少不在患者面前吸烟,这是一种责任,也是帮助患者戒烟成功的前提和保障。

了解吸烟危害和戒烟获益的相关知识,是吸烟者成功戒烟的强劲动力。临床医师应当抓住一切机会、利用各种渠道(如戒烟门诊)进行戒烟教育,包括接诊患者时、手术前后和发生急性事件后,并开展科普讲座及撰写科普文章。建议在病房和门诊设立吸烟危害专栏及戒烟警示牌。

2. ABC 干预法与 5A5R

非药物干预包括心理支持治疗和行为指导。研究表明,吸烟者靠自己戒烟持续 1 年以上的成功率不到 5%,提示戒烟需要临床医师的指导和一套完整的戒烟计划。医师应询问就医者的吸烟情况,根据吸烟者的戒烟意愿和具体情况给出恰当的治疗方法。

在进行戒烟治疗之前,医师应首先了解戒烟者戒烟的通常模式(表 7-3),对尚未准备戒烟者和准备戒烟者需要给予不同的咨询指导,如 ABC 干预法。对愿意戒烟者可用 5A 法帮助其戒烟,对不愿意戒烟者则用 5R 法增强其戒烟的动机,增加戒烟的愿望。

表 7-3 戒烟者戒烟的通常模式

尚未准备戒烟期	在未来的 6 个月内尚未打算戒烟
戒烟思考期	打算在未来的 6 个月内开始戒烟
戒烟准备期	打算在未来 1 个月内开始戒烟
戒烟行动期	已经开始戒烟,但时间少于 6 个月
戒断维持期	保持无烟状态达 6 个月以上
复吸期	保持无烟状态一段时间后重新再吸

ABC 干预法:

A:询问(Ask),询问并记录患者是否吸烟,如询问:"您目前吸烟吗?"

B:简短建议(Brief advice),用清晰的、强烈的、个性化的语言,劝说每一位吸烟者戒烟。

C:戒烟服务(Cessation),为有意戒烟者提供戒烟帮助及转诊:帮助制定戒烟计划,设定戒烟日期;给予药物治疗,促进戒烟成功;尽可能给予心理支持和有针对性的干预措施,并安排随访。对没有设立戒烟门诊的医院,应将有意戒烟的患者转到设有戒烟门诊的医院。

为使临床医师掌握具体的戒烟方法和技巧,提高我国专科医师的戒烟干预能力,推荐戒烟处方(5A5R)如下:

5A 的内容包括:

①询问(Ask):了解患者是否吸烟。

②建议(Advise):强化吸烟者的戒烟意识。

③评估(Assess):明确吸烟者戒烟的意愿。

④辅导/指导(Assist):帮助吸烟者戒烟。向愿意戒烟者提供药物和专业咨询,以协助戒烟。应向所有患者提供戒烟药物,目前的戒烟指南推荐包括尼古丁替代剂(5 种剂型:贴片、咀嚼胶、口含片、鼻吸入剂、经口吸入剂)和盐酸安非他酮缓释片、酒石酸伐尼克兰片等。

⑤安排(Arrange):吸烟者开始戒烟后,应安排长期随访,随访时间至少 6 个月。

第一步（询问）：每次接诊都应询问患者烟草使用情况及被动吸烟情况。对吸烟患者，应询问吸烟的年限、吸烟量和戒烟意愿，评估其烟草依赖程度，记录在病历上或录入信息系统；在病历中标明吸烟者戒烟意愿所处的阶段；符合标准者明确诊断为"烟草依赖综合征"；提供戒烟咨询和戒烟计划（表7-4）。

表7-4 医学咨询与健康指导的区别

医学咨询	健康指导
医疗模型	学习/进步/改善模式
病理学范畴的可诊断疾病	可能的理想目标和效果（健康与亚健康）
专注于解决问题	专注于最佳功能
专家提供信息	合作伙伴提供健康支持
关注当前/过去的"为什么"问题	关注当前/未来的"怎么办"问题
恢复功能水平	转向最佳行为和状态

第二步（建议）：让患者明白，戒烟是保护身体健康最重要的事情。

第三步（评估）：评估尝试戒烟的意愿，评估烟草依赖程度。戒烟动机和决心大小对戒烟成败至关重要，只有在吸烟者确实想戒烟的前提下才能够成功戒烟。对于那些还没有决定戒烟的吸烟者，不能强迫他们戒烟，而只能提供动机干预。

第四步（辅导/指导）：帮助患者制定戒烟计划，处理出现的戒断症状，指导使用戒烟药物，监测戒烟药物治疗效果和不良反应，提供戒烟药物资料和戒烟自助资料等，并安排随访。

在戒烟的健康获益方面，戒烟药物是能够挽救生命的有效治疗手段，结合行为干预疗法，可提高戒烟成功率。基于戒断症状对各系统的影响，首先建议吸烟者使用戒烟药物，以减弱神经内分泌紊乱对身体的损害。

第五步：对于没有戒烟意愿的患者，采用"5R"法进行干预。

5R 的内容包括：

①相关(Relevance)：要尽量让吸烟者懂得，戒烟是与个人健康密切相关的一件大事。

②风险(Risks)：应让吸烟者知道吸烟对其本人的短期和长期负面影响，以及吸烟对他人和环境的危害。

③益处(Rewards)：应当让吸烟者认识到戒烟的潜在益处，如促进健康、增加食欲、改善体味、节约金钱、良好的自我感觉、家里或汽车内及衣服上气味更清新、呼吸也感到更轻松等。

④障碍(Roadblocks)：医师应告知吸烟者在戒烟过程中可能遇到的障碍及挫折，并告知他们应如何处理。

⑤重复(Repetition)：每当遇到不愿意戒烟的吸烟者，都应重复上述干预措施。对于曾经在戒烟尝试中失败的吸烟者，要告知他们，大多数人都是在经历过多次戒烟尝试后才成功戒烟的。

5R 前 3 步与 5A 法相似，关键是掌握后面 2 个步骤：

第四步(障碍)：引导吸烟者了解戒烟过程中可能遇到的各种障碍，如信心不足、缺乏支持、体重增加、出现戒断症状等，并教授处理技巧。

第五步(重复)：在每次接触中反复重申建议，不断鼓励吸烟者积极尝试戒烟，促使患者进入戒烟思考期和准备期，并开始给予患者戒烟的行为指导。

另外，还可向吸烟者提供实用的戒烟咨询和资料，介绍戒烟热线（全国戒烟热线 400-888-5531、400-803-5531，卫生热线 12320），等等。

文献报道显示，大约 50％的戒烟者会出现戒断症状。一般在停止吸烟 1 天内出现，戒烟后 14 天内最强烈，大约 1 个月后减弱，可能持续 6 个月。

3. 药物治疗

WHO 和美国的戒烟指南建议，治疗烟草依赖，除存在禁忌或缺乏充分有效性证据的某些人群（如妊娠女性、无烟烟草使用者、每天

10 支以下的轻度吸烟者、青少年)以外,临床医师应鼓励戒烟者使用戒烟药物。戒烟药物可以缓解阶段症状,提高戒烟成功率。

目前,许多欧美及亚太国家和地区都将烟草依赖作为一个独立的疾病,并将戒烟药物纳入医保报销目录。这些国家和地区的实践表明,将戒烟服务作为公共补偿的一部分,对降低烟草相关性疾病的负担能起到积极的促进作用。

尼古丁替代疗法(Nicotine Replacement Therapy,NRT):通过向人体释放尼古丁,完全或部分代替吸烟者通过吸烟获得的尼古丁,从而减轻或消除戒断症状。使用 NRT 贴片或咀嚼胶的疗程至少应达到 12 周,单一药物作用不明显时,可联合使用两种 NRT 药物。NRT 药物可长期使用,但需临床医师进行规律随访,了解使用情况和吸烟状况。有证据表明,NRT 类药物对于每天吸烟 10 支及以上的人群戒烟效果较为显著。

安非他酮是一种抗抑郁药,可降低吸烟者对尼古丁的渴求,缓解戒断症状,提高戒烟成功率。该药为处方药,需凭医师处方购买。吸烟者应在戒烟日前 1 周使用该药,并至少使用 7 周。孕期或哺乳期妇女及未成年人禁止使用该药。荟萃分析显示,安非他酮可使长期(>5 个月)戒烟率增加 2 倍。

伐尼克兰具有激动和拮抗双重调节作用。其激动作用可缓解吸烟者对尼古丁的渴求和戒断症状。同时,其拮抗作用能阻止尼古丁与大脑内受体的结合,从而减少吸烟的快感。该药亦为处方药,应在戒烟日前 1 周开始使用,并规律使用 12 周。孕期或哺乳期妇女及未成年人禁止使用。

联合用药:已被证实有效的药物组合包括:①长疗程尼古丁贴片治疗(>14 周)+其他 NRT 类药物;②尼古丁贴片+安非他酮。

4. 随访

随访可强化戒烟效果。戒烟后的头 1 个月内,戒断症状较严重,应特别注意安排随访。

(1)随访时间:至少 6 个月;

（2）随访频率：在戒烟日之后的第1周、第2周和第1、3、6个月，总共随访次数不少于6次；

（3）随访形式：戒烟者到戒烟门诊复诊或通过电话、短信等形式；

（4）随访内容：了解戒烟情况，讨论以下问题：①戒烟者是否从戒烟中获得益处；②在戒烟方面取得哪些成绩；③在戒烟过程中遇到哪些困难；④戒烟药物的效果和存在的问题；⑤今后可能遇到的困难。

5. 复吸的预防和处理

研究显示，我国急性冠脉综合征患者6个月戒烟率为64.6%，复吸率为38.1%，与国外相关研究结果相似。复吸的主要原因是渴求，占90.32%，其他原因占9.68%。尼古丁依赖评分4分以上是预测患者复吸的独立危险因素。出院后2个月内是患者复吸的高发时间。

在戒烟随访中，临床医师需要特别注意戒断症状的识别与处理：

（1）戒断症状的识别建议：对于门诊患者，应注意询问是否有戒烟史，筛选出曾经戒烟但复吸的患者。"曾干戒失败"这一特征提示该患者具备戒烟意愿，但存在生理依赖和/或心理依赖，需要接受戒烟药物治疗。对于住院患者，应注意观察患者住院期间是否仍在吸烟，是否因不能吸烟而发生戒断反应，以筛选出有潜在戒断症状的患者，及时予以戒烟药物帮助。

（2）戒断症状的处理建议：戒烟前应该给吸烟者的一些忠告，包括：不要存留卷烟、打火机和其他吸烟用具；在过去总是吸烟的地方和场合放置一些警示牌，例如"起床时不要吸烟""饭后不要吸烟"等；增加不能吸烟的时间和场所；当特别想吸烟时，试着忍耐几分钟不吸烟。对那些迫不及待要吸烟的人也可以试试想象训练，做一些事情以分散注意力，如刷牙、织毛衣、运动、种花、嘴里嚼些东西等替代行为；可用烟草替代物来释放压力，因为以往吸烟者的手和嘴每天都会有很多次重复吸烟的动作，戒烟之后一般不会立即改掉这个习惯性动作，所以可选择一些替代品来帮助克服，如口香糖、牙签等可针对嘴上的习惯，铅笔、勺子、咖啡搅拌棒等可针对手上的习惯。建立一整套健康的生活方式。例如,清淡饮食,多吃水果蔬菜;保证睡眠,增加体育锻炼等;戒烟期间应避免酒、浓茶等刺激性饮料和食物。使用辅助性戒烟药物则有助于缓解戒断症状。

为防止复吸,医师需要帮助患者识别那些可能不利于患者成功戒烟的因素。可能的问题及可采取的相应对策如下:

(1)缺少支持:可以安排随访或电话访视,帮助吸烟者寻找周围的支持力量,或介绍他们参加可以提供戒烟咨询或支持的组织,如戒烟门诊。

(2)心情差或忧郁:转诊给戒烟专家;酌情服用中药以疏肝解郁、化痰解郁、补益心脾。

(3)强烈或持续的戒断症状:继续提供戒烟咨询,分析戒断症状产生的原因;延长戒烟药的使用时间,或增加或联合药物治疗。

(4)体重增加:建议规律运动,强调健康饮食,反对严格节食。使吸烟者确信戒烟后体重增加是正常的,但也是可以自我控制的,不会太严重。可采用延缓体重增加的药物,如安非他酮。

(5)精神萎靡不振或时感饥饿:加以安慰,告知这种感觉是常见的、自然的反应。要进一步调查吸烟者确实没有沉溺于周期性的吸烟,建议自我奖励。要强调一点,即使只是闻一下也将增加吸烟的欲望,而使戒烟变得更困难。

第五节　戒烟处方在脏器康复中的应用

临床医师在门诊或病房诊疗中,应常规询问患者的吸烟史和被动吸烟史。对于吸烟者,应评估烟草依赖程度,并提供戒烟咨询和戒烟计划。建议所有患者避免暴露于二手烟/三手烟之中。对于开始戒烟者给予肯定,并持续关注戒烟进程,告知戒烟者如有复吸,须告知医师并寻求帮助。戒烟是一个漫长而痛苦的过程,临床医师要帮助吸烟者解决各阶段所遇到的问题,以达到最终成功戒烟的目的。

戒烟处方在心脏康复中的应用(举例说明):

病例介绍:男性,67 岁,因"反复胸闷胸痛 10 余年,加重半月"入院。既往患高血压病史 14 年,无明确糖尿病病史。有 30 年吸烟史,每天约 2 包,晨起后空腹即有抽烟习惯。入院体格检查:血压 160/98mmHg,神清,心率 88 次/分,心脏听诊未见异常,肺部呼吸音粗,未闻及干湿啰音,下肢无浮肿。入院后冠脉造影:前降支近段长病变,最严重处约 90%狭窄,回旋支及右冠弥漫性病变,狭窄为 30%~50%,TIMI 2 级。

诊断:

(1)冠心病、不稳定型心绞痛;

(2)高血压病 2 级(高危)。

治疗:

(1)于前降支植入 2 枚支架;

(2)双重抗血小板、抗凝、降脂等药物治疗;

(3)建议患者戒烟。

具体干预措施:

(1)对患者及其配偶宣教吸烟危害与戒烟益处,患者及其配偶均表达强烈的戒烟意愿;

(2)依据 ICD-10 标准,评估患者存在烟草依赖综合征;

(3)依据尼古丁依赖量表,估算患者存在中度尼古丁依赖,提示戒烟过程易复吸,需要借用戒烟药物辅助治疗及心理支持治疗。

戒烟教育后,患者接受口服"畅沛"戒烟。患者选定生日为戒烟日后,提前 1 周口服"畅沛"0.5mg,每天 1 次(1~3 天),后改为 0.5mg,每天 2 次(4~7 天);1 周后突然戒烟,改为 1mg,每天 1 次;戒烟后的前 3 天患者每天偷偷吸烟 1~2 支,3 天后完全戒断。患者自述 3 天后对吸烟有恶心的感觉,随访至 2021 年 3 月,患者未吸烟(5 年 2 个月)。戒烟期间患者无代谢异常,无精神异常,无神经系统异常,无消化道异常。

我国出台的《心血管病患者戒烟处方中国专家共识》中明确指

出，戒烟可降低心脑血管疾病发病和死亡风险，其长期获益至少等同于目前常用的冠心病二级预防药物。戒烟应作为冠心病一级预防和二级预防的最重要措施之一。这一重任毫无疑问地交给了心内科医师，也使我们的手上和脑中多了一张处方，即戒烟处方。

　　吸烟是被忽略的、最重要的心脑血管危险因素，控烟是心内科医师共同的使命。临床医师用1分钟时间即可评估烟草依赖，应努力减少患者的吸烟数量，<5支/日可大幅减少心脑血管风险，最终达到彻底戒烟。"畅沛"等戒烟药可有效减少吸烟数量，保护内皮，带来长期获益，并显著提升患者的戒烟信心。对于医师和患者来说，一次努力终身受益。

第八章　健康行为改变的理论与实践

核心提示

➢ 一个人一生中至少要进行一次重大改变,这是不可避免的。而启动这种改变往往很困难,而且有可能永远无法完成。改变通常在理论上非常简单,但在实践中却难以实施。动机性访谈是关于改变的谈话,通过独特的面谈原则和谈话技巧,协助人们认识到现有或潜在的问题,从而提升其改变的动机。在访谈中,咨询师要引导来访者说明、评估或解释改变的欲望(我想要改变)、能力(我可以改变)、原因(改变对我很重要)及需求(我应该改变)。在此之后,可以更加深入地探讨改变的执行力:承诺(我会作出改变)、激活(我已经准备好进行改变)和行动(我在通过具体的行动作出改变)。

➢ 临床医师需要注意动机性访谈的 4 个过程:导进(参与)、聚焦、唤出和计划。其 4 大要素包括:表达共情(Express empathy)、促进自我效能感(Support self-efficacy)、应对抵抗(Roll with resistance)和呈现矛盾(Develop discrepancy)。有学者用 3 个容易记忆的单词概括了访谈的操作原则及方法,即规则(RULE)、步伐(PACE)及桨(OARS),旨在帮助我们在有限的时间内有效地开展动机性访谈。规则(RULE):Resist(忍耐)、Understand(理解)、Listen(倾听)和 Empower(赋能)。步伐(PACE):Partnership(合作)、Acceptance(接纳)、Compassion(同情)和 Evocative(启发)。桨(OARS):Open-ended(开放式问题)、Affirmations(肯定)、Reflective(反馈式倾听)和 Summaries(概括性小结)。开放式问题能够获得多个开放式的答案,而封闭式问题只能获得一个词的答案(是或否、对或错、要或不要等)。

➤ 作为临床医师,我们接受了专家式的培训,花费了大量时间去运用所学到的专业知识,告知和说服患者遵循医师的指示和建议。但是,随着生活方式的改变,最好的方法是传授医学常识,教给民众一些实用的方法。此时,最重要的是倾听患者而不是告知患者,激励患者而不是说服患者,与患者合作而不是指导患者。

➤ 行为改变是生活方式医学的基础性工作,所以临床医师要熟悉并理解行为改变的过程。行为改变的总体方法包括:目标设定、跟进、自我监测、行动计划、问题解决和社会支持。

➤ 健康信念模型:改变行为的风险—收益比会影响人们改变不良生活方式的意愿。如果患者认为戒烟可以预防肺癌,那么他们更有可能对戒烟感兴趣。如果家庭中没有吸烟者被诊断出患有肺癌,那么他们就不太可能考虑戒烟。

➤ 跨理论模型:将人的行为改变过程分为五个主要阶段,即前意向阶段(预思)、意向阶段(沉思)、准备阶段、行动阶段和维持阶段。许多研究者将此模型应用于健康促进领域。这一模型主要产生两个方面的作用:一方面用于改变人的不健康行为,如戒烟、戒酒、戒毒、控制体重等;另一方面用于帮助人们培养良好的、有益于健康的行为,如坚持体育锻炼、合理膳食、预防乳腺癌、压力管理、合理消费行为等。

➤ 社会认知理论:人类具有自我反省和自我调节的能力,人类不仅仅是环境的积极塑造者,"人们不只是由外部事件塑造的有反应性的机体,而是自我组织积极进取、自我调节和自我反思的"。个体可以通过自我调节来主动地控制那些影响自己生活的事件,而不是被动地接受环境中所发生的一切;个体可以通过自己对环境的反应来对其有所控制。健康教育是所有卫生问题、预防方法及控制措施中最为重要的,是能否实现初级卫生保健任务的关键。因此,开展健康教育工作意义十分重大。健康教育的核心问题是改变危险行为,建立健康行为。人的行为除了受人自身因素的影响外,还要受环境因素的影响。

➢ 社会生态变化模型：以人为本、以环境为中心的健康行为改变策略，关注患者的社会环境、生活环境和政策生态。其目的是解决健康行为的各种影响因素，包括区域性（人际关系圈，包括工作、学校、家庭或互联网上的社交关系）、结构性（如物理环境）和机构性（组织的影响力，包括家庭、单位、邻里、城市和国家）。其基本原则是：影响健康行为的外部环境和个人内在因素是彼此动态交互的；环境是多维和复杂的；人也是多维和复杂的，干预措施的设计应同时考虑个体和群体的关系；人与环境的相互作用是多层次的，个体可以经常改变自己的环境，而环境也时常影响着个体。

➢ 有效的营养和饮食咨询包括：认知行为疗法、动机访谈、自我监控、结构化进餐计划、目标设定、问题解决和社会支持。通过这些策略与患者合作，有助于他们养成健康的饮食习惯。"有充分的证据表明财务奖励策略无效"，因为这些外部奖励（如金钱或礼券）可能会一过性激励患者，但这种动机在获得奖励后很少会持续下去而变成习惯。

➢ 临床医师可以按照以下步骤与患者一起完成 5 个步骤：①善解人意；②调整动机；③建立信心；④设定 SMART 目标；⑤设定问责制。SMART 目标的设定原则：必须是具体的（Specific）；必须是可以衡量的（Measurable）；必须是可以达到的（Attainable）；必须和其他目标具有相关性（Relevant）；必须具有明确的截止期限（Time-based）。

➢ 将意图转化为行为的最常用步骤是：目标设定、实施意图、行动和调整计划、自我监控。可以通过 4 种机制来影响个人的效果：①将注意力和精力引导到相关活动上；②激发行动并引发更大的努力；③增强持久性；④通过强化动机间接影响行动。

➢ 行为改变的咨询需要时间，通常一次访问（10～15 分钟）是不够的，需要跟进和反复访问。如果从业者太忙，自己没有时间做行为改变的咨询，也可以雇用护士、社会工作者、志愿者、健康管理师、治疗师或行为改变专家。一般而言，养成新习惯大约需要 60 天。

➢ 大约 60％的医疗保健费用是由约 15％的具有多重健康风险行为和医疗状况的人群产生的。健康风险行为,如吸烟、不运动、饮食不健康、酗酒和压力管理不善,可使发病率、致残率、死亡率上升,而使脏器功能和生产力下降,并使医疗保健成本上升 70％。相反,健康的生活方式,包括戒烟、每天足量的水果和蔬菜、进行适当的体育锻炼(每天 10000 步或每周进行 150 分钟的中等强度运动),并努力保持体质指数,可将预期寿命延长 14 年。健康的生活方式包括:0(吸烟)、1(每天 1 种酒精饮料)、5(水果和蔬菜)、10(10000 步)、20(压力管理 20 分钟)和 24(BMI<24)。

➢ 以行为改变为目标的生活方式医学要求现有的学科和专业作出一些转变:①从行动范式过渡到阶段范式;②从被动作为转变成主动作为;③从期望参与者满足计划的需求到使计划满足客户的需求;④从单一的行为干预到多种行为的综合干预;⑤从基于临床的计划到基于人群的互动干预计划;⑥改变不良生活方式以获得幸福感,体现价值医学的理念,帮助弱势人群从困苦中走出来。

➢ 与现代生物医学相比,生活方式医学的优势之一是,健康的行为从根本上来说不需要使用先进的技术,医师的健康行为咨询可以帮助患者实现积极的生活方式改变。一项电话指导体重管理的研究显示,患者平均接受 1.8 次健康指导后,在 12 个月内其 BMI 降低了一个单位,并能持续保持体重的稳定。

➢ 众所周知,行为习惯的改变比较困难,而数字化医疗工具可增强干预措施的有效性。据世界银行报告,高收入国家的手机普及率为 98％,而发展中国家约为 80％。即使在全球最底层的 1/5 人口中,也有 70％的人拥有手机。成年人平均每天在智能手机上花费 2～3 个小时;每天有很多人要参加几个电话会议,在互联网上要花费额外的 2～3 个小时。数字健康包括:移动健康(mHealth)、健康信息技术(IT)、可穿戴设备、远程医疗和个性化智慧医疗(云医院/云诊室),还有 Apple 或 Android 智能手机的健康相关应用程序。

➢ 一些移动和固定设备可以监视和鼓励诸如睡眠、食物摄入和体育锻炼等行为。依托互联网构建健康平台和康复平台，可以实现4 个 W：更好地进行医患沟通（Well-connected），通过平台连接医师与患者；更好地构建医患诊疗模式（Well-frame），不仅为医师提供科研及诊疗信息，同时也为患者提供健康信息，并以此保障医师对患者情况的连续追踪以及持续的院外指导，不断优化诊疗方案；更好地实现科研大数据平台共享（Real World Study）；更好地实现全民健康的终极目标（Wellness）。

➢ 现在电子病历在我国无处不在，90％的临床医师和几乎所有的医院都在使用电子病历系统。电子病历系统可以跟踪重要的生活方式数据，提醒临床医师询问患者的行为，并进行必要的干预。当然，新技术本身不会显著改变患者的行为，有效的行为改变干预措施需要负责任的专业人员、通畅的流程和先进的技术之间进行有机的组合。

➢ 大多数短信干预对健康结局和/或行为改变具有显著的积极影响，对糖尿病自我管理、心脑血管疾病管理以及体重减轻、体育锻炼、戒烟和改善药物依从性均有益处。短信通知干预对于各种情况的患者都是可行且可接受的，其内容包括提醒、激励性消息、教育资料、目标设置、反馈、指令性信息等。有研究显示，移动应用程序APP 促进了减肥和体育锻炼的有效性，使肥胖患者在 12 个月内平均减少体重 3.6kg，并能保持减肥效果至少 1 年以上。

➢ 我国现在有 10％的消费者使用可穿戴设备，其中最受欢迎的是智能手表。数字秤现在不仅可以检测体重和体脂率，还可以自动将测量值发送到智能手机的应用程序或在线数据库；连接到互联网的床垫套可以监控温度、呼吸和心率，还可以跟踪睡眠质量。在线糖尿病预防计划包括：每周的生活方式医学课程、支持小组的健康指导、数字体重秤和体育活动跟踪，参与者 1 年后体重平均下降了4.7％，HgA1c 水平降低了 0.38％。一个预防高血压平台在一项为期 24 周的研究中发现，参与者的收缩压和舒张压均显著下降（分别为 18.6mmHg 和 6.4mmHg）。参与者使用了一个移动程序来记录膳食、血压和体重,并从专业人员那里收到电话提醒和健康支持。另外,仿真和虚拟技术使原本对游戏高度感兴趣的用户有机会去户外锻炼了,运动量增加了 26%,达到每天 10000 步的人数从原来的 15.3%增加到了 27.5%。

健康相关行为是保证身心健康、预防疾病的关键所在。

健康相关行为是指人们为了增强体质和维持身心健康而进行的各种活动,如充足的睡眠、平衡的营养、适当的运动等。健康相关行为的意义,不仅在于能不断增强体质,维持良好的身心健康和预防各种行为、心理因素引起的疾病,而且也在于它能帮助人们养成健康的生活习惯。因为多发病、常见病的发生多与行为因素和心理因素有关,而且各种疾病的发生、发展最终都可找到行为、心理因素的相关性。因此,可以通过改变人的不良行为和生活习惯来预防疾病的发生。

健康相关行为有 3 个特征:人在身、心、社会方面均健康时的外在表现;不影响自己、他人乃至整个社会的健康;能及时准确地感受外界条件的改变,正确调整自己的行为。

健康相关行为包括以下几类:

(1)基本健康行为:日常生活中一系列有益于健康的基本行为,如合理营养、平衡膳食、积极锻炼、积极休息、适度睡眠与健康娱乐等。

(2)预警行为:预防事故发生和事故发生以后正确处理的行为,如触电、溺水、车祸等意外事件发生后的自救和他救行为。

(3)保健行为:正确合理地利用卫生保健服务来维护自身健康的行为,如定期体检、预防接种、患病后及时就诊、遵从医嘱配合治疗、积极康复等行为。

(4)避害行为:人们主动地以积极的方式避开环境危害,如离开污染的环境,采取措施减轻环境污染,积极应对引起人们心理应激的紧张生活事件等。

（5）戒除不良嗜好：戒除日常生活中对健康有危害的个人偏好，如油炸食品、甜食、吸烟、酗酒、吸毒、通宵娱乐等。

而危害健康的行为包括：

（1）日常危害健康的行为：如吸烟、酗酒、滥用药物（吸毒）、不洁性行为等。

（2）不良生活习惯：如饮食过度；高脂、高糖、高盐、低纤维素饮食；偏食、挑食和过多吃零食；嗜好含致癌物的食品（如烟熏火烤、长时间高温加热的食品、腌制品）；不良进食习惯（如过热、过硬、过酸食品）。

（3）不良就医行为：如求医时隐瞒病情。恐惧、忧郁、自暴自弃、悲观绝望，或求神拜佛的迷信行为。

一个人实施某种特殊的健康行为，一般取决于 2 种因素：一是感觉到自己的健康受到了威胁；二是相信健康行为能有效地减轻这种威胁。

第一节　行为改变的理论模式

与其他行为一样，人类的健康相关行为是一种复杂的活动，受遗传、心理、自然和社会环境等多种因素的影响。因此，健康相关行为的改变也是一个极其复杂的过程。为有效地改变人类的健康相关行为，各国学者提出了多种改变行为的理论。目前，应用较多的理论模式为知信行模式和健康信念模式。

1. 知信行模式

知信行模式是改变人类健康相关行为的模式之一，它将人类行为的改变分为获取知识、产生信念及形成行为 3 个连续过程：即"知识—信念—行为"。

"知"为知识、学习，"信"为信念、态度，"行"为行为、行动。知识是基础，信念是动力，行为的产生和改变是目标。人们通过学习并获得相关的健康知识和技能，逐步形成健康的信念和态度，从而促成健康行为的产生。

在现实生活中，人们常常遇到的情况却是：知而不信、信而不行、行而不果。如吸烟问题，大家都知道吸烟有害，实际上却不去戒掉这个坏习惯，或行动力不够坚定而导致戒烟失败。

"知"是行为改变的基础和先决条件，"信"是行为改变的动力。

以戒烟过程为例：健康教育工作者通过多种方法和途径把吸烟有害健康、吸烟可以引发疾病，以及与吸烟有关的死亡率等知识传授给群众，使吸烟者了解吸烟的危害和戒烟的益处，掌握如何戒烟的方法；群众接受知识，通过思考，加强了保护自己和他人健康的责任，形成吸烟危害健康的信念，从而使吸烟者产生自觉、自愿戒烟的积极态度；在信念支配下，最终产生戒烟的实际行为，逐步建立起不吸烟的健康行为模式。

2. 健康信念模式

健康信念模式是运用社会心理方法来解释健康相关行为的理论模式。它以心理学为基础，由刺激理论和认知理论综合而成。健康信念模式在健康促进的实践中遵循以下步骤：首先，使人们对目前的行为方式感到害怕（知觉到威胁及严重性）；其次，让人们坚信，一旦改变不良行为，将会得到非常有价值的后果（知觉到效益）；同时，清醒地认识到行为改变中可能出现的困难（知觉到障碍）；最后，使人们感到有信心、有能力通过努力去改变不良行为。

根据健康信念模式，人们要采取某种促进健康的行为或戒除某种危害健康的行为，必须具备以下5个方面的认识：

（1）认识到某种疾病或危险因素的严重性和易感性。

①对疾病严重性的认识：包括人们对疾病引起的临床后果的判断，如死亡、伤残、疼痛等；对疾病引起的社会后果的判断，如工作烦恼、失业、家庭矛盾等。

②对疾病易感性的认识：包括对医师判断的接受程度；自身对疾病发生或复发可能性的判断等。

（2）认识到采纳或戒除某种行为的困难及益处。

①对行为有效性的认识：指人们对采取或放弃某种行为后，能否有效降低患病危险或减轻疾病后果的判断，包括减缓病痛、减少疾病产生的社会影响等。只有当人们认识到自己的行为有效时，才能自觉地采纳或戒除某种行为。

②对行为所遇障碍的认识：指人们对采纳或戒除某种行为所遇困难的认识，如费用的高低、痛苦的程度、方便与否等。只有当人们对这些困难具有足够认识和充分的心理准备，才能有效地采纳或戒除某种行为。

（3）对自身采纳或戒除某种行为能力的自信：也称效能期待或自我效能，即一个人对自己的行为能力有正确的评价和判断，相信自己通过努力一定能克服障碍、完成这种行动，达到预期结果。

（4）提示因素：指诱发健康行为发生的因素，如大众媒介的疾病预防宣教、医师的健康行为建议、家人或朋友患有此种疾病等，都有可能作为提示因素诱导个体采纳健康行为。

（5）社会人口学因素：包括个体特征，如年龄、性别、民族、人格特点、社会阶层、同伴影响，以及个体所具有的疾病认知与健康知识。

第二节　价值医学与健康行为改变

价值医学是一种探讨患者所期望的生命价值与治疗费用相结合的，建立在循证医学最佳证据基础上的实践医学。它具有倡导医疗费用与患者利益、医疗目的与患者健康之间双向结合的特征。其目的是以患者的健康和利益为导向开展医学实践，以最少的费用使患者获得最大的利益。

近年来，社会上流行着一种认识：学医，当医师，就是等人得病，然后给人治病。因而引发了一种怪象：医师坐堂行医，老百姓只有等到身体不适时才想到去医院。来自医患双方的等待使健康风险得不到很好的预防。

　　世界卫生组织早就发出警示："错误的医学目的必然会导致医学知识和技术的不恰当使用。当今的医学问题出在目的上，而不是手段和方法上。"时时考虑患者利益，一切为了人民健康，这才是医学的真正目的，也是医师的价值所在。医师治病固然重要，但维护和促进人类健康更责无旁贷。医学是充满人文内涵的学科，其人文内涵主要体现在2个方面：一是要有同情心，每天面对饱受疾病折磨的患者，假如没有强烈的同情心，我们就不可能认真地关爱和救治患者；二是要有责任感，古语有云：不为良相、便为良医，社会上有很多种职业，但只有医师这个职业是可以和良相相提并论的，就是因为它体现出的社会责任感。

　　只有以预防疾病和促进健康为首要目的的医学才是可持续发展的，才是公平公正的。美国心脏协会有一个生动的比喻，值得我们思考：心脑血管疾病好比一条泛滥成灾的河流，患者就是落水者。临床医师为了挽救这些落水者，拼命研究打捞落水者的先进器具，同时不分昼夜地苦练打捞本领。结果却事与愿违，多数落水者没等打捞上来就死了，即便少数落水者幸运地被打捞上岸，也是奄奄一息，而更糟糕的是落水者越来越多。大家为什么不到上游去植树造林、筑堤修坝，预防洪水的泛滥呢？在临床实践中，我们应该把研究重点放在上游的预防和下游的康复上，而不是把所有的精力放在中游的治疗技术上。

　　我国的卫生政策和健康策略已经开始发生改变，评价体系也将随之转变。价值医学背景下的导向、政策制定和关注重点发生了革命性的变化，引导医院更多地关注医务人员的从业体验和满意度，引导医师更多地关心患者的价值、患者的体验和满意度，这体现了以人为本、以价值为导向的理念，体现了循证医学和价值医学的结合（表8-1、表8-2）。

表 8-1　价值医学背景下的导向、政策制定和关注重点

导　向	制定方略	关　注
疑难危急重症	CMI 导向的绩效方略	重病
控费	行业作风建设方略	患者
医改	医联体建设方略	分级诊疗
人才培养	教学兴院方略	人才培养
科学研究	科研强院方略	科研创新
优化服务流程	全程管理方略	就医体验
质量与安全	标准化病种方略	医疗质量
运营效率	病种精细化方略	运营效率
可持续发展	激发个人活力方略	员工精气神

CMI:病例组合指数,反映技术难度。

表 8-2　价值医学和循证医学的区别

	基于循证医学的医疗模式	基于价值医学的医疗模式
特征	专业化、细分化	整体化、协同化
中心	以医疗服务供给为中心	以患者价值为中心(功能恢复)
关注焦点	关注医疗服务的供给数量和利润能力	关注医疗服务质量提升和治疗成本控制
医疗对象	疾患群体	疾患群体＋健康、亚健康人群
治疗目标	强调临床症状改善	强调临床症状改善＋生命质量＋患者利益＋医疗体验
医疗过程	围绕疾病诊疗开展	疾病诊疗＋健康维护(体验和感受)
医疗效果	疾病被治愈的程度	疾病被治愈的程度＋满意度
患者配合	被动	主动、积极
经济效益	建立在技术水平基础上的赢利模式	建立在技术水平＋成本控制＋体验(DRGs、DIP、FRGs)

价值医疗的基本原则包括：

（1）为患者创造价值目标（功能恢复＋体验满意）；

（2）通过改善质量来限制成本（减少劣质成本）；

（3）基于病种开展整合式服务（以人为中心、全人全程全周期、"防治康养护"一体化）；

（4）评价标准是为患者创造了多少价值（满意度＋额外价值）；

（5）将补偿支付与价值挂钩（总额预付＋单病种付费）。

目前全世界的医疗浪费在 20%～40% 之间。美国现阶段25%～50%的医疗费用其实对患者无益，反而可能将他们置于更大的危险之中。专家估计，美国每年可减少高达 30% 的医疗费用（7000 亿美元）而不会降低生活质量。我国人均比美国人多用了 10倍的抗生素，年人均用量 138g；人均每年要挂 8 瓶盐水。据统计，2017 年全国卫生总费用高达 5.26 万亿元，2020 年超过 8 万亿元，预计 2035 年会达到 15.8 万亿元，占 GDP 的比重将上升至 9% 以上。对于国家财政来说，医疗卫生支出的快速增长会带来巨大的压力。所以，我们要反思"无效医疗"和"过度医疗"。

价值医学是以最少的成本获得最大的医疗价值，被卫生经济学家称为"最高性价比的医疗"。价值医疗提倡医院在治病救人的同时，将患者的医疗费用、治疗效果和需求最大限度地考虑进来，从而为病人提供高价值、有爱心的服务，同时也有利于医疗费用的控制。

医疗质量是价值医学的核心，主要包括 3 方面的内容：一是医疗服务的可及性（包括医疗可获得性、等待时间、服务能力等），二是健康的结果（包括临床结果、活动能力、生产能力等），三是满意度或患者体验（包括病人满意度或就医体验、医护人员满意度和支付方满意度等）。

价值医学是医院转型发展的新方向。价值医疗从成本控制、治疗效果和患者需求 3 个方面出发，旨在降低患者的治疗总成本、满足患者的预期效果，以及照护患者的生命与健康。

　　首先,价值医学强调,患者的治疗总成本不但包括医疗费用等直接成本,还包括时间成本、精神成本,以及交通、食宿、陪护等间接成本。

　　其次,价值医学认为,满足患者的预期效果,不仅包括病人对诊疗过程、医疗行为,以及治疗结果的感受和满意度,还包含安全感、舒适感和尊严感的提升。

　　最后,在患者需求方面,价值医学一方面关注对患者躯体疾病的诊治,另一方面也致力于给予患者精神慰藉,缓解患者的心理压力,照护患者的身心康复。

第三节　自我效能理论与健康行为转变

　　自我效能感是个人对自己完成某方面工作能力的主观评估。评估的结果如何,将直接影响到一个人的行为动机。

　　健康行为是指个体为了预防疾病、保持及促进自身健康所采取的行为,包括改变健康危险行为(如吸烟)、采取积极健康行为(如经常锻炼身体)和遵守医师指导的行为。自我效能感影响人类健康表现为 2 个水平:在较为基础的水平上,人们对自己处理应激能力的信念会影响到其身心调节系统;另一个水平表现在人们对个人健康习惯及生理老化的直接控制上。

　　自我效能感可以通过以下 4 种途径产生与提高:

　　(1)自己成功完成过某种行为:一次成功能帮助人们增加其对熟练掌握某一行为的期望值,是表明自己有能力执行该项行为的最有力的证据。

　　(2)他人间接的经验:看到别人成功完成了某种行为并且结果良好,从而增强了自己通过努力和坚持也可以完成该项行为的自信心。

　　(3)口头劝说:通过别人的劝说和成功经历的介绍,增加了自己执行某项行为的自信心。

(4)情感激发：焦虑、紧张、情绪低落等不良情绪会影响人们对自己能力的判断。因此，可通过一些手段去消除不良情绪，激发积极情绪，从而提高人们对自己能力的自信心。

行为转变理论模式也称为行为阶段转变理论模型，着眼于行为变化过程及对象需求，其理论基础是社会心理学。它认为人的行为转变是一个复杂、渐进、连续的过程，可分为 5 个不同的阶段（以戒烟为例）：

(1)没有准备阶段（Precontemplation）：没有考虑要戒烟，或是在接下来的 6 个月不会考虑要戒烟。或有意坚持而不想去改变，不知道或没有意识到自己存在不利于健康的行为及其危害性，对于行为转变没有兴趣，或觉得这是在浪费时间，或认为自己没有能力去改变自己的行为。

(2)犹豫不决阶段（Contemplation）：也称为打算阶段，考虑在未来 6 个月内开始戒烟的时期。人们开始意识到问题的存在及其严重性，意识到改变行为可能带来的益处，也知道改变行为需要付出代价。因此，在益处和代价之间反复权衡，处于犹豫不决的矛盾之中。

(3)准备阶段（Preparation）：即将戒烟的时期，常常在 1 个月内确立目标，确定戒烟的时间，并且患者已经准备好了戒烟计划。患者郑重地作出行为改变的承诺，如向亲属、朋友宣布自己要戒烟；并有所行动，如向别人咨询有关戒烟的事宜，购买一些有帮助的相关书籍，制定戒烟的时间表等。

(4)行动阶段（Action）：戒烟开始。患者已经开始采取行动，但是由于许多人戒烟没有计划性，没有设定具体目标、实施步骤，没有社会网络和环境的支持，最终导致戒烟的失败。

(5)维持阶段（Maintenance）：持续戒烟至少 6 个月，人们已经取得戒烟的成果并加以巩固，防止复吸。

对于成瘾行为来说，还有第 6 个阶段，即终止阶段。

要知道，在不同的行为阶段，每个改变行为的人都有不同的需求和动机，对目标行为也会有不同的处理方式。这种模式适用于戒烟、酒精等滥用、慢性非传染性疾病的人群干预工作(饮食失调及肥胖、高脂肪饮食)、AIDS 的预防。

介绍一种改善健康行为的认知行为疗法:

一个人常常会有一些内心对话来阻止自己去改变自身的行为。如一个想戒烟的人,可能因为自我怀疑("我永远都没有能力戒烟")而放弃戒烟。认知行为学家认为,除非改变这些内心对话,否则人们不太可能去改变自己不良的行为习惯,而且即便改变了,也不太可能维持长久。

认知行为学家把健康行为改善者视为行为改变过程中的一个合作者。因为,在大多数行为改变计划开始时,都是以改善健康行为作为自己努力的目标。但在行为改善的过程中,行为改变的控制权逐渐由指导者转移到改善者身上。到了干预的结束期,健康行为改善者开始检查自己的行为,并运用认知行为干预技术去改变自己的行为,进行适当的自我奖赏,或判断自己的行为是否合适。

用认知行为疗法进行健康行为改善的程序包括以下几点:

1. 自我检查

在行为发生改变之前,个体必须从多方面了解健康行为的目标。其目的:一是用来评估改善目标出现的频率,以及目标行为出现的前因后果;二是让健康行为改善者尽早地参与到改善行为中来,并努力矫正自己的不良行为。

2. 改变的方法

(1)经典条件反射:当一个非条件反射与一种新的刺激成对出现的时候,就会产生条件反射,从而消除不良行为。

例如,饮酒习惯的改变,就是在饮酒的同时喝"戒酒硫"口服液,"戒酒硫"可让饮酒者产生恶心、反胃、呕吐反应。随着时间的推移,即使没有"戒酒硫",酒精也会与"戒酒硫"一样引起恶心、反胃和呕吐。

(2)操作性条件反射:当个体出现某种行为,并给予一个正强化时,这种行为再次出现的可能性就会增大。同样,如果个体从事的行为不给予强化,或这种行为受到了惩罚,那么这一行为再次出现的可能性就会大大降低。随着时间的推移,受到正强化的行为就会建立起来,受到惩罚或不给予任何奖赏的行为则会消退。

例如,酒精依赖者的饮酒行为之所以延续下来,是因为酒精可以改善情绪。那么要改变这一行为,就要首先设定靶目标,一个每天饮酒 1L 的酒精依赖者,第一个靶目标是 0.9L,第二个靶目标是 0.8L,第三个靶目标是 0.6L,第四个靶目标是 0.4L,第五个靶目标是 0.2L,第六个靶目标就是消除饮酒的习惯。

第四节　健康行为改变与康复五大处方

日本、美国、欧洲各国都已认识到康复对各种疾病预后的重要价值,均将脏器康复纳入医疗保险范畴,构建了三级医院—门诊—社区—家庭的完整康复体系。国内脏器康复始于 20 世纪 80 年代,但由于人们对脏器康复不够重视,而且脏器康复的专业性强,流程相对复杂,存在一定的操作风险,其发展明显滞后于肢体康复。目前,我国 90% 的医院没有开展脏器康复。为了促进我国脏器康复工作的开展,中国康复医学会心血管病预防与康复专业委员会根据心脏康复的内涵,率先提炼出了五大康复处方概念,即运动处方、营养处方、心理处方、戒烟处方和药物处方,并分别就五大处方撰写了具体操作的专家共识。其目的是让我国的临床医师利用这些指导性工具尽快开展心脏康复工作,使我国患者享受到心脏康复的益处。同时,五大处方也是所有学科二级预防和脏器康复的重要内容,充分体现了健康管理的内涵。

1. 运动处方

有氧运动之父 Kenneth H. Cooper 博士认为,健康的标准并不是通常意义上的肌肉发达、外表强壮,只有心、肺功能健康才是真正的健康。有氧运动就是通过长时间的耐力运动,使心、肺得到充分和有效的刺激,从而提高心、肺的储备功能。有氧运动要求持续时间＞

15 分钟。常见的有氧运动包括慢跑、游泳、骑自行车、步行、原地跑、有氧健身操等。

运动康复是脏器康复的重要组成部分，也是其核心内容之一。安全有效的运动能显著地帮助患者提高运动能力、改善症状和心脏功能。目前，我国临床医师普遍缺乏运动指导的经验，使得患者的运动常处于两极分化状态：大部分患者不敢运动，少部分患者的运动又过量。

每位患者的运动康复方案必须根据其实际情况量身定制，即个体化原则。不存在对所有人都适用的运动方案，但应遵循普遍性的指导原则。运动处方的制定，应根据患者的健康、体力和功能状态，并结合其学习、工作、生活环境和运动喜好等个体化特点。每一份运动处方均应包括运动形式、运动时间、运动强度、运动频率及运动过程中的注意事项。

（1）运动形式：有氧运动和/或无氧运动。

（2）运动时间：患者的运动时间通常为 10～60 分钟，最佳运动时间为 30～60 分钟。对于重症刚刚恢复的患者，可以从每天 10 分钟开始，逐渐增加运动时间。而对于稳定期的患者和正常人来说，每天低于 15 分钟的锻炼效果并不明显。

（3）运动强度：建议患者开始运动时从 50％的最大耗氧量或靶心率运动强度开始，运动强度逐渐达到 80％的最大耗氧量或靶心率；或 Borg 自感劳累程度分级法达到 1～13 级。每 3～6 个月评价 1 次，以确定患者的运动强度是否需调整。

（4）运动频率：每周至少 3 天，最好每周 5 天。

（5）运动适量的标志：

① 运动时稍出汗，轻度呼吸加快、不影响对话；

② 运动结束，心率在休息 5～10 分钟后恢复如初；

③ 运动后感觉轻松愉快，食欲和睡眠良好；

④ 无持续的疲劳感或其他不适感（疲乏或肌肉酸痛在短时休息后消失）。

（6）运动过程中的注意事项：

① 医护人员应予以咨询与指导,必要时在医学监护下进行;

② 理解个人的限制(个体化方案);

③ 小量开始,逐渐增量,循序渐进;

④ 选择适当的运动,避免竞技性和对抗性运动;

⑤ 只在感觉良好时运动;

⑥ 定期检查和修正运动处方,避免过度或不足;

⑦ 要警惕一些症状:上身不适(包括胸、臂、颈或下颌)、无力、气促、骨关节不适等。

在运动过程中,要对重症患者进行持续的监测,并给予必要的指导。运动时或运动后若出现以下情况,应暂时停止运动:①运动时感觉胸痛、呼吸困难、头晕;②运动时心率波动范围超过 30 次/分钟;③运动时血压升高>200/100mmHg,收缩压升高>30mmHg 或下降10mmHg 以上;④运动时心电图监测 ST 段下移≥0.1mV 或上升≥0.2mV;⑤运动时或运动后出现严重心律失常。

运动锻炼的基本内容:

(1)关节运动:原则上要从近位关节到远位关节,活动时要慢慢进行,动作不宜过大。术后第 2 天,病情平稳后可在护士的指导下开始活动,活动量以不感到疲劳为度。上肢或下肢有液体输入时,不宜做关节活动。

(2)呼吸运动:为预防肺部感染和肺不张,要进行适当的呼吸运动和咳痰训练。运动方法为深呼吸、吹气球、软垫按压切口以协助咳痰等,有条件的还可穿弹性背心以保护切口。

(3)生活能力训练:病情平稳后,患者可在床上坐起,自己练习吃饭、喝水、洗脸、刷牙、穿脱衣裤等活动。恢复期患者可下地步行活动。步行训练的顺序是:坐位、站位、扶床移动、独立移步、室内走动。患者出院后还应继续做上述动作,运动幅度和运动量可逐渐增加,如步行训练可由慢步逛街逐步过渡到上楼梯、快步行走。

2. 营养处方

膳食营养是影响疾病的主要环境因素之一。总热量、饱和脂肪酸和胆固醇摄入过多、蔬菜水果摄入不足等不平衡膳食会增加疾病发生的风险,合理科学膳食则可降低风险。医学营养治疗(MNT)和/或治疗性生活方式改变作为二级预防的措施之一,能降低发病率和死亡率,且经济、简单、有效、无副作用。既往认为营养膳食指导是营养师的责任,临床医师对营养学知识了解较少,给予的健康膳食指导多较含糊,但患者最多接触的是临床医师,也更容易接受专科医师的建议。因此,临床医师有必要了解一般性的营养膳食原则,以给予患者初步的指导。

膳食处方制定步骤如下:

(1)评估:包括营养问题和诊断,即通过膳食回顾法或食物频率问卷,了解、评估每日摄入的总热量,膳食所含的脂肪、饱和脂肪酸、钠盐和其他营养素摄入水平,饮食习惯和行为方式,身体活动水平和运动功能状态,以及体格检查和相关的生化指标。

(2)制定处方:根据评估结果,针对膳食和行为习惯存在的问题,制定个体化膳食营养处方。

(3)膳食指导:根据营养处方和个人饮食习惯制定每天的食谱。

(4)营养教育:使患者及其家庭成员关注膳食目标,并知道如何完成;了解常见食物中盐、脂类和水分的含量,各类食物的营养价值、食品营养标签等。饭吃八成饱,日行万步路,吃动两平衡,健康又长寿。黑木耳、山楂、燕麦、金橘、茄子、红薯、大蒜、洋葱这8种食物,疏通血管的效果最佳,并可保持血管壁的弹性,是名副其实的"清道夫"。

(5)注意事项:将行为改变模式与贯彻既定膳食方案结合起来。膳食指导和生活方式调整应根据个体的实际情况考虑可行性,针对不同危险因素进行排序,循序渐进,逐步改善。

3.心理处方

患者在获得诊断和治疗决策阶段,以及后续治疗和康复阶段,可能经历多种心理变化,临床医师的主要帮助手段是认知行为治疗和运动指导。

有安全性证据的、用于心脑血管疾病患者的抗抑郁焦虑药物包括以下 3 种:选择性 5-羟色胺(5-HT)再摄取抑制剂、氟哌噻吨美利曲辛、苯二氮䓬类药物。

治疗过程中可以用量表进行评分,根据量表的分值变化观察药物治疗是否有效、是否需加药或换药。

对于临床医师来讲,并不要求每一位医师都成为心理医师或精神科医师,也不要求所有专科医师都成为全能型专家,身体疾病的治疗仍然是临床医师的专长和重点。但鉴于精神心理因素可以诱发和加重疾病,导致患者的预后不良和生活质量下降,作为临床医师有责任关注患者的精神心理状态。否则会出现这样一个局面,患者的疾病治好了,但患者活得非常痛苦,生不如死。所以,作为临床专科医师,至少要能够识别出患者的一般性精神心理问题,处理好轻度的精神心理问题。

4. 戒烟处方

临床医师应坚持不懈地把戒烟指导融入日常的临床工作之中。戒烟可降低疾病发生和死亡的风险,其长期获益至少等同于目前常用的冠心病二级预防药物,如阿司匹林和他汀类药物。另外,戒烟也是挽救生命最经济有效的干预手段。作为一级预防和二级预防的最重要措施之一,戒烟具有很好的成本—效益比。

5. 药物处方

国内外指南一致强调,改善疾病预后的重要措施是充分和足量使用有循证证据的二级预防药物。坚持使用有循证证据的二级预防用药,是医师的责任,也是患者的责任。临床医师不仅要给患者开具药物处方,还要个体化调整药物的剂量,注意药物的不良反应,并教育、监督、鼓励患者坚持用药,及时发现患者的心理、生理和经济问题,适当调整方案,提高用药的依从性。患者方面药物治疗依从性差的原因包括:主观上不重视服药,担心药物的副作用,经济上无法承受,存在焦虑或抑郁,不了解服药方法,缺乏对疾病知识的了解,以及治疗刚见效即自行停用等。

第九章　中医养生与生活方式改善

核心提示

➤ 中医的发展和传承离不开日常生活,各种各样的生活方式体现了丰富多彩的中医理论。中医养生是指根据未病先治的理念,通过保养和调养,颐养生命,增强体质,预防疾病,以达到尽其天年的目的。中医养生其实很简单,它不是特意去做一件与日常生活无关的事。养生就是日常生活,就是一种健康的生活方式。

➤ 中医养生保健包括行为养生、环境养生、运动养生、饮食养生等诸多养生文化,重要的是养生必须循道。情志、饮食、起居、运动是中医养生的四大基石。中医"治未病"思想涵盖从健康到疾病的全过程,主要包括3个阶段:一是"未病先防",预防疾病的发生;二是"既病防变",防止疾病的发展;三是"愈后防复",防止疾病的复发。中医养生主要有预防观、整体观、平衡观、辩证观等理念,包括未病先防、未老先养;天人相应、形神兼具;调整阴阳、补偏救弊;动静有常、和谐适度。

➤ 中医倡导的健康生活方式包括:①保持心态平和,适应社会状态,积极乐观地生活与工作;②起居有常,顺应自然界晨昏昼夜和春夏秋冬的变化规律,并持之以恒;③四季的起居要点:春季、夏季宜晚睡早起,秋季宜早睡早起,冬季宜早睡晚起;④饮食要注意谷类、蔬菜、水果、禽肉等营养要素的均衡搭配,不要偏食偏嗜;⑤饮食宜细嚼慢咽,勿暴饮暴食,用餐时应专心,并保持心情愉快;⑥早餐要好,午餐要饱,晚餐要少;⑦饭前洗手,饭后漱口;⑧妇女有月经期、妊娠期、哺乳期和更年期等生理周期,养生保健各有特点;⑨不抽烟,慎饮酒,可减少相关疾病的发生;⑩人老脚先老,足浴有较好的养生保健功效;⑪节制房事,欲不可禁,亦不可纵;⑫体质虚弱者可在冬季适当进补;⑬小儿喂养不要过饱。

➤ 饮食养生是指要注意饮食方法及饮食宜忌的规律,并根据自身的需要选择适当的食物进行补养。饮食养生不仅可以保证人体健康,还可以提高人体新陈代谢的能力,是人类延年益寿的养生方法。一是饮食宜清淡,平时多吃富含纤维的粗粮、蔬菜、水果。二是饮食要有规律,三餐定时,早餐安排在 6:30～8:30,午餐在 11:30～13:30,晚餐在 18:00～20:00;早餐用餐时间以 15～20 分钟为宜,午餐及晚餐用餐时间以 30 分钟左右为宜。三是用食物之偏纠人体之偏。

应根据不同体质进行饮食指导:①气虚质宜补气健脾,忌苦;②阳虚质宜补阳,温补脾肾,避免寒凉;③阴虚质宜甘凉滋润,避免性温辛燥;④痰湿质宜健脾利湿,避免肥腻;⑤湿热质宜清热健脾利湿,避免肥腻、甜腻,避免燥热、辛辣;⑥血瘀质宜活血化瘀,避免苦寒、辛热;⑦气郁质宜疏肝理气,避免酸涩、黏腻、寒凉;⑧特禀质宜补益脾肾,避免进食过敏性食物。

➤ 少量多餐,反对暴饮暴食。应该做到饱中有饥,饥中有饱。吃得太饱,会加重胃肠负担,对消化不利,在临睡前尤为不宜。能量过剩除造成肥胖外,还可导致多种疾病。饮食结构以素为主,以荤为辅,荤素同食,比较合理。饮食要合乎时序,注意时令和应季。以饮食养生疗疾,也要顺应自然规律和调顺四时的原则。

➤ 吃的方面要顺其自然,要顺地域的自然,顺季节的自然,顺体质的自然。食前和食中保持这种平静愉快的情绪,对健康有重要的意义。饭后缓行、食后忌卧、饭后摩腹等观点,现在已经成为一种保健常识。

中医,不但是一种可以治病的医学,更是一种生活方式。中医讲究药食同源。常用的药食两用的中药有蜂蜜、山药、莲子、大枣、龙眼肉、枸杞子、核桃仁、茯苓、生姜、菊花、绿豆、芝麻、大蒜、花椒、山楂等。温补食物能温阳助火,改善畏寒怕冷症状,从而增强体质,而对于阴虚内热的体质,多食则加重阳热升火,会出现咽干、齿痛、牙龈出血、便秘等症状；清补食物偏凉，可以清火，而对于阳虚偏寒体质，多食反而使体寒更甚，易出现腹泻、腹痛等症状。

➤ 生命在于运动，生命也在于静养。应定时睡眠、起床、用餐、排便，定时工作、学习、锻炼身体，定期洗澡。健康的生活方式应遵循"三因制宜"原则：因人、因时、因地。运动提倡"小劳之术"，可选用导引、太极拳、八段锦、易筋经、五禽戏、六字诀等。

➤ 简易的养生保健方法有：①叩齿法：每天清晨睡醒之时，把牙齿上下叩合，先叩白齿30次，再叩前齿30次；②闭口调息法：经常闭口调整呼吸，保持呼吸的均匀、和缓；③咽津法：每天清晨，用舌头抵住上颚，或用舌尖舔动上颚，等唾液满口时，分数次咽下；④搓面法：每天清晨，搓热双手，以中指沿鼻部两侧自下而上，到额部两手向两侧分开，经颊而下，可反复10余次，至面部微热为度；⑤梳头法：用双手十指插入发间，用手指梳头，从前到后按搓头部，每次梳头50～100次；⑥运目法：将眼球自左至右转动10余次，再自右至左转动10余次，然后闭目休息片刻，每天可做4～5次；⑦凝耳法：两手掩耳，低头、仰头5～7次；⑧提气法：在吸气时，稍用力提肛门、连同会阴上升，稍后再缓缓呼气放下，每天可做5～7次；⑨摩腹法：每次饭后，用掌心在以肚脐为中心的腹部顺时针方向按摩30次左右；⑩足心按摩法：每天临睡前，以拇指按摩足心，顺时针方向按摩100次。

目前国内各种指南的制定，多是参考国外。但国外有些指南的实施需要大量的设备和专业人士的指导，其投入十分巨大，并不适合我国的实际情况。因此，我国的医学模式应该充分考虑国情，发挥中医传统养生保健和康复疗法的优势，同时吸收和借鉴国外现代科学技术和先进文明成果，形成具有我国特色的中西医结合医学模式。所以，国内有学者认为，可利用西医的一些治疗理念，使用中医的整体观和方法论，中西医相结合，做好我国的预防和康复工作。

我国传统医学源远流长，很早就有了医疗实践活动，随之也就开始了养生保健和康复知识的积累。《素问》中说："其病久者，有气从康,病去两瘥,奈何……养之和之,静以待时,谨守其气。"就指出了康复患者调理养生及正常人防病保健的方法。随着中医理论的不断完善及治疗水平的不断提高,中医预防康复学也形成了很多有特色的、有临床实践效果的康养方法。其中,适合健康人和病患养生康复的方法主要有精神、饮食、运动、药物、针灸以及环境疗法等。

中医养生康复以阴阳五行、脏腑经络、病因病机、气血津液学说等为基础,以中医学整体观念和辨证论治为指导,在强调整体康复的同时,主张辨证康复,科学养生,形神统一,构建了中药、针灸、按摩、熏洗、气功、导引、食疗等行之有效的康养方法。

中西医结合的预防和康复融合东西方医学之优势,以现代医学(西医)为重要的技术支撑,以传统医学(中医)为主要的人文保障,采用临床评估、生活质量评估、精神心理评估和营养评估等,根据临床的综合评估结果制定中医康复的五大处方,使患者的运动既有精确的数字化管理,又有安全的保障。

中医养生康复既注重患者的功能训练,又注重患者的脏腑经络和气血功能调理,更重要的是关注患者精神、人文、心理上的调摄及与大自然的和谐统一,充分体现了"生物—心理—社会—环境(生态)"的医学模式和"以人为本"的价值医学宗旨,实现了"人"的整体康复和整体健康。

第一节　中西医结合预防康复模式的构建

中西医结合预防康复模式设计的基本原则:

(1)疾病诊断与中医辨证相结合

病证结合是中西医两种医学体系交叉融合的切入点。中西医结合预防康复关于疾病诊断的统一规范为:(基础疾病和/或精神心理疾病)西医诊断＋中医辨证分型。

（2）宏观定性评估与微观定量评估相结合

中医整体症候评估是人体脏腑、经络、气血、阴阳、邪正与时空等关系综合辨证思维的病机总结。在慢性病的长期康复过程中，具有宏观定性的方向性作用。但在具体某一康复阶段、某一康复程序和某一局部器官的康复方面，现代医学的微观定量评估（如心肺运动试验和量表评估）临床操作性更强，风险把控性会更好，也更容易规范。把宏观定性评估与微观定量评估相结合，并应用到中医的脏器康复中来，显得更为完美、更为实用。

（3）东西方医学优势互补

①现代西医学的优势主要体现在技术和标准方面，具体包括：

a. 现代医学为脏器康复提供急救、监护等安全保障；

b. 脏器康复诊断评估和疗效评估标准客观化、国际化，如临床评估、生活质量评估、精神心理评估和营养评估等；

c. 脏器康复程序规范化：患者康复各期的划分、患者危险分层的确定和各类处方的制定，均参考国内外最新的指南/专家共识，结合患者自身情况制定个性化的康复方案并实施治疗。

②传统中医学的特色主要体现在人文和整体方面，具体包括：

a. 以整体观指导综合干预，重视与自然的和谐统一；

b. 以辨证论治实现脏器康复的个体化；

c. 把中医传统的康复养生理念融入脏器康复，以实现"治未病"（二级预防与一级预防）的目的。

③康复养生的内容包括：

a. "心主神志"与"神形统一"，强调精神调摄、怡情养性的根本作用；

b. 引入太极拳、养生气功、八段锦、五禽戏、易筋经等具有我国文化背景的运动疗法；

c. 注重中医针灸、理疗、外治法的康复和保健作用。

在练习太极拳的过程中，要求松、静、自然，消除焦虑紧张情绪，使中枢交感张力降低，去甲肾上腺素释放减少。另外，太极拳采用腹式呼吸,膈肌上升和下沉幅度增大,加上腹肌的收缩和舒张,使胸腔和腹腔的负压增大且交替出现,有助于减轻脏器的淤血。

第二节　中西医结合预防康复的程序

在我国 3.3 亿心脑血管疾病患者中,脑卒中约有 1300 万,冠心病约有 1100 万,心力衰竭约有 890 万,肺原性心血管病约有 500 万,风湿性心脏病约有 250 万,先天性心脏病约有 200 万,下肢动脉疾病约有 4530 万,高血压约有 2.45 亿。目前,心脑血管疾病已成为我国城乡居民首要的死亡原因。

面对众多的急性期和手术后的患者,目前我们的重点关注还停留在急性期的抢救与治疗上,对于发病前的预防以及发病后的康复不够重视。因此,预防和康复若能在我国进一步推广,应当是有效管理患病人群、提高医疗质量和社会满意度、节约社会资源和医疗资源的关键策略之一。

鉴于我国预防和康复的医学模式仍处于发展的初期,若能发挥中医传统养生康复疗法的优势,将有利于脏器康复工作的更好发展。可以这样说,重视中医,是重视预防康复的开端。

实践证明,中西医结合符合预防康复的理念。因为,它具有全流程、全覆盖、全处方的特点,使现有的康复体系更加丰富和完善。其实,脏器康复的五大处方,张张粘中医,每张处方中都有中医的影子。

中西医结合预防康复的程序主要由精神调摄(心理修养)、药物治疗、运动疗法、饮食调理、物理疗法和环境疗养等组成。其中,精神调摄、怡情养性是根本,中西医药物治疗是基础,具有我国文化背景的运动疗法是核心。理想的模式应该是这样的:以患者为中心,以中西医结合科和专科医师、护士、康复治疗师、营养师、中医专家、中医理疗师、心理治疗师和志愿者等组成多学科团队,共同为患者制定个性化的康复方案并实施治疗。

1. 精神心理的评估、干预与精神调摄、修心养性

现代医学业已证实,疾病及其急性事件的发生与人格障碍、心理冲突和不健康的生活方式密切相关,而不健康的生活方式常常与不良的心理因素有关。同时,疾病及其急性事件发生后,患者也多合并有焦虑、抑郁等精神心理障碍。因此,心理疏导和心理治疗有助于基础疾病的康复。现代西方心理学提供的精神心理评估量表,如患者健康问卷-9(PHQ-9)、广泛性焦虑自评量表(GAD-7)、综合性医院抑郁焦虑量表(HADs)、抑郁自评量表(SDS)、焦虑自评量表(SAS)及汉密顿抑郁量表(HAMD)、汉密顿焦虑量表(HAMA)等,可以筛查患者的精神心理问题及量化评估其严重程度。

现代西方心理学提供的治疗方法,如健康宣教+心理干预、药物治疗+心理干预、精神专科会诊或转精神专科治疗等不同层次的干预措施比较规范,取得了较好的疗效,可以学习借鉴。但应当与我国具体的人文背景相结合,而且目前临床上普遍采用的抗焦虑、抑郁药物和镇静、催眠药物虽有一定疗效,但产生的副作用也较多,甚至可能对患者的远期预后产生不良影响。

中医学认为,精神调摄、怡情养性、四季养生在基础疾病及精神心理疾病防治与康复过程中起主要作用。中医的心理疗法吸收了儒家、佛家和道家的精神修养法,如气功、瑜伽及坐禅等多种修炼方法,在调节心智、修养身心方面有着西医不可替代的作用。情志相胜疗法、五行音乐疗法、导引行气法等中医心理康复疗法,配合中医辨证论治,可通过调节气机运动(升降出入)以改善气血、经络、脏腑的生理功能,从而达到身心康复的目的。

现代研究表明,中医药可干预、疏导心理障碍,起到抗抑郁、焦虑的作用。同时,中医针灸、推拿、气功、八段锦、太极拳等康复治疗手段,可起到舒缓心境、平衡心态的作用。因此,在现代西方心理学量表精确评估的基础上,采用"病证"结合的中西医干预可以极大地改善患者失眠、焦虑、紧张的状态,排除其消极、绝望等精神心理障碍,同时可以减少西药的毒副作用,从而改善患者的预后。

2. 二级预防与辨证论治用药

根据相关指南和专家共识,应用西药进行二级预防无疑是必要的,但其毒副作用也不容勿视,且很多患者(特别是术后的患者)常常还存在胸闷胸痛、心悸乏力、头晕失眠等躯体症状和精神心理症状。研究表明,在西医二级预防用药的基础上,应根据患者的具体情况使用中医药辨证治疗,更好地改善患者的临床症状和功能状态,更好地改善患者对脏器康复的执行力和依从性,从而提高患者的生活质量,同时可以减少西药的用量。一些西医难治性疾病和一些西医目前无特效药的疾病,中医药的辨证论治也有比较好的疗效。

有学者提出了中医康复的原则:调神为先、形神俱养;扶正固本、养气保精;天人相应、起居有常;动静结合、中和为度。养神与养形是中医康复医疗的根本大法。养神即排除杂念与精神刺激,使心神宁静,情绪乐观;养形以胃气为根本,重视患者的食疗。重视中药及针灸诸疗法,培补元气,调补脏腑经络气血,并结合气功、导引、保健按摩等手段,促进真气运行,调动机体内部力量,增强自我康复的机能。脏器康复要顺应春生、夏长、秋收、冬藏的自然规律,采取相应的生活规律,使之适应自身的生理节律。心神宜静、形体宜动,既要注意调和七情,又要适当加强室内外运动和功能锻炼,促进机体的早日康复。

整体观念、形神统一及辨证论治是我国中医预防康复学的理论基础。中医预防康复学推崇多种形式的怡情养性,包括潜心事业、凝神静读、益友清谈、乐善好施、琴棋书画、艺术哲学等。现代心理治疗与中医精神摄养两者可以相辅相成、相得益彰。近年来,食物中功能因子的研究、食物的药效研究和功能食品的开发方兴未艾,正是中医食疗与"药食同源"思想的现代发展。

中医预防康复学的运动形式具有动作和缓、形神和谐的特点,通过精神意识驾驭形体运动,实现身心交融和高度统一,以增强人体潜在的机能,达到自我身心锻炼的目的。

随着中医理论及治疗水平的不断完善,中医预防康复学形成了精神调理、药食调治、运动调形、针刺疗法、环境养生等具有中医特色的方法。中医能够引导患者及其家属消除紧张和忧虑、保持恬淡虚无的心理,能够令其精神舒畅、气血调和,有利于患者的身心康复。

3. 具有我国文化背景的运动疗法

现代康复医学认为,运动疗法以追求心肺功能和运动能力的提升为目标,是脏器康复程序的核心部分。大量研究表明,相对于心肺功能差、运动能力弱的患者,心肺功能较好、运动能力较强的患者死亡率更低,生活质量和预后更好。而且现代运动康复以健身房为基础的运动方式单调、枯燥,患者的依从性比较差,也不容易推广。太极拳、八段锦、养生气功等,通过天人合一、神形统一、身心合练,有平衡阴阳、培补元气、疏通经络、调理气血的作用,可以激发人体的潜在机能,增强心肺功能和心理应激能力,达到自我身心锻炼的目的,充分体现了我国特色和民族风格。太极拳、八段锦等运动的动作和缓,运动时心率增加不明显,因此安全性比较好,老少皆宜,且无须特别的场地器材,患者随时随地可以进行康复运动,特别容易向社区/家庭和广大农村推广。

国内外研究发现,练习太极拳、八段锦、易筋经能提高心肺功能,改善代谢功能,改善睡眠和平衡心态。

4. 饮食调理与中医药膳

高血压、高脂血症、糖尿病以及肥胖等与不良饮食结构和饮食习惯密切相关。因此,指导患者改善饮食结构与饮食习惯,运用食物进行调理,是脏器康复的重要组成部分。

中医药膳是对人体既有保健功能和营养价值,又具有医疗效果的药用食品。中医药膳源于"药食同源"的理念,其真谛在于"三分药、七分养""药补不如食补"。根据中医学的理论,可将每种食物或药物进行分类,既有寒热温凉"四气"的分类,又有酸苦甘辛咸"五味"的分类。此外,我国传统的饮茶习惯和药茶、药酒等饮品的应用,均有助于患者的预防和康复。

5. 物理治疗与中医外治法

(1)物理治疗包括运动疗法和物理因子疗法,是利用人体对物理刺激所作出的反应来达到治疗的目的。

物理因子疗法简称"理疗",是指用自然界中或人工制造的物理因子作用于人体,以治疗和预防疾病。物理因子种类很多,用于预防康复的有 2 大类:一是利用大自然的物理因素,有日光、空气、海水、温泉及矿泉等疗法;二是应用人工制造的物理因素,有电、光、超声波、磁、热、水及生物反馈等治疗方法。

各种物理因子直接作用于身体各部位,能够改善局部的不适感及症状,如疼痛、肿胀、乏力、肥胖等,并有加快血液循环、促进有毒及致痛物质排出体外的作用。另外,各种物理因子作用于皮肤、肌肉和其他感觉器官(如眼、耳、鼻),进行良性刺激,使大脑对其进行整合,通过肌体神经或体液调节,从而恢复和维持人体平衡,使烦躁、心悸、失眠、头痛、胸闷、胸痛等症状得以改善和消除。

常有的物理因子治疗方法有电疗法(包括离子导入疗法和低频及中频电疗法等)、光疗法(包括红外线疗法和激光疗法等)、热传导疗法、水疗法、超声波疗法、微波疗法和磁疗法等。

(2)中医特色的理疗和外治法主要包括针法、灸法、中医推拿、中医理疗、穴位敷贴和中药足浴等。

第三节　中医外治技术在预防康复中的应用

1. 经穴体外反搏疗法

体外反搏是一种无创的辅助循环疗法。从 2002 年的 ACC/AHA 治疗指南开始,国内外把体外反搏疗法纳入冠心病、心绞痛和心力衰竭的治疗指南。经穴体外反搏疗法是以中医经络理论为指导,将中药颗粒(或替代品)置于丰隆、足三里等穴位,借助体外反搏袖套气囊,通过心电反馈,对穴位进行有效刺激,以达到舒通气血、化瘀通络目的的一种外治疗法。每天 1 次,每次 30 分钟,1 个疗程为 10 天。研究表明,经穴体外反搏应用于稳定型心绞痛患者能显示出进一步的临床效益。

2. 熏洗疗法

熏洗疗法是以中医药基本理论为指导,将药物煮煎后,先用蒸汽熏蒸,再用药液在全身或局部进行敷洗的治疗方法。该疗法借助热力与药力,达到疏通腠理、散风除湿、透达筋骨、活血理气的作用。

推荐中药配方:

(1)血瘀偏寒证:桂枝 6g、川芎 6g、羌活 6g、冰片 1g。

(2)血瘀偏热证:葛根 6g、郁金 6g、薄荷 6g、徐长卿 6g。

(3)血瘀痰湿证:瓜蒌 6g、厚朴 6g、乳香 6g、没药 6g。

(4)水湿泛滥证:茯苓 6g、槟榔 6g、泽泻 6g、桂枝 6g。

熏洗药液必须严格掌握温度,不可过热,以免烫伤皮肤和黏膜。

3. 沐足疗法

沐足疗法是根据中医辨证论治理论,将药物煎煮成液或制成浸液后,通过浸泡双足(最好是浸泡至小腿)、按摩足部穴位等方法刺激神经末梢,改善血液循环,从而达到防病治病、强身健体作用的治疗方法。

温度以 35~45℃为宜。可用生姜、红花浸泡并按摩足趾、足心和足部常用穴位,或电动按摩足部反射区,每天 1 次,每次 30 分钟。

推荐中药配方:①桂枝 10g、鸡血藤 20g、凤仙草 30g、食盐 20g,常用于冠心病、心力衰竭;②夏枯草 30g、钩藤 20g、桑叶 15g、菊花 20g,常用于高血压。

病情不稳定者(如高血压急症、危重心律失常等)禁用,忌空腹及餐后立即沐足。

4. 耳压疗法

耳压疗法是将药籽贴敷于耳穴上,给予适度的揉、按、捏、压,使其产生酸、麻、胀、痛等刺激效应,以达到治疗作用的方法。

将医用胶布剪成 0.5cm×0.5cm 大小,逐个取籽粒粘在胶布中央。用玻璃棒探针在耳穴相应穴位探查反应点,选择压痛点取穴。找准穴位后,用镊子夹取贴附药籽的小方块胶布,先将胶布一角固定在穴位的一边,然后将药籽对准穴位,用左手手指均匀按压胶布,直至平整。取 3～4 穴,每次取一侧耳穴,两耳交替施治,每天按压 4～5 次,发作时亦可按压刺激。隔 2～3 天换贴 1 次,10 天为 1 个疗程。

耳穴疗法操作简单,且安全易行,一般无不良反应和绝对禁忌证。耳部分布有面神经、耳颞神经、耳大神经、枕大神经等,刺激不同的耳穴,其相关的神经核便会对交感、副交感神经进行调节。对改善症状、负性情绪、睡眠质量等有一定作用。

5. 中药穴位贴敷疗法

中药穴位贴敷疗法是将中药或中药提取物与适当基质和/或透皮吸收促进剂混合后,制成敷贴剂,贴敷于人体腧穴上(也可贴于脐部),利用其药物对穴位的刺激作用和中药的药理作用来治疗疾病的无创穴位刺激疗法。

用 75% 乙醇或 0.5%～1% 碘伏棉球或棉签在穴位部位消毒,进行贴、敷等。

(1)贴法:将已制备好的药物直接贴压于穴位上,然后外覆医用胶布固定,或先将药物置于医用胶布粘面正中,再对准穴位粘贴。硬膏剂可直接或温化后将硬膏剂中心对准穴位贴牢。

(2)敷法:将已制备好的药物直接涂搽于穴位上,外覆医用防渗水敷料贴,再以医用胶布固定。使用膜剂时,可将膜剂固定于穴位上或直接涂于穴位上成膜。使用水(酒)浸渍剂时,可用棉垫或纱布浸蘸,然后敷于穴位上,外覆医用防渗水敷料贴,再以医用胶布固定。

(3)熨贴:将熨贴剂加热,趁热外敷于穴位,或先将熨贴剂贴敷穴位上,再用艾火或其他热源在药物上温熨。

6. 针刺疗法

针刺疗法是一种利用针刺穴位进行治疗的方法。常规消毒后进针,方法有指切进针法、夹持进针法、舒张进针法、提捏进针法。根据患者体型、体质、疾病虚实等选取合适的针具,辨证取穴,并实施恰当的补泻手法,得气留针。每天1次,5次为1个疗程。

注意事项:①过于饥饿、疲劳、精神高度紧张者,不行针刺;体质虚弱者,刺激不宜过强,并尽可能采取卧位。②避开血管针刺,防止出血;常有自发性出血或损伤后出血不止的患者不宜针刺。③背部第11胸椎两侧,侧胸(胸中线)第八肋间,前胸(锁骨中线)第六肋间以上的腧穴,禁止直刺、深刺,以免刺伤心、肺,尤其对肺气肿、肺大泡患者,更需谨慎,防止发生气胸。病情不稳定或有严重并发症者,不宜针刺。

7. 艾灸疗法

包括直接灸、间接灸、艾条灸、温和灸、雀啄灸、回旋灸、温针灸及灸器灸等。

操作方法:

(1)直接灸:把艾绒直接放在皮肤穴位上施灸,每穴3～5粒。

(2)间接灸:对于心脑血管疾病气虚阳虚轻症或痰阻血瘀症可选隔姜灸,阳虚重症选用隔盐灸或隔附子饼灸。

(3)艾条灸:穴位点燃后在穴位熏灸,可应用温和灸、雀啄灸、回旋灸法。每次选取5穴,每穴灸治10分钟,每天1～2次。

(4)温针灸:针刺得气后,在针柄上穿置一段长约2～3cm的艾条施灸,至艾绒烧完为止。

(5)灸器灸:胸背部穴可用温灸盒或固定式艾条温灸器灸疗,四肢穴可用圆锥式温灸器灸疗。

8. 推拿疗法

推拿治疗具有扩张血管、增强血液循环、改善心肌供氧、降低血流阻力、促进病变组织血管网的重建、改善心肺功能以及调整自主神经和镇痛的作用。

以一指禅推法或指按揉法在穴位处操作,每穴约3分钟。在按揉的同时,嘱患者配合深呼吸。横擦前胸部或背部,以透热为度。

推荐部位和穴位:胸部、背部;心俞、膈俞、厥阴俞、内关、间使、三阴交、心前区阿是穴。

应取得患者配合,并经常注意患者的反应及局部情况,根据病情变换手法,适当掌握力度,防止擦伤。

9. 平衡火罐疗法

拔罐技术是以罐为工具,利用燃烧、抽吸、蒸汽等方法造成罐内负压,使罐吸附于腧穴或相应体表部位,使局部皮肤充血或瘀血,以达到防治疾病的外治方法。

可应用于阳虚质、痰湿质、湿热质、血瘀质患者,或疾病过程中兼见上述证型者。根据患者辨证、病位及主症辨证取穴施治。临床应用时要检查火罐口是否光滑,以防损伤患者皮肤。走罐、摇罐时所用的力度以患者能耐受为度。要注意观察患者的反应,患者如有不适感应立即取罐。

重度心脑血管疾病、呼吸衰竭、皮肤局部溃烂或高度过敏、全身消瘦以致皮肤失去弹性、全身高度浮肿者及有出血性疾病者禁用。

10. 中药热奄包疗法

中药热奄包疗法是将加热好的中药药包置于身体的患病部位或身体的某一特定位置(如穴位、肺部上),通过奄包的热蒸气使局部的毛细血管扩张、血液循环加速,从而达到温经通络、调和气血、祛湿驱寒的一种外治方法。

首先应评估患者的体质及热奄部位皮肤情况,并告知患者在治疗过程中如局部皮肤出现烧灼、热烫的感觉时,应立即停止治疗。患者取舒适位,暴露热奄部位,将药包加热,每次贴敷后红外线照射 30 分钟。红外线灯应距皮肤 20～30cm,以免皮肤烧伤,照射后应注意皮肤保暖,避免受凉。

11. 导引技术

导引技术是以少林内功、易筋经、五禽戏、八段锦、太极拳、六字诀等传统功法为主要手段,指导患者进行主动训练的推拿医疗技术。以指导患者进行功法训练为主,也可以在功法训练的同时进行手法治疗。导引技术具有扶助正气、强身健体的作用,可以与其他推拿技术配合使用。

易筋经、五禽戏、八段锦、太极拳等对身体的益处已有较多的研究证实,但体质过度虚弱者应列为禁忌。

(1)八段锦在提高患者生活质量,尤其是在缓解症状方面,可能有一定的优势。与西医单纯的运动处方相比,八段锦又兼具调神、调心的特点,可在一定程度上改善睡眠、缓解不良情绪。这一特点决定了八段锦适合作为预防康复的一种方式。

(2)五禽戏是一种外动内静、动中求静的功法,分别对应人体的五脏。如虎戏有通气养肺的功能;鹿戏有活动腰胯,增进肾功能的作用;熊戏有健脾胃、助消化、泻心火的功能;猿戏具有利手足、养肝明目、舒筋活血的作用;鸟戏具有补益心肺、调畅气血、舒通经络的功能。根据辨证,可以单练一禽之戏,也可选练一两个动作。

(3)太极拳动作强度低,轻微柔和,是适合患者康复的有氧运动。太极拳在其发展及流传的过程中,演变出许多流派,以陈式、杨式、吴式、孙式、武式为太极拳5大派系,其中以陈式太极拳最为古老。陈式太极拳刚柔相济,快慢相兼;杨式太极拳匀缓柔和,舒展大方;吴式太极拳小巧灵活,柔和紧凑;孙式太极拳小巧圆活,柔和舒缓;武式太极拳身法严谨,步法轻灵。

(4)易筋经功法是推拿导引术中的基本功法之一,是一种静中求动、改变筋肉、强身健体的功法。六字诀是吐纳功法中的一种,主要是在呼气时用6个发音不同的字疏通调和脏腑经络气血。六字诀的6字是"嘘、呵、呼、呬、吹、嘻",其中嘘字配肝、呵字配心、呼字配脾、呬字配肺、吹字配肾、嘻字配三焦,通过呼吸配合发音,进行锻炼。这些功法可以单独或组合运用,也可以选用属于导引术的其他功法,以及根据现代运动医学原理创制的医疗体操,比如放松功、内养功等,视具体情况辨证施功。

(5)中医五音疗法是依据中医五行相生相克的原理,通过五音与五脏的联系来调节身心,可以改善患者的心理状态,起到辅助治疗的作用。导引术可配合中医五音疗法，以提高治疗的效果。

12. 其他疗法

（1）经/透皮给药系统（transdermal Drug Delivery System，DDS）：也就是生物电渗析理疗技术。由于使用了助渗剂（穿透剂），DDS 的渗透吸收能力可达 70%～80%（传统膏药仅有 20%左右）。DDS 的特点是透过皮肤随时逐步给药，避免了传统给药方式的诸多弊病。生物电能迅速打通经络，使细胞正常带电，激活细胞以排除体内风寒湿热，起到纠酸排酸、活血化瘀的作用。DDS 又称为"无针点滴"，具有安全无痛、绿色高效等优势。

（2）直流电药物离子导入：指使用直流电将药物离子通过皮肤、黏膜导入体内进行治疗的方法。可用于多种疾病的患者，也可根据患者体质及合并症状，辨证选穴治疗。

（3）多功能艾灸仪：根据传统的壮灸原理，采用现代电子技术、磁疗方法，在保持传统艾灸所需要艾绒的基础上，消除了艾灸燃烧冒烟、污染环境、操作不便、效率低等弊端。通过电子加热和磁疗作用，充分利用艾的有机成分，可同时对多个穴位施灸。

（4）超声治疗仪：运用超声波原理，由电能通过高科技数字信号处理，转换成超声波以治疗慢性病的治疗方法。其超声波必须是脉冲超声，而且空间占用比为 1∶1；发射功率必须在 $0.8\mathrm{W/cm^2}\sim 1.25\mathrm{W/cm^2}$。

中医学在漫长的发展过程中，经过历代医家的发展和完善，由简单到复杂，创造了多种多样的中医养生康复方法，而各种方法均具有不同的治疗范围和优势。宜加强循证医学研究，进一步优化、规范化、标准化，及时吸收现代西医康复技术的新观念、新成果、新手段，应用遥控技术、穿戴式设备技术和互联网技术等，使中医康复医学的内容不断丰富，也使中医康复养生更好地为人类的健康提供保障。

第四节　中西医结合预防康复的技术手段

中西医结合预防康复具有共性、个性和较强的互补性。中医辨证分型、中医体质测评是康复评估的重要补充内容。康复运动的模式应动静结合、形神共养。中医传统运动形式多样,通过精神意识驾驭形体运动,动作舒缓,运动调形,形神和谐,可弥补依从性和趣味性方面的不足。辨证施膳是中医康复的特色和优势,针对患者的不同证型提供更加具体的饮食指导,变药为食,以食代疗,药借食味,食助药效,发挥独特的协同作用。精神调理充分发挥中医学的优势,对于患者生理、心理及社会功能的恢复有重要的意义。

(1)诊断和疗效评估在三级医院专科进行,并对患者进行危险分层。

(2)高危患者在三级医院的专科进行康复治疗;病情不稳定的中危患者在二级医院的康复中心进行康复治疗;低危和部分病情稳定的中危患者转到所在的社区/家庭继续康复治疗。

(3)在三级医院专科医师的指导下,由二级或以上医院康复医师和社区全科医师、社区康复治疗师、社区健康管理师共同指导患者的预防康复,并实现长期的慢性病管理("四师共管")。

目前,脏器康复使用的评估及康复手段多为西医方法。但中医康复学具有显著区别于西方医学的中华民族特色,具体方法可分为运动、药物、饮食、精神、物理和环境6大类康复措施。

(1)形体运动:分为动功和静功。动功主要通过活动或姿势,配合呼吸和意念,实现益气活血、调畅气机、强壮筋骨、协调脏腑,促进形体功能恢复和代偿,常见的有太极拳、八段锦、易筋经等。静功主要通过意识,实现形体放松、呼吸协调、宁心安神,它能够在疾病的康复初期和功能障碍严重期,促进对疾病的适应和调控,加速康复进程,对慢性病、老年和体质虚弱的患者尤为适合(表9-1、表9-2、表9-3)。

表 9-1 慢性病Ⅰ期康复的运动处方

核心要素	处 方
前期准备	医学检查,运动风险评估,遵循康复运动的适应证和禁忌证
运动目的	锻炼胸廓活动度和呼吸肌的功能,改善缺血区的灌注血流,减轻疼痛
主要内容	呼气练习,内关、膻中、心俞等穴位按摩,床上轻微的扩胸练习
运动形式	在医护人员监护下的个人练习,或在康复医师带领下的小组练习
运动强度	低强度,3~4 METs
运动时间	5 分钟左右
运动频次	每天 2~3 次
风险监控	对心率、血压全程监控,随时做好急救准备措施

表 9-2 慢性病Ⅱ期康复的运动处方

核心要素	处 方
前期准备	医学检查,运动风险评估,遵循康复运动的适应证和禁忌证
运动目的	逐渐恢复体力,促进心脏侧支循环
主要内容	简化太极拳、五禽戏、八段锦等健身气功的整套练习
运动形式	在医护人员监护下的个人练习,或在康复医师带领下的小组练习
运动强度	中低强度,4~5 METs
运动时间	每次 15 分钟左右
运动频次	每天 2 次
风险监控	通过心率表、手环等智能可穿戴设备进行全程监控,防止突发心梗

表 9-3　慢性病 Ⅲ 期康复的运动处方

核心要素	处　　方
前期准备	运动风险评估,遵循康复运动的适应证和禁忌证
运动目的	降低血黏度,减少动脉粥样硬化的危害,增强心脏功能
主要内容	太极推手、易筋经、马王堆导引术、大舞功法等全套动作,结合伸展的专门练习
运动强度	中等为主,偶尔结合高强度,5～6 METs
运动时间	每次 30～45 分钟
运动频次	每天 1～2 次
风险监控	通过心率表、手环等智能可穿戴设备进行全程临控,防止突发心梗

(2)中药调治:在中医理论指导下辨证运用中药治疗,促进病体康复的方法。包括中药内治、外治与单方、验方。我国历代中药调治对各科慢性病的康复治疗发挥了重要作用,积累了丰富的实践经验,近年来也取得了丰硕成果。

(3)饮食调理:通过合理膳食促进病体康复的一种方法。我国的饮食文化和饮食结构有利于疾病的防治和痊愈。中医康复学在饮食调理方面有独特的理论基础和行之有效的实践经验,且已经被现代医学和临床营养学研究证明是安全有效的。

(4)精神摄养:是中医康复学的重要组成部分。精神因素在疾病发生、发展和转归中有着重要影响,精神摄养在病体康复过程中起着首要作用。

(5)物理疗法:在中医康复学中主要有针灸、穴位贴敷、穴位注射、耳穴、灸法等。这些方法对病体的康复有一定疗效,且可由现代科学技术进行疗效评估。

(6)环境疗养:充分利用自然环境的各种条件以促进人体身心康复的医疗方法。运用自然环境中的森林、空气、日光、泉水、园艺及花卉等物理化学因素进行不同方式的治疗与调养,对多种慢性病具有其他康复措施不可替代的作用。

2016年底,国家出台了首部中医药专门法律,开启了依法发展中医药事业的新征程。中医药法强调,要发挥中医药在预防康复中的核心作用,这是从事中医、西医、中西医结合预防康复工作者的职责所在。要通过共同的努力,不断探索和实践、发掘和整理中医康复的理论和技术,总结和完善有中国特色的中西医结合预防康复的"五大处方",为健康人、亚健康人和患者提供全面的康复指导。

(1)中西医结合的运动处方

有氧运动是运动康复的主要形式,包括走路、踏车、游泳、骑自行车、爬楼梯、太极拳、太极剑、八段锦等。

(2)中西医结合药物处方

合理选择具有循证证据的药物,通过中医体质辨识,辨证施治,合理选用中药治疗。个体化调整药物剂量,教育、监督、鼓励患者坚持用药,提高用药依从性。

(3)中西医结合营养处方

评估患者饮食习惯和营养结构:每天的能量摄入,饮食中的饱和脂肪酸、盐及其他营养成分的比例。通过中医辨证施治,指导患者服用药茶、药膳、药粥,以促进恢复。

(4)中西医结合心理处方

现代心理治疗与中医精神摄养可以相辅相成、共同作用,减轻患者心理应激,增强心理抗压力和人体免疫力,培养积极的人生态度,以利于心脑血管疾病的康复。

(5)中西医结合戒烟处方

劝导每个吸烟者戒烟,评估戒烟意愿的程度,拟定戒烟计划,给予戒烟方法指导、心理支持和/或戒烟药物治疗,以及针灸、按摩、理疗、足浴、热疗、穴位贴敷等中医物理治疗,并定期随访。

使中医药在脏器康复中发挥更多的作用,形成中西医结合的脏器康复新模式,这是一个全新的尝试。因为其内涵更为广泛,程序更为丰富。作为心脑血管疾病全面干预的系统工程和中西医结合研究的切入点,希望今后能得到高度重视,并进行深入的探索。

近年来,我国也出现了一些中西医结合康复养护机构,经过几年的探索与实践,形成了一定的特色。

(1)团队化医疗服务模式:在原有专科的基础上整合十余个专业科室,组建成中西医结合预防康复中心。同时,聘请康复、中医、中西医结合、介入、外科等领域的专家组成专业团队,为康复提供技术支持和指导。

(2)全面、全程的中西医结合预防康复连续性服务模式初步形式。

(3)智慧型康复中心模式初见成效。搭建康复云平台,应用智能化手段对患者进行持续、全程的康复监督和指导,通过开展线上、线下系列化与多层次的健康沟通活动,使预防康复的教育落到实处。

第五节 中西医结合预防康复的努力方向

中医预防康复和养护养生的前景十分广阔。但同时也应该看到,中医及中西医结合康复才刚刚起步,相关体系远未完备,尚有很多方面的工作需要充实完善,具体总结为以下 3 个方面。

(1)理论内涵非常丰富,但实践尚显不足。

虽然历代中医古籍中蕴含着丰富的预防康复理念,但目前相关的挖掘工作尚不充分,临床实践更显不足。中医"治未病"的理念涵盖了预防、治疗、康复 3 个阶段,但目前临床上重视治疗者多,而常常轻视预防及康复。出现上述情况,根本还是在于缺乏对预防及康复重要性的充分理解,缺乏对经典理论科学内涵的深入挖掘,缺乏对康复实践良好疗效的系统总结。

(2)研究资料较少,设计尚欠规范。

目前专门从事中医及中西医结合预防康复的专业人员欠缺,开展的相关临床研究较少,可参考和借鉴的资料严重不足。另外,所研究的病种也比较局限,观察的时间节点多为住院期间,少数出院后的研究其随访周期也不长,多为 3 个月之内。总体来说,目前文献的整体质量和水平不高,研究设计欠规范,且缺少大样本、前瞻性的大型临床研究。

(3)干预手段单一,方案尚需量化。

在有限的中医及中西医结合脏器康复研究文献资料中,干预手段多为单一的药物干预,个别文献采用运动康复(如太极拳)或外治康复(如按摩、推拿),尚缺乏集药物、运动、饮食、心理、生活起居及外治疗法等手段于一体的中医综合康复方案。方案设计中对太极拳、按摩、推拿操作的描述不够细致,运动强度、持续时间及中止条件等指标均需进一步量化。

中医之于预防康复是不可或缺的,对于患者预后的改善发挥着重要作用。中医特色治疗方式,如针灸、太极拳、八段锦,是康复模式的重要元素。中医或中西医结合的临床工作者应当充分利用中医的优势,使患者获益。

西医的双心治疗主要通过心理疏导,进行抗抑郁、焦虑治疗。中医认为,情绪的变化与肝脏密切相关。因此,疏肝解郁可缓解患者情绪问题。同时,结合活血化瘀、理气等治疗方式,使整体状况得到改善,发挥积极作用。

冠心病属于中医胸痹、心痛范畴,本虚标实是其病基,心身疾病属于郁症,可造成气滞、血瘀、痰浊。西药和介入手术的确非常重要,但中药也可通过调节神经递质及交感活性等机制,明显改善症状。心绞痛患者有时也可采用针灸疗法。

有学者认为,微循环与康复紧密相关,而心脏最终康复的目标就是改善微循环。心脏康复效果明显的患者,所采用的手段可能不尽相同,但最明显的改善就是心脏微循环的巨大变化。目前运动疗法在改善微循环的证据上最为充分,可增加心脏微血管的数量,从而改善侧支循环,帮助患者恢复心脏功能。

中成药改善微循环的疗效已逐渐被权威机构所证实。对于需长期服用药物的患者,中成药可减轻患者难以耐受的问题,毒副作用更少,也更适合患者长期服用。

由于我国特有的中医药卫生资源,我国的预防康复模式呈现多元化,中医元素在康复事业中凸显。其实,目前推行的五大处方也涵盖了中医的特色,如运动处方中的八段锦、太极拳等,药物治疗中加入药膳,戒烟过程中采用中医针灸、中医药物替代疗法等,均有可靠的疗效。另外,利用中医药的原创思维,有利于解决手术后出现的胸痛合并焦虑、抑郁状态。

要推动和做好中西医结合的预防康复工作,须在以下几方面进行努力。

(1)中西医结合康复团队的管理、培养、认证工作应该纳入康复的大体系之中,需要创新机制和政策的支持。

(2)应加大宣传力度,使政府、社会、广大临床医师、患者及其家属增强对中西医结合预防康复的理解与认同,并使医疗保险等社会资源加大对预防康复发展的支持力度。

(3)中西医结合预防康复除了首先采用国际通行的诊断评估和疗效评价标准,还要逐步建立我们自己的、具有中西医结合特色的诊断评估和疗效评价体系。

(4)中西医结合预防康复程序的可行性、安全性、有效性和优越性还必须进行前瞻性、大样本、多中心、随机对照的研究,并建立基于中西医病证结合的实验研究体系和标准体系。只有这样,这种中国特色的康复模式才能令人信服并得到世界认可。

(5)中西医结合预防康复应与分级诊疗及慢性病长期管理相结合,这样才能使脏器康复下沉到基层社区和家庭,并发挥中医药简、便、效、廉的优势,以最小的代价改善患者的生活质量,降低死亡率和住院率,降低医疗费用,使中西医结合预防康复和养生保健真正惠及广大农民和社区百姓。"中医+"模式对于中医医院来说,具有独特的优势和现实的使命,中医元素应该贯穿医院的全过程管理,涵盖全方位、全领域的工作。

（6）"互联网＋"预防康复,在患者的依从性管理中意义重大。通过 APP,医师可更好地管理自己的患者,而患者也可实时将自己的信息上传,及时与主管医师沟通病情。"互联网＋"是一个医患顺畅沟通的平台,是医患紧密联系的纽带,是提高患者服药依从性和康复效率的重要手段。

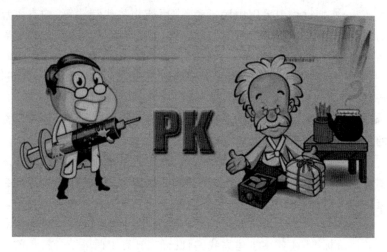

中西医结合脏器康复不是中医疗法和西医疗法的简单组合,而是从理论上进行有机的结合、从技术进行优化组合。构建具有中医特色的中西医结合脏器康复中心,将使康复医学的内涵更加丰富。中西医康复各有自己的优势,建立和完善中西医结合脏器康复系统化管理模式十分重要。目前,中西医有机结合的、系统的、优化的康复治疗方法日益受到重视。脏器康复中心的重要特征是把治疗方案的优化和整体化作为考量的重点,通过康复流程,优化药物、物理治疗、心理康复、中医外治等,把中医和西医有效的治疗方法重新进行整合,形成一个优化的、程序标准化的康复治疗体系。这种整合后的治疗系统,其整体疗效要优于每种疗法的疗效之和。

中西医结合脏器康复中心具有相对独立且相互联系的职能,可分为功能评估、康复运动、中医外治、康复教育、辨证施膳 5 个功能区，包括门诊、康复评估室、中西医结合外治室（物理治疗室和作业治疗室）、心理治疗室、康复教育室、辨证施膳室、康复病房等。首先，要选择合适的模式，在总体方案上真正做到中医与西医的有机结合。如经穴体外反搏疗法就是在体外反搏的基础上，以中医经络理论为指导，应用体外反搏传感穴位刺激装置，置于丰隆、足三里等穴位，借助体外反搏袖套气囊，通过心电反馈，对穴位进行有效的机械刺激和电刺激。这一疗法集与心律一致的血液循环、气血运行、电机械刺激等功能为一体，产生与心律、气血运行相一致的全息共振作用，从而达到舒通气血、化瘀通络的目的。

通过宏观与微观、辨证与辨病、中药与西药、药物与非药物相结合，利用无线遥控治疗技术、穿戴式设备和互联网技术等，将使中西医结合脏器康复工作有一个新的突破。

第十章　护士在生活方式改善中的作用

核心提示

➤ 健康教育是一种有计划、有目标、有评价的系统性教育活动。通过健康教育手段的干预促进人们自觉地采用有利于健康的行为和生活方式，改善、维护和促进个体的健康。护士在健康服务体系中不仅是一个照护者、治疗者，而且是健康的维护者、教育者。主要由护士进行的针对患者或健康人群开展的具有护理特色的健康教育活动，是为实现整体护理、满足患者健康需求而赋予护士的重要职责。

➤ 患者大部分时间的日常照护是由护士执行的，所以说，护士在健康教育和生活方式改善中所起的作用十分重要。护士在健康教育中的作用包括：①为服务对象提供有关健康的信息；②帮助服务对象认识影响健康的相关因素；③帮助服务对象确定存在的健康问题；④指导服务对象采纳健康行为；⑤协调健康教育各相关部门之间的关系；⑥开展健康教育的研究。

➤ 护士健康教育的原则包括：①实用性：护士在对患者或健康人进行健康教育时，应选择对受教育者实用的内容，从而增加其接受健康教育的兴趣；②可行性：护士执行健康教育计划时，必须考虑患者能否愉快地接受所实施的教育方式，教育方法应具可行性，以确保教育内容和目的达成；③针对性：不同的教育对象，其接受能力和行为习惯都可能不同，有针对性的教育内容和手段，将使受教育者更容易接受，并获得良好的教育效果；④保护性：任何护理措施都必须注意对患者及家属的身心保护；⑤阶段性：要根据患者疾病发展或健康人身心发展的不同阶段，采取相应的护理健康教育措施；⑥程序性：健康教育贯穿于评估、诊断、计划、实施、评价各个阶段，保证健康教育的及时和有效。

➢ 健康教育过程可分为 5 个阶段：评估和识别受教育者的学习需要和影响学习的因素；对受教育者的学习需要作出护理诊断；设定教育目标，制定教育计划，并选择合适的教学方法；执行教学计划；评价教学过程和效果。

临床医学的发展对护理工作提出了挑战。为了推动现代预防康复在我国的开展，降低发病率和死亡率，护士应以此为契机，深入了解现代预防康复的内容，充分理解护士在预防康复中的角色转换和功能定位。

现代预防康复由多学科共同开展，具有很强的综合性，需要专科医师、护士、康复治疗师、心理治疗师、志愿者、营养师等互相合作、共同完成。其中，护士是团队中不可或缺的重要成员，扮演着十分关键和独特的角色。中国脏器康复有别于其他国家的两条经验，就是中医和护士和积极参与。

护理是距离患者最近的一项工作，护士是"帮助"和"安慰"患者的主要力量。因为，患者 70％的时间是由护士观察照料的。随着预防康复的发展，对护理工作的要求也逐渐提高。首先是观念和理念上的转变。因为传统的护理仅仅是护理疾病，只关注了患者住院期间的治疗，而忽略了住院期间预防康复的护理和整体参与，尤其是出院后的康复护理。其次是专业技能提升的转变。在预防康复、科普宣教中，护士的工作是最多的，也是责任最重的，需要去执行康复医师的运动处方、营养师的营养建议、药剂师的服药医嘱，还要进行心理护理、健康宣教等工作。因此，护士是预防康复的"纽带"和"枢纽"。护士不仅要熟练掌握本专业的护理知识，还要及时补充和快速更新康复运动医学、营养学、药剂学、临床心理学等相关知识。只有这样，才能更好地完成预防康复护理的相关工作。

第一节　护士在预防康复工作中的作用

1970 年以前,急性心梗患者需要严格卧床休息 4 周以上,由护士为患者做一切事情,如喂饭、洗漱、剃须、翻身等日常行为,让患者尽可能地休息。20 世纪 60 年代末期,相关研究发现,急性心梗患者早期适量活动,有助于心脏康复。20 世纪 80 年代中期后,心脏介入手术逐渐普及,使得急性心梗患者的住院时间从 2 周缩短至 4～7 天,患者下床活动的时间前移,出院时从医师及护士那里接受常规的出院指导,以后就可在门诊继续就医。

对于那些不能接受心脏外科开胸行瓣膜置换术的患者,经皮瓣膜置换术为他们解决了这个难题。进入终末期的患者,虽然接受了规范的内科及外科治疗,但部分患者的病情仍然有可能进一步加重,ECMO、介入术和外科手术则可以为他们带来新的希望。部分患者的基础疾病在接受手术治疗后,疾病的恢复效果与患者的理想预期仍有一定的差距。另外,疾病周期长且需要长期服药,给患者带来了生活不便和精神压力,患者多伴有焦虑或抑郁。预防康复的开展将辅助患者在常规治疗后继续接受科学的康复治疗,可以降低再发病率,提高生活质量,并减少医疗费用。

护士分别在Ⅰ期院内康复、Ⅱ期门诊康复、Ⅲ期社区/家庭康复及终身康复后第 1 年进行随访、评估及康复效果的跟进。另外,专病的"康复俱乐部""康复病友会"等均由护士主导,可以随时接收患者的反馈,从而及时发现危险信号,消除患者的疑问及顾虑。

护士是患者预防康复的核心人物,同时扮演着内外协调者、评估者、医疗急救者、健康教育者、随访者、心理咨询者、生活方式干预者等角色。目前,国内开展了脏器康复服务的医院,有许多是以专科护士为主导或负责的。护理的行为贯穿于脏器康复的全过程。所以,护士,尤其是护理管理者和专科护士,在脏器康复中起着不可忽视的作用。

脏器康复护理的原则是：预防为先，早期介入，康复护理与临床护理同步进行；主动参与，注重功能，鼓励患者独立完成日常活动，逐步由替代护理过渡到促进护理和自我护理；整体全面，结合实际，运用各种康复护理方法将功能训练与日常活动相结合，以促进患者提高生活自理能力和适应生活环境的能力。

1. 护士是健康教育的实施者

在脏器康复的护理中，专职护士主要负责对患者的饮酒、运动、糖尿病史等进行分析探究，根据患者的文化背景、自控能力以及接受度来设定健康计划，并且定期举办讲座，做医师与患者之间最好的沟通者。护士应对患者定期进行回访，监督其改变不良的生活习惯，降低心脑血管事件的再发生率。

在临床上，护士的健康教育比较多样，从先前的单一、简单的口头宣传到现在的持续性标准化、电子化教育，使得患者能够充分了解自身的健康状况。护士的健康指导能够提高患者的复诊、服药的依从性，这对疾病的防治意义重大。

（1）健康教育的目的

健康教育的目的是让患者了解疾病的相关知识，控制危险因素，教会患者识别恶性事件，并在急性事件中成功自救，避免过度紧张和焦虑，提高治疗的依从性，减少诱因，避免再次发病。健康教育应同时面向家庭及社会，教会患者家属及同事如何进行紧急救护。

（2）健康教育团队组成

由专科医师、护士、物理治疗师、职业治疗师、临床药师、营养师共同组成一支专业的多学科健康教育团队，各司其职、各尽所能，使脏器康复患者最大限度地获益。

（3）健康教育内容及安排

健康教育内容包括：专科医师主讲康复程序、心理压力管理等；专科护士主讲疾病的基础知识、发病时的自救、糖尿病知识、高血压和高脂血症相关知识等；物理治疗师主讲运动锻炼课程；职业治疗师主讲生活自理能力;临床药师主讲冠心病药物课程、戒烟课程等;营养师主讲健康饮食之低胆固醇、低脂高纤维、减重、糖尿病饮食等。内容应专业丰富,可运用 PPT、视频、工作坊等多种方式生动易懂地进行讲解,务求达到最好效果。

(4)健康教育的步骤

护士的健康教育包括入院宣教、住院宣教和出院宣教。健康教育的步骤包括:

①评估——确定患者和家属需要什么?

a. 对疾病的了解程度;

b. 对疾病的认知和学习能力;

c. 对病因和自己不良行为和生活方式的了解,以及需要什么帮助。

②确定目标——需要给患者和家属宣教什么?

a. 目标明确具体,所宣教的事项在一定时间内可以实现;

b. 针对患者所需,传授相关知识或技能;

c. 针对患者的不良行为和生活方式进行纠正。

③制定教育计划——用什么方法来实施健康教育?

a. 考虑患者的接受能力、文化程度和爱好;

b. 适时进行沟通,尽量定量宣教(用数字表达);

c. 根据患者的需求分阶段持续进行,并不断强化。

④执行教育计划——怎么去进行科普宣教?

a. 创造轻松的学习环境,灵活安排时间;

b. 注意态度,学会倾听,尊重患者;

c. 用通俗易懂的语言,尽量少用医学术语,每次宣教的内容不宜过多;

d. 避免负性作用,以免引起患者的抵触心理;

e. 尽可能让家属参与其中,并加强心理护理。

⑤评价——患者学到了什么?

近 20 年来,英国同行的经验表明,护士在健康教育中占据主导地位。荷兰阿姆斯特丹的门诊护士根据吸烟、肥胖和运动 3 个危险因素，随机招募了 800 名冠心病患者，对其进行纠正危险因素的健康教育。护士依据指南为每位患者制定个体化的康复目标，并分批对其进行门诊访谈。随后对吸烟的患者给予专业的电话咨询，对缺乏运动的患者通过网络系统进行教育，对肥胖的患者每周召开 1 次小组会议，强调健康饮食和行为改变的重要性。经过 1 年的教育，患者的健康意识明显提高，尤其是肥胖患者的体质指数和血脂有明显改善。

我国的护士同样也在发挥着脏器康复教育者的职能。在护士执行的康复计划中，健康教育不仅提高了患者对脏器康复相关内容的认识，还改善了患者的自我效能感。这有助于患者主动参与到预防和康复的整体计划中来。

（5）康复护理的方法

具体包括环境护理、自我保健护理、饮食及排便护理和健康教育。

①环境护理：护士介绍病房环境，针对患者的日常生活提供必要的帮助，将患者的陌生感以及恐惧感降至最低，使其能积极地配合治疗。

②自我保健护理：在出院后，需要确保患者的生活环境始终安静整洁，戒烟戒酒；适量运动，有效改善患者的心肺功能；当外部气温发生改变后，需要做好保暖防寒措施，适时增减衣物；避免过度疲劳，但可适当增加患者的心肺负荷。

③饮食及排便护理：要求患者进食易消化、营养丰富的食物，做到低盐、低脂、低糖饮食。同时，适当增加饮食量，以确保消化系统始终通畅，防止出现便秘情况。

④健康教育：要求患者做到终身随诊，在固定时间进行复查，养成按时服药的良好习惯，并对不良心理进行有效控制，防止出现情绪剧烈波动的情况。

2. 护士是预防康复的协助者

美国有学者调查了护士的协助陪伴功能对于无家庭支持患者的影响,该调查选取 247 名没有配偶和其他支持者的冠心病患者,随机分为 2 组。干预组患者出院 48 小时内,护士便与其开通电话联系和互联网视频交流,建立伙伴关系。干预期间护士协助患者进行康复活动,给予患者口头的鼓励和支持,积极倾听患者的诉说,督促患者进行运动。在与患者聊天的同时,告知其疾病的相关知识,并给予患者日常生活上的支持。研究结果显示,在 3、6、12 个月的干预时间里,干预组患者的疾病复发率显著低于常规组。研究还表明,护士给予无家庭支持患者更多的协助和陪同,可以促使患者积极参与康复活动,提高患者对生活的信心,从而降低疾病的复发风险。

3. 护士是预防康复的指导者

荷兰护士在对患者开展康复教育的同时,应用 Philips Direct Life 互联网系统,指导患者进行活动,并监测患者的体重。患者可以选择自己感兴趣的运动类型和强度,也可以在程序中调整自己的目标。12 个月后,患者体重下降超过 5%,6 分钟步行试验改善超过 10%,生活质量明显改善。

有学者对急性心梗患者进行早期康复护理。结果显示,护士指导下的康复活动使患者的心脏功能得到了改善。1 年后的随访还发现,患者心绞痛的发作次数、心力衰竭的发生情况显著减少。所以,护士是患者实施脏器康复最好的指导者,护士指导下的康复活动可以发挥显著的效果。

慢性心力衰竭在中医学中属心悸、怔忡、水肿、喘咳、痰饮、心痹等病的范畴。中医护理方案以辨证施护和整体观念为基本理念,对心衰的常见证候要点、常见症状/证候施以中医特色的治疗护理、健康指导,并对护理难点、护理效果评价等给予系统、规范的专业指导。中医护理重视环境、生活起居、饮食、情志、个人身体素质等多种因素的影响,体现了"未病先防、既病防变、愈后防复"的理念。临床护士实施辨证施护,理论联系实际,规范了中医护理的行为,增强了中医临床护理的效果,提高了患者的依从性。

中医护理技术有其操作简单、取材容易、费用低廉、不良反应少、适用范围广的优势,更容易被患者所接受。在节省医疗费用、减轻部分患者就医负担的同时,患者可以得到安全有效的护理,增加战胜疾病的信心。护士可根据患者的具体情况,采取耳穴贴压、艾灸、中药泡洗、穴位按摩、穴位贴敷等中医适宜技术,并明确关键环节,如选穴、应用时间、观察要点、效果评价等。这使得中医护理技术更加安全、有效,患者也更加易于理解和接受。另外,根据辨证分型制定的个性化中医护理方案,促进了中医健康知识的普及,增进了护患沟通,消除了抑郁、焦虑等不良心理,保证了康复的依从性,提高了患者的满意度。

4. 护士是预防康复的督导者

在脏器康复的实施过程中,患者由于对相关知识的不了解、生活习惯的难改善、担忧药物的不良反应和效果等问题,导致患者不能做到长期坚持科学的生活方式和坚持服用二级预防的药物,造成依从性差的结果,影响了患者的康复。这时就需要护士建立一套监督随访系统,起到督导者的作用。护士通过对患者实际情况的评估,督导其改变不科学的生活习惯,坚持良好的生活方式和正确的药物治疗,并监督患者控制危险因素。

5. 护士是预防康复的协调者

美国的脏器康复采用"专业小组"的模式进行。专业小组成员包括专科医师、专科护士、营养师、志愿者、运动康复医师和社会职业康复专家等。护士的主要职责是负责对整个康复小组进行内部协调,充分利用小组的整体资源。这种康复模式也使得脏器康复活动走出了医院,扩展到了社区及家庭,保证了患者康复活动的顺利实施。

伊朗的脏器康复同样也是由护士整体协调进行的。护士协助营养师给予患者饮食指导和营养配餐计划;协助理疗师对患者进行心率监测,以及目标心率和锻炼计划的制定等,并帮助患者在家里进行适当的练习,如散步、慢跑;护士还配合专科医师,对患者用药给予指导和监督。在康复期间,护士安排患者所有的康复内容及计划,协调康复团队的其他成员。所以说,护士是康复活动的最佳协调者。

6. 护士是预防康复的领导者

英国研究者实施了 4 个随机对照试验,均由护士主导患者在生活方式和用药方面进行康复,并且,护士拥有一部分处方权和实际决定权。结果显示,护士所领导的康复可改善患者服药依从性低的状况,同时护士主导患者建立了健康的生活方式。护士拥有更多的时间来观察患者的状况,让护士成为康复活动中真正的实际决定者和实施者,更能推动脏器康复活动的发展。

护士主导患者开展康复活动,可以在就近的地点进行,每位患者可以选择自己感兴趣的活动方式,制定符合个人身体情况的运动计划。社区护士对患者的主导更为方便快捷、更具有特色化。这也是患者能长期坚持康复活动的关键之所在。

护士主导下的康复模式应该更具个体化及灵活性,课程安排、患者接待、团队联系、环境准备、意见收集等,均由护士全程组织开展及跟进。针对患者提出的问题由护士收集,由团队讨论解决方案,制定完善的康复流程,应用 QCC 和 PDCA 等工具和方法持续改进,最终实现疾病康复及康复护理的系统化、规范化。

7. 患者康复的需求现状

据调查,60% 的住院患者对于自己所患的疾病都是不了解的。一些患者虽然做了手术,但仍需要医护人员的有力指导。患者在康复阶段不仅需要医护人员的陪伴,而且患者的家属也应当与医护人员及时沟通,以掌握患者的最新情况。

以冠心病为例。我国年冠心病介入量超 100 万例,已是全球第一。而接受介入治疗的患者多合并高龄、肝肾功能障碍、慢性阻塞性肺部疾病、代谢综合征、心理障碍(焦虑和抑郁)等,使冠心病患者的病情复杂化,部分患者由于血管病变严重,治疗后的效果并不理想。

在药物和支架与国外同质化的情况下,我国冠心病的治疗效果没有与西方国家同质化。虽然死亡率仅 0.26%,比美国低 7 倍,但

34％的患者在术后仍有胸痛、胸闷、憋气等症状,10 年心血管事件发生率和死亡率还是超过 30％,运动耐量不能得到很好的改善,生活质量差。甚至,30％的患者出现了活动受限、不能工作的现象,25％的患者没有了性生活,45％的患者出现了不同程度的抑郁、焦虑状态,严重影响了学习、工作、生活及疾病的康复。

在疾病康复的各个阶段均需要医护人员的康复指导,且这种需要还应扩大至患者的家属。康复护理的目标是改善脏器功能,减少再发和猝死,提高患者的生活质量。康复服务的范围包括生理、心理、社会和职业康复,并维持良好的适应性。对潜在的疾病过程,须采取针对性的措施以推迟其发展。具体内容包括:控制危险因素,患者的健康宣教,减少心理焦虑和抑郁,进行医院、门诊、社区/家庭 3 个阶段的康复治疗,提高其再就业的能力。

第二节 护士在生活方式改善中 的工作角色

早在 20 世纪 90 年代,美国护理界就指出:冠心病康复护理要有良好的适应性,包括专业护理、生理需要和心理护理等,并对患者进行健康宣教以控制危险因素。日本的护士在康复护理中承担重要的工作任务,例如,正确理解和执行康复医师开具的运动处方,并负责协调康复小组的不同成员,同时还承担接待患者,测量心率、心律和血压,进行心电图检测、健康教育、随访和医疗急救等工作。脏器康复护理应该包括各种不同专业的护理,以及物理治疗的护理、心理护理等。

多项研究表明,忧郁能够影响疾病的进程,刺激大脑皮层,引发心率加快以及血压上升,加大疾病的危险性。其实,对于大多数患者而言,最重要的是进行心理护理。因为,通过心理的引导能够稳定患者的情绪,缓解不良的情绪。慢性病患者需要进行优质的护理,应以患者为主,进行细致的沟通,并与医师密切合作。

目前,在我国高等护理教育课程中,尚未设置专门的康复课程,而只是在讲授某种疾病时涉及少量的康复内容,缺乏理论的系统性和实践的可操作性。现代脏器康复的具体内容可以归纳为生活方式的改善、身心健康、循证用药、生活质量的评价以及职业康复等,每一项均涵盖了护理工作的相关内容。护士在脏器康复中发挥着重要的作用,所以应尽快制定我国脏器康复中护士的工作角色及工作内容,规范康复管理,拓展护士的执业范围。

1. 脏器康复中的护理评估

康复护理评估的目的在于,通过对患者的全身状态、家庭情况、活动形态、危险因素、心理社会支持系统等的分析,给予针对性的预防和指导。

具体而言,护理评估包括以下内容:

(1)患者的基本资料:姓名、年龄、性别、民族、住院号/患者唯一号、联系电话、紧急联系人、紧急联系电话等。

(2)一般评估:生命体征、职业、学历、婚姻状况、家庭成员、居住地、支付方式、宗教信仰、语言表达能力、视力、听力、主观疼痛感觉等。

(3)专科评估:疾病诊断、主诉、基础疾病、住院史、手术史、过敏史、用药史等。

(4)危险因素评估:吸烟与被动吸烟、饮酒、高血压、高血脂、糖尿病、肥胖症、家族史、日常活动形态、运动习惯、营养情况、心理状态、压力来源等。

2. 运动锻炼监测

安全的运动康复训练除需要制定准确的运动处方、康复团队医护人员给予指导外,运动中还需要辅以心电、血压监护。目前,可穿戴的监测设备已广泛地应用于运动锻炼之中。对于低危及部分中危患者,可监护心率。而对于大部分中、高危患者,则需进行连续的心电、血压、氧饱和度等医学监护。

运动锻炼的监测系统包括：运动心率表、运动心电监测系统、血压、氧饱和度、自感劳累程度量表等。

护士作为与康复患者接触最密切、接触时间最长的医护工作者，无论是在病因治疗、预防并发症、降低死亡率，还是在提高生存质量等方面，都起着至关重要的作用。无论是评估阶段，还是运动锻炼阶段，专科护士都能敏捷、准确地识别患者的危险信号，更快、更好地了解患者的需求。而专科护士的临床实践经验丰富，能更好、更全面地从生理、心理、社会等各个层面上给予康复患者最深切的关注。

疾病的发生和发展涉及社会、文化、习俗、人格、心理、饮食、生活及行为等诸多方面，具有长期性、反复性、预后及治疗不确定性等特点。因此，日常生活的管理、健康生活方式的形成等具有非常重要的意义。慢性病的防治，不是简单的短期治疗就可以解决的，而是要依靠长期的、持续的护理服务（包括慢性病管理和安宁疗护），直至患者生命的终点。许多研究表明，护士是患者健康的主要守护者，正是因为护士与患者接触最密切、时间最长，对患者病情及心理状态最了解，在对患者的健康教育、危险因素控制方面具有非常重要的作用。

第三节　康复护理的未来与发展

1. 康复护理的研究与发展

目前，已有一些护士在开展脏器康复的相关研究，但多半集中在对急性心梗患者康复过程的干预。对早期康复护理效果的观察结果显示，护士主导的脏器康复工作可以使患者的脏器功能有所改善，康复护理组患者症状发作次数、严重并发症发生的情况均显著低于对照组。由专科护士实施的康复，其效果也显示，护士的积极干预可使患者体重、血脂水平、收缩压及舒张压等的控制更为良好。

尽管上述护理研究显示，护士在脏器康复中所起的作用不容忽视，但总体上康复护理的干预手段尚不规范，既没有对患者的康复过程进行系统评估,也缺乏对效果进行描述的客观指标。同时,样本量较少,全部为单中心的研究,对护理康复效果的总体描述缺乏说服力。应尽快开展由护士主导的、遵循指南的大样本、多中心、使用客观数据进行评价的脏器康复效果研究,以取得高水平的循证医学证据,更好地指导护士开展脏器康复工作。

2. 临床新技术与规范化脏器康复

近几年,重大疾病的临床诊疗技术迅猛发展,介入术代替了早期的开胸,小切口技术及胸腔镜技术代替了部分开腹,无创替代了微创,微创替代了有创,这些先进技术使得患者获益良多。器官移植技术日益成熟,已经成为终末期患者有效的治疗手段。一站式复合手术减少了创伤及转运风险。所有这些,的确让人们看到了医疗技术带来的新的希望。

但是,患者离开医院后,疾病的危险因素是否继续存在?患者是否能遵照医嘱正确地用药?生活质量是否得到了改善?医疗结局是否与医师所预期的一致或基本一致?很多时候,临床医师除了门诊随访外,对这些问题其实并不知情。现实是,因为患者未遵医嘱擅自停止或减少药物剂量而导致的血栓、出血等不良事件时有发生。

有研究显示,在标准的二级预防下,护理干预可以使患者出院后6个月、12个月的健康行为明显改善。目前,我国三级甲等医院的血压控制达标率仅为 30.6%,而所有高血压患者的血压控制率只有 6.8%,这绝对不是药物的问题,而是疾病的综合管理出了问题。上述结果均说明,在疾病的治疗过程中,只有护士积极参与患者预防康复的全过程管理,才能达到良好的康复效果。

3. 建立有效的康复管理机制

慢性病的社区防治已经向政府主导的多部门合作、全社会参与的综合防治方向发展,治疗前期预防、治疗中期有效干预、治疗后期康复的全链条管理模式正在开始形成。但我国建立的"医院—门诊—社区—家庭"慢性病连续照护服务体制还停留在尝试阶段,绝大多数患者出院后基本与医院终止了服务联系。其原因包括 2 个方面：一是部分医院及医护人员对此缺乏足够的认识，对于患者的关心度不够，没有做好后续的回访工作；二是三级医院人力资源短缺，特别是临床医师。若在机制尚未建立的情况下，出院患者的康复工作全部由三级医院的医护人员承担，至少目前的时机尚未成熟，也可能会出现人力资源的浪费。应该如分级诊疗一样，采取分级培训和分级康复的方式，即三级医院医护人员培训和指导社区医师、制定康复计划，经考核合格后，由社区医师完成心肺复苏培训和预防康复方案的实施。一些护理研究证实，延续护理可以改善患者出院后的遵医行为，提高患者的生活质量。然而由于干预时间较短，干预措施多半在研究结束后便随之停止。如果在脏器康复的过程中，由三级医院为患者制定规范的康复方案后，将指导并监督患者实施康复的工作交由社区医护人员完成，并与医院对患者的延续护理工作相结合，则可弥补现阶段脏器康复护理工作中的不足，让更多的患者长期从康复中获益。

4. 发挥三级医院专科护士的优势

随着罹患慢性病人数的不断增加，脏器康复的需求也会不断加大。基于三级医院医疗资源的丰富性，脏器康复的护理工作会随着医疗行为的规范而不断进步。而我国不同城市及地区间医疗资源及技术水平存在较大的差异，脏器康复的理念和水平也参差不齐。因此，专科护士的培训内容应增加康复理论、康复观念和康复技术等内容。三级医院在接受来自下一级医院的专科护士进修时，应让其参与脏器康复的护理工作，接受预防康复的理念和方法，以便其返回原单位后启动脏器康复工作，从而有效地发挥三级医院脏器康复的辐射作用，逐渐缩小不同等级医院专科护士在康复领域的差距，扩大脏器康复的覆盖面。

在我国目前的医疗体制下，应尽快确定护士在脏器康复中的角色及职责，对新开展的医疗技术制定配套的康复方案。同时，还应该以循证为基础，科学地改进脏器康复中出现的技术问题，并充分发挥技术能力强、康复条件好的医疗机构的辐射作用，使脏器康复的护理工作逐步走向成熟。

发动大量护士进行脏器康复的培训转型,是一项重要的探索,可借此解决预防和康复的人力资源问题。同时,医体融合也是未来需要探索的一种康复方式。胡大一教授说:"未来要进一步加强团队的创新能力,不仅是技术能力,慢性病管理模式及机制也要创新。目前脏器康复事业面临重大机遇,我们应做该领域的播种机,应不遗余力地走出一条适合我国国情的预防和康复之路!"

慢性病较难根治,治疗情况也不甚理想。如果要大幅度提高患者的治疗效果,构建健康的生活方式是最好的预防手段。护理工作在疾病的防治以及患者的心理治疗中起着重要的作用,我们要遵循护理的宗旨,助力学科的发展。

5. 护理门诊的开设

国家的相关政策鼓励护理门诊的开设,而预防康复门诊是最适合开设的。患者的长期管理可以纳入康复护理门诊的范围,由护士负责提供护理咨询服务及就医指导,以解决医疗资源短缺和患者就医难等问题。

在实践中,康复护士可以出护理门诊,也可以开设护理云诊室或互联网护理门诊,包括患者术后的院外管理,术后的复查指导,抗血小板、抗凝指导,以及中西医结合康复护理。护士还可以上门给患者做中医理疗(刮痧、拔罐、艾灸、按摩、埋耳豆等)和养生指导。护理门诊的开设,尤其可以给年龄大而经验丰富的护士提供新的机会,并为护士多点执业创造机会与条件。

第十一章 社区和家庭在生活方式改善中的作用

核心提示

➤ 我国的各类慢性病高危患者人数高达 3.5 亿，85% 以上的国民未能达到世界卫生组织（WHO）公布的健康标准。过去 10 年，我国经医师诊断的慢性病总数增加了 18%，而城市居民的人均医疗费用上涨了 10 倍。更为严重的是，与慢性病相关的风险和患病率仍在持续上升，我国居民超重和肥胖患者增加了 1.8 亿。膳食不合理、身体活动不足及吸烟是造成多种慢性病的 3 大行为危险因素，而 80% 的疾病死亡是由慢性病转化而来的。

➤ 慢性病管理应从以治病为中心转变为以健康为中心、以预防和康复为中心。从零级预防到三级预防，这是大健康、大卫生的主线，覆盖健康人群、高危人群和慢性病患者 3 类人群，以实现全人群、全生命周期的健康管理。慢性病涉及每个人，要群防群控，也要从个人出发，把关口往前移，提倡"三减三健"（减盐、减油、减糖，健康口腔、健康体重、健康骨骼）等专项行动。

➤ 慢性病主要指以心脑血管疾病、糖尿病、恶性肿瘤、慢性阻塞性肺部疾病、精神异常和精神病等为代表的一组疾病，具有病程长、病因复杂、健康损害和社会危害严重等特点。满足以下情况之一者，即可视为慢性病高危人群：①血压 $130\sim139/85\sim89$mmHg；②吸烟者；③$6.1\leqslant$空腹血糖（FBG）<7.0mmol/L；④$5.2\leqslant$血清总胆固醇（TC）<6.2mmol/L；⑤中心性肥胖者：男性腰围$\geqslant90$cm，女性腰围$\geqslant85$cm。

➤ 健康的生活方式是需要培养的，培养的主动权在人们自己手中。所谓的生活方式管理,就是强调个体对自己的健康负责。社区健康管理内容包括:社区诊断,社区健康档案管理,社区中老年健康管理,社区妇幼保健管理,社区高血压防控,社区糖尿病防控,以家庭为单位的健康管理,社区中医康复技能、社区诊疗及家庭护理技能的培训,等等。

➢ 家庭健康管理就是要达到"一学会、二改变、三减少、四下降"的目标,即学会一套自我管理和日常保健的方法;改变不合理的饮食习惯,改变不良的生活方式;减少用药量,减少医疗支出,减少住院;血糖下降,血压下降,血脂下降,体重下降。使亚健康人群避免危险因素升级而发展成疾病,改善健康状况,提高工作效率和生活质量。

➢ 每个家庭至少需要1位懂得管理健康和负责管理健康的人。健康管理是对健康因素进行的全面管理,是预防医学与临床医学的结合,是全民参与的战略行为。健康管理的目的是通过健康教育和健康促进(早预防)来改善人群的健康状况,降低疾病的发病率;通过早诊断、早治疗来促进患者的痊愈,降低病死率;通过规范的治疗和康复措施来预防各种并发症的发生,降低致残率和致死率。

预防和康复也是一种系统治疗手段,融合临床医学、康复医学、营养学、运动医学、心理学,通过综合评估、有效药物、有效运动、有效营养、有效控制危险因素、心理支持和提高患者自我管理能力,使患者的躯体、心理、社会、职业和情感恢复到健康状态,降低再次发病率,降低早死风险,从而打破疾病的恶性循环。

然而,预防和康复在我国发展缓慢,尤其在经济不发达地区。主要原因如下:①缺乏医保政策支持,部分患者无能力支付预防和康复的费用;②临床医师缺乏脏器康复的相关技能,医院的空间、设备、人力有限,无法提供有效的服务;③患者由于家庭住址距离医院很远或活动能力、工作时间受限等诸多实际问题,无法到医院接受健康咨询和康复治疗。

社区/家庭是预防和康复的主战场,涉及社区卫生院、专业康复机构或养护院,以及真正意义上的社区/家庭。这个时期,部分患者已恢复日常活动,有的甚至已恢复到可重新工作的状态。为减少疾病再发的风险,强化生活方式的改变,进一步的运动康复是必要的。此时的关键是维持已形成的健康生活方式和运动习惯。

另外,运动的指导应因人而异。低危患者的运动康复无需医学监护,中、高危患者的运动康复仍需医学监护。因此,对患者的评估十分重要。低危及部分中危患者可在出院后进行社区和家庭康复,高危及部分中危患者应转康复中心或医院继续康复。此外,纠正危险因素和心理、社会支持仍需继续落实。社区应提供相应的医学教育、运动康复场所,这有助于提高脏器康复的依从性。

社区/家庭康复只需要一般的场地和设备。患者在医院接受定期评估和处方,在社区/家庭执行处方,不仅可以解决患者因时间、距离和医疗费用受限无法接受脏器康复的问题,也可以解决医院层面因无场地、设备和工作人员而无法开展康复的问题。国外的一项研究显示,标准化的社区/家庭康复的临床获益等同于医院康复,可以作为传统预防康复模式的替代模式。而且,从今后的发展趋势来看,康复的实践一定是以社区/家庭为主,大医院的作用则是康复指导。

第一节　社区/家庭预防康复的概况

1. 国外社区/家庭预防康复的发展

英国国民医疗服务体系(NHS)是世界上成本—效益比最佳的体系之一,为英国国民健康水平的提高作出了巨大的贡献,一直被WHO所推崇。其社区医疗承担了整个医疗体系近九成的服务量,非常省钱且十分高效。也就是说,英国以约占 GDP 9%的卫生总费用,获得了全民健康保障体系的规范医疗。英国设立的冠心病国家服务中心,目前已经纳入 57%的心梗和冠脉介入术后的患者,并有望今后将 85%的患者纳入康复项目之中。

在德国,据统计已成立了大量的社区和家庭康复治疗团队、功能康复社区、健康生活方式示范社区,并且致力于建立包括心内科医师、康复治疗师、心理医师、社区工作人员、营养师以及护士在内的多学科康复团队,目的是为了延长并巩固预防和康复的疗效,扩大脏器康复的受益人群。

目前,美国也正在推动脏器康复的后续改进项目,希望通过社区康复项目来改善预防和康复的质量。

国外的经验表明,脏器康复应该以基层社区为基础,家庭为依托,三级医院为支撑,只有这样,才是可持续的预防康复体系。

2. 社区/家庭预防康复获益的循证支持

研究显示,社区、院内康复在健康状况和健康行为的疗效评估上呈现相似性,社区预防康复的效果得到了充分的肯定。欧洲心脏病学会和美国心脏病学会的指南均强调慢性病患者进行社区运动治疗的重要性和必要性。

HF-ACTION 研究纳入 2331 例心衰患者,进行为期 3 个月的功能社区康复锻炼,继以居家的自主运动。结果显示,运动组的生存质量量表评分较对照组显著提高。还有学者研究发现,运动组患者最大耗氧量超过预测值的 60%,对照组最大耗氧量则逐渐下降,且运动组的生活质量评分更高。另外,社区运动治疗可以扩大动脉管径,减小动脉管壁厚度,改善动脉血管重构。

日本学者 11 年的研究结果显示,心梗后 6 个月的社区康复期接受运动疗法 116948 小时,在心电监护下无 1 例患者发生致死性急性事件。这显示社区康复具有相当高的安全性和可靠性。

德国和其他国家的多项研究表明,积极有效的社区康复干预可以减少疾病的负担,节约医疗成本,并直接转化为社会和经济效益。

社区/家庭预防康复已被证明是治疗链的延伸,因其广覆盖、便捷性、经济性、易行性、安全性和有效性的特点,使其在防病治病中的作用日益凸显。

3. 开展社区/家庭脏器康复的必要性

我国有着众多的强大的社区医疗机构,而且社区卫生服务体系相对完善,基本可以覆盖有预防康复需求的患者。国家对卫生资源持续进行调整,医改的战略目标之一就是吸引更多的患者回归基层,使社区医疗在防、治、康上起到基本医疗和公共防控双网底的作用,真正形成"小病在社区、大病在医院、康复回社区"的有序医疗服务格局。社区医疗"六位一体"的患者友好型医疗特点,决定了社区是预防康复持续实施的主战场。另外,城市社区已开始实施健康社区、未来社区、智慧社区计划,有条件开展预防和康复工作,可以作为养护和脏器康复的有效补充。

4. 目前社区/家庭预防康复的困境

虽然脏器康复为患者带来了巨大的获益,但在这一领域,全球均面临着康复参与率低等问题。即使在一些欧美发达国家医保广覆盖的情况下,也仅有1/3患者接受了康复治疗。另外,在一些国家和地区,参与社区康复项目的患者中途退出率较高。

其实,社区康复因其交通便利和低成本、高效率的运作模式,更易吸引患者。有学者证实,脏器康复的快速跟踪服务模式对于低危患者有效,并可显著提高依从性。还有学者提出,相对简单的社区康复效果与复杂的医院康复基本相同,而社区康复则因交通便利更能提高患者的依从性。

与欧美发达国家相比,我国医学界(无论是大医院还是社区卫生服务中心)对脏器康复的关注和实践仍远远不够。其原因可能在于:

(1)我国的医疗模式仍处于高度发达的生物医学模式之中,或正处于由单纯的生物医学模式向"生物—心理—社会—环境(生态)"医学模式转变的过程之中,医护人员在临床实践中对于预防和康复的认识尚不足。

(2)患者对脏器康复的重要性缺乏认识,宁愿"花大钱治病",不愿"花小钱防病"(其实目前的医保政策也是如此)。

（3）脏器康复和预防不在医保覆盖范围之内，患者对康复相关医疗费用的承担能力不足。

（4）未建立系统的脏器康复理论体系和培训机制，缺乏相应的专业人才。

（5）在现有的医疗体制下，预防和康复工作的经济回报率较低，从业人员的积极性不高、主动性不足。

目前，我国的脏器康复实践主要集中在三级医院，门诊、社区/家庭康复几乎是一片空白。随着分级诊疗和双向转诊制度的落实，以及医联体/医共体、健共体、康复联盟的建立，三级医院的主要医疗任务将集中在疑难杂症、危急重症的诊治上，而预防和康复工作应逐步由社区卫生服务机构和家庭来承担。三级医院和基层医院应形成合理的分工合作体系。患者在三级医院接受住院康复后，由三级医院的医师制定患者出院后的康复方案，由基层医院来协助患者完成出院后的康复和长期随访。

5. 社区/家庭智慧型康复发展的前景

移动互联网技术正在深刻地影响着人类的生活。同时，也深刻地改变了传统的医疗卫生行业，它为社区/家庭康复注入了新的活力。

首先，在医联体/医共体或健共体内，智慧医疗把医院和社区患者的防、治、康连接在一起。同时，也通过利益链和机制把服务连接在一起，通过合理的双向转诊机制推进了分级诊疗。

其次，智慧医疗促进了社区/家庭康复的规范化、标准化开展。在互联网平台上，三级医院患者的康复方案、转诊社区康复处方的执行情况，以及患者自我康复的数据监测信息都能共享。医护人员可以利用实时评估和决策系统，智能化指导患者的康复。

再次，智慧医疗促进社区/家庭康复的高效、便捷、低成本运作。智慧医疗，特别是移动可穿戴设备，可实现患者的自我监测和生活方式改善，培养患者自我康复的意识。例如，运动康复监测可通过手机APP实现患者的自我观察，并把相关数据上传至云平台，实现数据主动监测和被动监测相结合。利用移动互联网平台,社区/家庭康复可以突破地域限制,节约时间成本和医疗成本,提高社区/家庭脏器康复的效率,促进医疗资源的合理配置。

美国的相关指南提出,移动医疗技术的高度发展是智慧医疗的关键因素,是使社区/家庭脏器康复充满想象力和活力的新模式,它给传统康复模式的突破带来了新的机遇。这种充满梦想的新模式可能会使脏器康复的持续性医疗变为现实。

6. 我国社区/家庭康复仍需解决的问题

尽管我国的脏器康复工作目前仍面临很多困难,但预防和康复确实是一项利国利民的大计,应从长计议。在互联网不断普及、医疗手段逐渐智能化的当下,脏器康复工作的开展也可以借助各种新型智能设备与信息平台,同时可将患者的信息收集起来,用于建立脏器康复大型数据库。

脏器康复是药物、手术、介入治疗过程链中无法替代的一环,是慢性病治疗的重要组成部分。无论具体采取怎样的手段,我国的脏器康复工作都要开展起来,最终使广大的慢性病患者获益。

(1)政策保障:社区/家庭脏器康复应纳入国家医保目录及商业保险目录,保证患者在社区有 3~6 个月的康复时间,以达到最佳的医疗成本—效益比。

(2)技术支持:实施社区/家庭脏器康复适宜技术的规范化培训,使社区"六位一体"的医护团队能胜任预防和康复工作。

(3)示范效应:发挥三级医院脏器康复的示范效应,在制度上保证三级医院的患者出院时都享有预防和康复的个体化方案,以利于患者早日进入社区/家庭的康复程序,提高其依从性,真正提高救治效益,改善预后。

(4)上下联动:鼓励三级医院—二级医院—社区/家庭的康复模式继续探索创新,上下联动,使全国形成多个医联体/医共体、健共体脏器康复联盟。康复中心之间要互相借鉴,形成多种策略互相联合的态势,走出一条中西医结合、多层次分级联动的、具有中国特色的脏器康复之路。

第二节　社区/家庭预防康复的重要性

随着我国医疗改革的不断深化,药品/耗材零差率和国家集中采购的实施,大型仪器设备检查价格的下调,医事服务费的增加,脏器康复(尤其社区/家庭的脏器康复)因其医疗投入少,从医院运营的角度考虑,可以改善收入结构,减少医疗消耗,增加医疗净效益。这完全符合国家绩效考核和价值医学的导向。无论是三级、二级医院,还是社区卫生院、养护康复机构,都应该重视社区/家庭脏器康复,并积极推进这项工作。

国外的研究数据显示,接受康复治疗的患者可以在现有治疗基础上降低 30% 的再住院率。因此,以全国 2019 年的 PCI 数据来计算,100 万例术后患者如果接受康复治疗,可以避免 30 万例患者的再住院,按每例住院收费 10000 元计算,可以节省医疗开支 30 亿元。同时,还可增加患者的满意度,改善医患关系,提高患者的健康寿命年,具有非常明显的社会效益和经济效益。

我国医护人员因担心社区/家庭康复的风险、获益和质量控制,迄今很少有机构开展真正意义上的社区/家庭脏器康复。国内胡大一、丁荣晶项目组以国家"十二五"科技支撑计划为依托,探讨家庭心脏康复模式的价值。结果证实,采用家庭心脏康复标准化流程,不仅可有效改善患者的治疗依从性、运动能力和危险因素控制达标率,而且非常安全。社区/家庭康复可以作为国内很多医院,特别是二级医院以下的医疗机构和社区卫生院、专业养护康复机构首先采用的治疗模式。

社区/家庭预防和康复不仅是传统脏器康复模式的延续,也可以作为替代模式。社区/家庭脏器康复的优势是不需要特殊的场地和设备,而可因地制宜,利用社区的活动场所、社区卫生院的门诊、病房和功能检查室,由上级医院的专科医师或全科医师,联合心电图技师进行功能评估和康复处方制定,患者可根据处方内容在社区或家中完成康复的各项治疗,每个月回到上级医院或社区卫生院进行一次全面评估,接受康复处方的调整和更新,最终完成3～6个月的社区/家庭康复处方。

实行社区/家庭脏器康复模式,需要加强市级—县级—社区卫生院三级医院专科护理、社区护理、家庭护理三者之间的紧密联系和合作。县市级医院承担患者的评估,指导和帮扶社区制定康复计划;社区医护人员的重点是实施康复方案,承担患者的预防保健工作,保证脏器康复的连续性、系统性和有效性。社区/家庭脏器康复需要三级医院、社区医护人员和患者及其家属的共同努力、积极参与,以保证康复的安全性、有效性和高依从性。

西方发达国家的普遍做法是:疾病急性期后转入康复科/康复中心,进行系统规范的8～12周的康复治疗。然后出院,根据病情、年龄、家庭住址等分别组成康复小组,在社区康复中心(社区卫生服务中心内或社区康养场所内)进行长期的康复治疗。这种方式同样适用于我国,而且具有很多优点:

(1)社区的脏器康复是集预防、医疗、保健、康复和心理服务为一体的整体性服务,比较专业,康复费用低、可行性强。

(2)由于社区医疗机构和社区活动场所处于居民住所的附近区域,患者可以就近选择进行康复治疗,这种便捷性增加了患者的依从性,使长期康复变为可能。

(3)我国的社区医疗机构经过几十年的发展,其硬件和软件得到了很大的提升,能够保障慢性病的规范化治疗和急性病的一般性急救,完全能够胜任脏器康复的所有服务项目。

(4)选择社区康复,患者可以每天前往社区进行康复训练,也可以请社区医师到家中进行康复训练的指导,无须住院以及家属陪护,可以减少住院的费用、减轻家庭的负担,具有良好的社会效益和经济效益。

(5)患者每天居住在家中,可以享受家庭的温暖,更好地融入和回归家庭,减轻患者的心理落差和自卑感。

(6)参与社区康复的各种活动,可以使患者之间增进了解,互相体谅、互相鼓励,增加自身的成就感和社会参与度,从而有助于患者的全面康复,为患者很好地回归社会、回归职场打下坚实的基础。

第三节　社区/家庭预防康复的流程

1. 社区/家庭脏器康复的内容

(1)在专科医师指导下实施评估和危险分层;

(2)制定社区/家庭康复的计划;

(3)指导康复训练;

(4)健康宣教,实施二级预防;

(5)指导临床用药和随访,倡导患者的家庭自我管理。

2. 社区/家庭康复的患者选择

对于以下几类患者,我们需要给予特别的关注:一是有多个危险因素未得到控制的患者;二是对基础疾病忽视或有错误认知的患者;三是生活方式不健康或缺乏应对疾病能力的患者。在脏器康复方面,一是要依赖康复中心的个体化处方,同时也要注重社区/家庭的康复环节,并定期对患者进行健康教育。在脏器康复的质量控制方面,要重视康复从业人员的核心能力,主要包括风险评估、二级预防用药、危险因素管理和运动咨询等。同时,也要注重参与者的岗前培训和操作考核,治疗团队应进行每周1次的小组讨论。

社区/家庭脏器康复的适用人群:

(1)年龄 30～70 岁,性别不限,听力正常,视力或辅助下视力正常;

(2)出院时无明显症状,血压、心率稳定;

(3)基础疾病处于稳定期;

（4）下肢动脉闭塞症、糖尿病、高血压、肥胖、代谢综合征、冠心病等；

（5）无其他影响运动的因素；

（6）危险分层为低危或中危；

（7）中学以上文化程度，能够与医护人员正常交流，有一定的自我管理能力；

（8）愿意接受预防和康复的指导。

3．标准化运动处方

（1）运动方式：有氧运动（建议步行），医学指导下的抗阻训练、柔韧性训练、平衡性训练。

（2）运动强度：根据无氧阈时的心率以及 ST 段变化时的心率进行核定。

（3）运动时间：每天运动 30～60 分钟。

（4）有氧运动：运动前后各慢走 10 分钟，第 1 周每天快走 5 分钟（步速根据心率），第 2 周每天快走时间增加 5 分钟，以后每周增加 5 分钟，至每天 30 分钟时再次进行心肺运动试验，并适时调整运动量。

（5）抗阻训练：每周 2～3 次，隔日进行，注意用力时呼气。上肢：哑铃 12～15 次/组，每天 2～3 组，每组间隔 3～5 分钟。下肢：蹲马步每天 15 秒起，每天增加 5 秒，至 1 次 1 分钟，每天 2 次，隔日进行。

（6）运动频率：每周 3～5 天左右。

4．家庭康复的结构化程序

（1）出院前的评估内容

①生活方式、自我管理效能感问卷；

②情绪状态：PHQ-9 和 GAD-7 心理评估量表；

③是否规范使用二级预防的药物，有无不良反应；

④出院前运动风险评估：心肺运动试验等；

⑤制定出院后 1 个月内的运动处方。

（2）出院后 1 个月

①再次进行风险评估，包括血糖、血脂、肝功能、肾功能、血常规；

②制定出院后 1～3 个月的运动处方。

（3）出院后 3 个月

①第 3 次进行风险评估,包括血糖、血脂、肝功能、肾功能、血常规;

②制定出院 3 个月后的运动处方。

开展社区/家庭脏器康复的优势是不受空间和时间限制,有利于推动我国康复事业的发展。但仍存在很多有待解决的问题,尤其是无法保证运动处方和其他康复处方在社区/家庭的有效执行,也无法对其效果给予精确的评估。电子信息化技术的普及,有望在社区/家庭脏器康复的院外监测和效果评估方面起到推动作用。

5. 康复治疗的流程

包括循证证据、患者选择、团队组成、个性化方案制定、健康宣教和自我管理等。

（1）循证证据

慢性病患者应有规律地进行有氧运动,并长期坚持,以改善心肺功能和症状。研究和荟萃分析显示,运动锻炼和体育锻炼可改善运动耐力,提高生活质量,降低住院率。

（2）社区/家庭康复团队的组成(需要多学科专业参与)

①专科医师;

②心理治疗师;

③营养师;

④运动康复师;

⑤基层全科医师;

⑥康复护士;

⑦患者及其家属;

⑧志愿者。

（3）社区/家庭个体化康复方案

①6 分钟步行试验;

②建立脏器康复档案,包括知情同意书;

③患者及家属参与的健康教育；

④强调治疗的依从性；

⑤制定运动处方；

⑥掌握运动强度的判断办法；

⑦指导日常生活与药物治疗；

⑧加强自我管理与随访。

（4）运动处方的制定原则

①运动强度：中低强度；

②运动类型：有氧运动为主，避免高强度的抗阻训练；

③运动时间：一般每天 15～30 分钟；

④运动频率：每周 3～5 天；

⑤运动前后应有充分的准备和结束活动（5～10 分钟的低强度运动）。

（5）运动方式

①有氧运动（器械辅助）；

②柔韧性训练（太极拳）；

③平衡性训练（仪器辅助）。

（6）随访管理

随访便于对患者和护理人员进行继续教育，加强患者与康复团队之间的沟通，从而早期发现并发症（包括焦虑和抑郁），并予以早期干预，以减少患者的再住院率。根据患者的临床变化情况，及时调整药物的种类和剂量。每 1～2 个月 1 次。内容包括：了解患者的基本状况（日常生活和运动能力）、容量负荷、体重变化、饮酒、饮食、钾和钠离子的摄入情况，以及药物应用的剂量、依从性和不良反应。体检：评估肺部啰音、水肿程度、心律和心率等生命体征。

（7）自我管理

①维持规律的日常生活；

②判断运动能力的改善情况；

③监测容量负荷和体重变化；

④低盐低脂饮食，监测尿量变化；

⑤药物应用的剂量、依从性和不良反应；

⑥水肿的程度，心率和节律的变化；

⑦定期检查电解质和心电图等。

（8）患者和家庭成员的教育

主要内容应包括运动量、饮食和液体摄入量、出院用药、随访安排、体重监测、出现症状时的应对措施、风险评估、预后评估、生活质量评估、家庭成员进行心肺复苏训练、寻求社会支持、疾病的护理等。

强调坚持服用有临床证据、能改善预后药物的重要性，医嘱依从性的随访可使患者获益良多。

（9）社区医疗单位对康复训练的建档监管

目前，社区卫生院、村医务室已经健全，与地方各级医院及全国中心医疗单位的合作基础也已经形成，在全国范围内成立脏器康复训练监控网络平台在不久的将来一定可以实现。其中城市社区医疗机构和村医务室承担着最基础、最繁琐的建档工作和组织监督、反馈咨询及健康教育等工作，因而显得尤为重要。根据一些发达国家的经验，全国范围内统一、规范的康复训练监控有赖于3个方面的准备：

（1）广泛的宣传教育和培训，储备一定数量的管理、医疗、心理疏导、体能训练、营养调配等方面的人才。

（2）在各种媒体对脏器康复的意义进行持久的、多种形式的宣传，使得人人懂康复，个个想康复，家家要康复，处处能康复。

（3）通过各种途径争取国家和地方政府对预防和康复的财政投入。因为，脏器康复可以大大减少药物资源的使用，减少致残率，延长人均寿命，提高生活质量，提升劳动力的使用效率和使用时程。从长远来看，可以这么说，加大预防和康复的投入是一件利国利民、增强民族凝聚力和自信心的伟大工程。

第四节　未来家庭/居家预防康复体系的构建

在我国,基于大医院和社区卫生院医疗资源配置不均衡的现状,基于经济费用和居住位置的考虑,大多数患者出院后会选择在社区/家庭(居家)进行康复。我国脏器康复必然面临着从医院向社区/家庭的过渡,这就是适合我国国情的 H2H(Hospital-to-Home)康复模式。伴随着可穿戴设备和互联网的发展,H2H 模式是必然的趋势。因为,H2H 是一种可持续的健康医疗,使患者出院回家后可以得到进一步的康复和护理,实现从医院到家庭的顺利、平稳过渡,促进患者的进一步康复,并降低再住院率。

家庭(居家)康复治疗体系的建设和发展具有很大的社会和经济效益,是减轻国家、社会和个人医疗负担的重要途径。医疗体制改革给家庭脏器康复的全面推广创造了良好的机遇,"互联网＋"健康医疗的发展也为家庭(居家)脏器康复的普及和推广提供了契机。来自医院的远程运动指导和针对患者的评估监护都有望通过"互联网＋"、远程医疗、云康复诊室和可穿戴设备,来完成对患者的远程评估、处方制定和风险预警监测,以达到省时、高效的目标。

1. 家庭(居家)康复的循证医学证据

研究显示,家庭(居家)康复与院内康复的近期效果是相同的。国外有一项研究对心衰患者采取远程监控的居家步行锻炼,和通过间断的功率自行车锻炼进行比较,两者均提高了心功能分级、最大耗氧量、6 分钟步行测试距离和 SF-36 健康量表评分。结果表明,对于不能坚持来院康复的患者来说,指导其进行家庭(居家)康复确实是有效和可行的。

对于重症患者,家庭(居家)康复也是有效的。居家康复的远期效果也能达到和医疗中心康复一样的效果。对于中低危的急性冠脉综合征和冠脉介入术后患者进行的一项随机对照研究显示,在 12 周时,两组的最大耗氧量和生活质量均有显著提高(14％vs.10％,组间无差异),但家庭(居家)远程监控的康复花费较低。

可以预见,通过可穿戴设备和互联网,H2H 模式能够平稳实现从医院到家庭的脏器康复。家庭(居家)康复的近期和远期均能够提高患者的运动耐量和生活质量,而且费用较低,方法切实可行、有效。

2. 社区开展家庭(居家)康复的科室设置要求

设置脏器康复门诊和评估室,从事康复的医师至少 1 人,护士至少 1 人。康复门诊应备有心电图机、血压计、量尺、秒表、心电监护仪、急救包、除颤仪、便携式康复工具包和 6 分钟步行试验的测试场地。心肺功能评估可以采用心肺运动试验、运动平板试验或 6 分钟步行试验。

家庭(居家)康复医护人员的能力和培训要求:有临床工作经验5 年以上,参加为期 2 天以上的全国康复医师培训班(由已通过认证的医院举办)和 1 个月的康复带教实习,并获得培训结业证书。掌握运动生理学、运动风险评估、药物评估、营养评估、心理评估、生活方式评估和解读,能够给予危险因素干预、循证用药指导、常规运动指导、营养指导、心理干预和戒烟干预等。

3. 社区康复团队人员的构成和责任分工

(1)脏器康复医师责任:负责整体工作,筛选合适的患者,全面评估和制定康复处方,首次健康教育 30 分钟,特殊病例转诊会诊,进行风险把控和康复质量控制,组织定期培训。

(2)护士责任:建立和维护患者档案,监督康复训练计划的执行情况,协助电话随访,负责提醒随访时间、服药、运动、饮食等健康行为,定期进行健康教育。

(3)运动治疗师(可以兼职):指导具体运动方案的设计和运动示范。

4. 家庭(居家)康复的流程

家庭(居家)脏器康复的形式分为如下 2 种:以二、三级医院为指导、社区为主导的家庭(居家)康复医联体模式;三级、二级医院或社区医院独立开展的家庭(居家)康复模式。家庭(居家)康复工作流程与门诊康复流程完全一致,须包括如下主要内容:全面评估、个体化处方、充分健康教育,并提供家庭(居家)康复资料和设备、随访评估和处方更新。

5. 家庭(居家)康复的内容

包括全面细致的风险评估,详细的健康教育,全面的个体化康复处方。运动处方要求更加细致,必须明确列出运动形式、每天运动时间、每周运动频率、每次运动强度、多长时间增加运动时间和运动频率、何时增加运动强度、什么时候回到医院重新评估等内容。这里要指出的是,虽然指南要求每天运动 30 分钟,每周运动 5 天,但对于大病初愈的患者来说,这个目标需要在出院后 30～45 天实现。出院后 1 周内的运动处方要强调安全性。制定合理、安全的运动目标,有助于患者恢复信心。因此,出院后第 1 周,每天进行 5 分钟中等强度的运动即可,此后可根据患者的体力逐渐增加运动时间。

开展家庭(居家)康复对医师的临床能力要求更高。医师必须有能力识别出有潜在风险的患者。同时,医师要具有非常好的医患沟通能力,能够以明确、科学且通俗易懂的方式向患者介绍康复处方的内容、在家中开展运动康复的方式、遵从运动医嘱的重要性,以及如何自我监测运动效果、如何识别心血管风险、如何自救,并确保患者真正掌握上述知识。同时,在患者回到家中进行康复之前,建议在院内至少带领患者完成 1 次完整的运动康复训练程序。这是保证患者在家中进行安全康复的前提。

要求患者记康复日记,包括运动康复的日期,运动前后的血压和心率,每次运动达到的 Borg 劳累分级,有无不适症状等。目前电子医疗技术迅猛发展,在不久的将来,电子化、信息化康复技术有望极大地推进家庭(居家)康复的发展。

6. 家庭活动方案(供参考)

第一阶段:在家进行坐位活动。可以缓慢上下楼,但要避免过度疲劳,尽可能避免客人来访。个人卫生活动没有特殊限制,但要避免洗澡水过热,也要避免处于气温过冷过热的环境。可以洗碗筷、洗蔬菜、铺床、提 2kg 左右的重物,可以打扑克、下棋、看电视、阅读、针织、缝纫、短时间乘车。避免提举超过 2kg 的重物、过度弯腰、情绪沮丧、过度兴奋和其他应激。

第二阶段:可以外出理发、洗小件衣服或使用洗衣机(但不可洗大件衣物)、晾衣服、坐位熨小件衣物,可以使用缝纫机、掸尘、擦桌子、梳头、简单烹饪、提 4kg 左右的重物。可以上下两层楼或步行1km,此时如无任何不适,可以恢复性生活,但是要注意采取相对比较放松的方式。在性生活之前可以服用或备用硝酸甘油类药物,必要时可以先向有关医师咨询。可连续步行 1km,每天 1 次,时间为10~15 分钟。避免长时间活动、烫发之类的高温环境、提举超过4kg 的重物,以及参与涉及经济或法律问题的活动。

第三阶段:可以长时间熨烫衣物、铺床、提 4.5kg 左右的重物,可以进行轻度园艺工作、室内游泳、探亲访友。可连续步行 1km,每次 10~15 分钟,每天 1~2 次。避免提举过重的物体和活动时间过长。

第四阶段:可以与他人一起外出购物、正常烹饪、提 5kg 左右的重物,可以进行家庭小修理、室外打扫。可连续步行 20~25 分钟,每天 2 次。避免提举过重的物体和使用电动工具,如电钻、电锯等。

第五阶段:可以独立外出购物(使用手推车搬运重物)、短时间吸尘或拖地、提 5.5kg 左右的重物,可以进行钓鱼、保龄球等活动。可连续步行 25~30 分钟,每天 2 次。避免提举过重的物体。

第六阶段:可以清洗浴缸、窗户,可以提 9kg 左右的重物(如果没有任何不适),可以跳舞、外出野餐、去影院和剧场。步行可列为日常活动,每次 30 分钟,每天 2 次。避免剧烈运动,如举重、挖掘等,以及竞技性和对抗性活动,如各种比赛。

7. 家庭健康教育

经历急性事件后,大多数患者不知道是否应该运动,耐受运动量有多大,以及应做什么运动。对运动的不确定和对运动风险的担忧导致患者回避运动。而运动锻炼是改善患者自身看法的最佳手段。临床医师需首先向患者解释运动的步骤,运动对患者身体有利和可能不利的影响,帮助患者辨别和评估症状,以及与所完成运动负荷之间的关系。通过运动锻炼,患者可以学会感觉并观察自己的运动后反应(如心率、呼吸增快、胸痛症状、肌力增加和主观幸福感),学会将症状与客观的运动状态相联系。通过逐渐地增加运动强度,以增强患者参与运动的信心。这种启蒙教育将减少患者的焦虑情绪,增强患者在工作、娱乐及日常生活中的体力,促进患者参与并坚持运动。

(1)宣教内容:首次健康教育建议采取一对一且面对面的方式,由康复医师或护士执行。内容包括评估患者的文化程度、理解能力和识字能力,向患者介绍疾病的病因诊断、治疗方法和预后,强调遵循运动处方的重要性,指导患者了解运动康复过程中的警告信号,要求患者备妥急救药、心率表或便携式心电监护。其他健康教育的内容包括定期进行药物、运动、营养、心理及睡眠、戒烟的相关知识宣教等。

(2)宣教方式:可采取多种渠道进行宣教,包括电视、广播、报刊、互联网等传媒平台。另外,还有患者的入院教育、出院康复宣教、病友会和专病俱乐部、微信群等多种方式。虽然住院期间的宣教受众面小,但切实可行,且效果较佳。因患者正处于发病状态,对健康和生命有更多的思考,容易接受医护人员提供的各种健康信息,进而改变自己的不良行为习惯。

(3)宣教对象:患者、家属和护工。

(4)宣教频率:至少每月 1 次,具体可根据各社区实际情况而定。要求首次一对一健康教育至少持续 30 分钟。

8. 家庭(居家)康复的随访

随访可提高患者对医师的信任度,提高患者对康复处方的依从性、持续性和安全性,提高总体治疗效果和社会经济效益。现在更可借助移动医疗来掌握患者康复处方的执行情况和患者的基本生命体征,了解有无不良反应,并对不良反应及时提供指导和帮助,从而避免恶性后果的发生。

设置门诊随访和电话、微信随访系统。第 1 个月,每个星期与患者通电话或微信至少 1 次,1 个月时要求患者到社区卫生院随访 1 次。第 2 个月,每 2 个星期与患者通电话或微信至少 1 次,常规门诊开药。第 3 个月,患者到门诊接受系统随访 1 次。随访内容包括用药情况、症状和体征、运动和生活方式改善情况、血生化检测和有无不良事件。建立随访档案,并根据随访结果对患者进行再评估,适时调整康复处方。倡导患者进行家庭自我管理。

9. 家庭(居家)康复的安全策略

(1)严格遵守操作规范:①在开始运动康复之前,需向患者详细介绍运动处方的内容;②在患者每次运动康复的前、中、后给予评估;③准备急救的应急预案,所有参加康复的医护人员需定期接受急救训练,定期参与病例讨论;④运动场地需备有心电监护和心肺复苏设备,包括除颤仪和急救药物。

在心跳骤停时,只有在最佳抢救时间的"黄金 4 分钟"内利用自动体外除颤器(AED)对患者进行除颤和心肺复苏,才是防止猝死最有效的办法。建议在公共物所和医疗单位、康养院等投放 AED,并教育民众学会心肺复苏和使用 AED。

步骤:

①开启 AED,打开 AED 盖子,依视觉和声音提示进行操作。

②在患者胸部适当的位置,紧密地贴上电极。

③将电极板插头插入 AED 主机插孔。

④AED 正在分析心电图/心律时,不要接触患者。

⑤聆听语音提示:建议除颤/不建议除颤、远离患者、充电中、按下"电击"键,放电完毕后检查患者,如没有脉搏,则进行心肺复苏(CPR)。

⑥如一次除颤后未恢复有效灌注心律,进行 5 个周期的 CPR;除颤结束后,AED 会再次分析心律,如未恢复有效灌注心律,操作者

应再进行 5 个周期的 CPR；然后再次分析心律，除颤，CPR，反复至急救人员到来。

（2）患者教育：①指导患者了解自己在运动康复过程中身体的警告信号，包括胸痛、头痛或头晕、心律失常、体重增加和气喘等。②对于患者出现的身体不适，应及时给予评估和治疗。患者在运动中若出现症状，应立即停止运动。若停止运动后上述症状仍持续，特别是停止运动 5～6 分钟后心率仍增加，应继续观察和处理。如果感觉到任何关节或肌肉异常疼痛，则可能存在骨骼、肌肉的损伤，也应立即停止运动。③强调遵循运动处方的重要性，即运动强度不超过目标心率或自感劳累程度，并应注意运动时间和运动设备的选择。④强调运动时热身和整理运动的重要性，这与运动的安全性有关。⑤提醒患者根据环境的变化，例如冷热、湿度和海拔变化，及时调整运动水平。

（3）运动过程中的注意事项：①在运动前要评估患者最近的身体健康状况、体质、血压、药物依从性和心电图变化。②根据危险分层决定运动中的心电、血压等医学监护的强度。③根据运动前的临床状态调整运动处方的强度和持续时间。④每阶段持续 1～2 周，注意循序渐进。⑤所有上肢超过头顶的活动均为高强度运动，应该避免或减少。⑥训练时要注意保持一定的活动量，但日常生活和工作中应采取能量节约策略。例如制定合理的工作或日常活动程序，减少不必要的动作和体力消耗等，以尽可能提高工作和体能效率。⑦活动应在无症状和不疲劳的前提下进行，活动时心率不超过 100 次/分钟。

10. 社区/家庭康复的努力方向

社区/家庭脏器康复是一项社会协作性很强的工作，但目前世界上此项工作仍无统一的固定模式。借鉴国外的经验，结合我国的实际情况，我们应该从以下几个方面去努力：

（1）社区/家庭康复与医保、商业保险相结合：社区/家庭康复应该与残疾人康复、其他慢性病住院和门诊康复一起，纳入我国初级卫生保健系统中,让大部分的康复医疗费用能够被各种医疗保险所覆盖。

(2)加大社区康复经费的投入:各级政府要加大对社区康复专项经费的投入,购置必要的社区康复设备和器材,积极探索社区/家庭康复合理的费用补偿机制。动员公益组织参与到社区康复事业中来,以政府购买康复服务的形式,共同把这项"善莫大焉"的事业做好。

(3)强化社区康复的人才和技术支撑:目前,我国康复机构、康复专业技术人才远远不能满足各类康复人群的需求。另外,社区卫生服务机构的全科医师数量严重不足,在康复基础知识和适宜技术的掌握上也非常有限。在目前的情况下,应以综合性医院的康复技术力量为依托,发动社区卫生服务机构的全科力量,促进社区康复的技术发展。康复培训基地要定期培训社区康复技师和专业人才,并定期派专家轮流到社区坐诊,开展专家指导和答疑活动等,为社区的康复建设提供坚强的技术保障。

(4)社区与家庭联动进行康复训练:社区康复的目的是稳定、减缓,甚至逆转疾病的发展进程,进而降低患病率、复发率。要以社区全科医师指导下的康复训练为主,以家庭康复训练为辅,同时要充分发挥我国强大的社区卫生服务中心的作用。但对于有些特殊患者,应以家庭康复为主,社区康复为辅。

(5)建立完善的社区康复服务网络:以社区为基础,家庭为依托,充分发挥社区卫生服务中心的设施及人员的作用,形成一张广覆盖的社区康复训练服务网络。并同各级大型医院保持密切的合作关系,形成结构合理、双向联通、功能明确的三级康复服务体系。

(6)加强宣教工作:利用现代宣传手段,强化对现代医学模式及健康新概念、康复医学、社区/家庭康复等内容的宣教,增强政府各级部门、患者及其家属的认识,让全社会主动来参与、组织、支持和配合社区/家庭的康复工作。

第十二章　特定人群的生活方式改善

古人说，"上寿百二十年，中寿百岁，下寿八十"。21世纪是一个长寿的世纪，人人都有可能活到100岁。有人认为，人类的正常寿命应当是120岁。随着基因工程、生物工程技术的突破，人类的平均寿命在今后会每10年增加1.1岁。要实现人人可以活到100岁乃至120岁的目标，必须以健康的生活方式为前提。

生活方式改善，关键是平衡，关键是养生，关键是保健。

平衡，是最好的状态、最好的养生。身心平衡是指生理和心理上的健康，在任何时候都能达到身体与精神的高度和谐与统一，保持一种高能量的状态来面对学习、工作及生活。平衡就是健康，失去平衡就等于失去健康。保持身心平衡，方能保持健康体魄。美国心理卫生学会提出了身心平衡十一条要决：不对自己过分苛求，对他人的期望不要过高，疏导自己的愤怒情绪，偶尔也要屈服，暂时逃避，找人倾诉，为别人做点事，在一个时间段内只做一件事，不要处处与人竞争、对人表示善意，娱乐是消除压力的最好办法。

养生是以中西医理论为指导，用健康科学的图文、音乐、行为、活动、药械和饮食等，通过调节个人生活方式、生活环境及心理状态，来调理身心，达到未病先防、不适消除、已病促愈、病后复原的保健目的。

保健是指为保持和增进人们的身心健康而采取的有效措施，包括预防由工作、生活、环境等引起的各种精神疾病，或由精神因素引起的各种躯体疾病的发生。祖国医学中有很多养生保健的观念和方法，如推拿、按摩、拔罐、食疗、针灸、五禽戏、太极拳、和气功等。

养生先养心，养心先养德，大德者方得其寿。养生不能光静不动,而需要动静结合。历代皇帝中年寿最高的乾隆有16个字的养生之道,即"吐纳肺腑,活动筋骨,适时增补,十常四勿"。吐纳肺腑是指不睡懒觉,黎明早起,饭前吐纳;活动筋骨是指经常参加体育锻炼;十常是指齿常叩、津常咽、手常弹、鼻常揉、眼常运、面常擦、足常摩、腹常旋、肢常伸、肛常提;四勿是指食勿言、卧勿语、饮勿醉、色勿迷。

活着不是为了取悦这个世界,而是为了用自己的生活方式来取悦自己。我们要用适合自己的生活方式,快乐地生活。

第一节　代谢综合征与健康生活方式

1. 成年人代谢综合征的诊断标准

(1)中心性肥胖(我国男性腰围≥90cm,女性腰围≥85cm);

(2)合并以下4项指标中任何2项:

①甘油三酯(TG)≥150mg/dL,或已接受相应治疗;

②高密度脂蛋白-胆固醇(HDL-C)<40mg/dL(男性),<50mg/dL(女性),或已接受相应治疗;

③收缩压≥130mmHg或舒张压≥85mmHg,或此前已诊断为高血压或已接受相应治疗;

④空腹血糖(FPG)≥100mg/dL,或此前已诊断为2型糖尿病或已接受相应治疗。

由于代谢综合征中的每一诊断要点都是健康的危险因素,它们的联合作用更强,所以有人将代谢综合征称为"死亡四重奏"(中心性肥胖、高血糖、高甘油三酯血症和高血压)。代谢综合征是一个整体概念,要求严格进行生活方式的干预(如减重、减轻胰岛素抵抗、增加体育锻炼和精神协调)。另外,降血糖、调脂和降压治疗同等重要。

2. 代谢综合征的高危人群

包括以下5类:①年龄≥50岁者;②有1项或2项代谢综合征组成成分但尚不符合诊断标准者;③患有心血管病、脂肪肝、痛风、多囊卵巢综合征及脂肪萎缩综合征者;④有肥胖、2 型糖尿病、高血压、血脂异常,尤其是多项组合或代谢综合征家族史者;⑤有心血管病家族史者。

3. 生活方式改善

(1)减重

任何肥胖伴糖尿病的患者均需减肥。主要通过饮食、生活方式改善和必要的药物治疗。研究表明,要使肥胖者的体重长期维持在正常范围的可能性较小。减重的目标是至少使体重持久降低 5%～15%。

①饮食调节:控制总热量,减少脂肪摄入。改变饮食结构,减少富含饱和脂肪酸、反式脂肪酸、胆固醇、单糖、钠盐的食物的摄入,多吃蔬菜、水果和粗粮。推荐每天膳食中脂质含量控制在 25%～35%。对于 $25 \leqslant BMI \leqslant 30mg/m^2$ 者,给予每天 1200kcal 的低热量饮食,可使体重控制在合适的范围之内。

②运动锻炼:提倡每天进行轻至中等强度的体力活动 30 分钟,如骑自行车、擦地板、散步、跳舞等。

③减肥药物:如西布曲明(sibutramine),可减少摄食,减轻体重,常规每次 5～15mg,每天 1 次;奥利司他(orlistat),可减少脂肪的吸收,每次 120mg,每天 3 次。

(2)减轻胰岛素抵抗

除减肥和运动外,二甲双胍、列净类等可增加胰岛素敏感性的药物,可使总体脂减少约 9%,皮下脂肪减少 7%,而内脏脂肪减少可达 15%。

(3)调整血脂

①贝特类:降低 TG,同时轻至中度降低 TC 及 LDL-C,升高 HDL-C。常用药物有非诺贝特、苯扎贝特、吉非罗齐等。

②他汀类:降低胆固醇作用较强,还可轻度降低 TG 及增加 HDL-C。常用药物有阿托伐他汀、洛伐他汀、辛伐他汀、普伐他汀和氟伐他汀等。

③依折麦布：首个胆固醇吸收抑制剂。

(4)降压

宜选用不影响糖和脂肪代谢的降压药物：

①首选的药物：ACEI/ARB，可增加胰岛素敏感性。

②钙离子拮抗剂：宜选用长效者。

③β-受体阻滞剂和噻嗪类利尿剂剂量偏大时，可影响糖耐量及增加胰岛素抵抗，升高 TC 和 TG。

第二节　高血压与健康生活方式

我国的高血压患者越来越年轻化。25～34 岁的年轻男性中，高血压患病率已经超过 20%。但年轻人对高血压并不重视，治疗的依从性较差。尽管高血压的发病率仍在上升，但也是一种可防可治的疾病。积极有效地预防和控制高血压，就可有效地遏制相关疾病和并发症的发生。

尽管我国的高血压患者已达 2.45 亿，但仍存在知晓率低、治疗率低和控制率低，以及致残率和致死率高的现象。另外，我国高血压患者还有"高钠、高同型半胱氨酸、高体质指数、高危险分层"和"低钾、低叶酸、低肾素、低镁"的"四高四低"特点。

目前，有 1 亿高血压患者根本不知道自己得了高血压，大部分人不知道减重降盐就可以降压。在防治高血压的过程中需要注意以下 6 大误区：降血压越快越好；西药有很多不良反应，长期服用对身体有害；不用监测血压，靠感觉就可以评估自己的血压情况；血压降到目标值就是治愈了，可以停止服药；只要坚持服用降压药就可以了，不需要定期复查；已经在服用降压药了，吸烟和其他不良生活方式就不需要改变了。

1. 高血压管理的目标和内容(表 12-1)

表 12-1　高血压管理的目标和内容

	目　　标	内　　容
初级阶段 (第 1～3 月)	• 了解高血压的病因、治疗方法和监测手段 • 了解科学锻炼和合理营养的内涵 • 掌握基本的运动技能 • 增强体质,预防运动性损伤,提高自信心	• 评估风险,监测血压,调整药物 • 制定运动处方和营养处方
中级阶段 (第 4～5 月)	• 进一步掌握科学锻炼和合理营养的相关知识 • 提高运动能力,在实践中实现运动营养一体化 • 能够独自进行康复锻炼,实现院内康复与社区/家庭康复的统一	• 针对疾病进行重点强化 • 增强心肺功能的锻炼 • 增强骨骼的锻炼 • 关节保护性锻炼 • 肌肉放松的方法 • 防跌倒锻炼 • 针对个人爱好进行运动指导
高级阶段 (第 6 个月)	• 熟练掌握科学锻炼与合理营养在日常生活中的应用 • 建立良好的动作模式,增强身体功能,实现运动生活化,合理膳食 • 整体提高自身对疾病的管理能力,全面促进健康,显著纠正不良生活方式	• 促进患者的自我管理 • 了解运动和营养在不同锻炼中的应用 • 熟知日常生活中的运动方法

2. 生活方式改善的建议

(1)适度减肥:现在许多年轻人出现了高血压或高血压前期,其中一个重要原因就是超重或肥胖。

（2）坚持运动：运动量过小达不到防治疾病的效果，运动量过大也有一定的风险。只有科学的、长期坚持的有氧运动才对身体有利。最好坚持每天 30 分钟以上的有氧运动，如散步、慢跑、游泳等。

（3）心理平衡：情绪不稳容易导致血压波动。所以，一定要培养对自然环境和社会的良好适应能力，找到宣泄压力的出口，如多与朋友聊天等。

（4）饮食管理：对于高血压患者来说，除了保持健康的生活方式外，应该适量补充营养素来改善体质、降低并发症的风险。饮食上应遵守低盐、低脂、低热量的原则。同时要注意食物品种的多样化，要吃各种各样的食物，要注意各种食物的数量或比例搭配，要多吃含钾钙丰富而含钠低的食物。含钾丰富的食物有土豆、冬瓜、海带等，含钙丰富的食物有牛奶、酸奶、虾皮、绿色蔬菜等。要戒烟限酒，节制饮食，不可暴饮暴食。应食用一些能够降低血压的食物，如黑木耳、青菜、葫芦、绿豆、莲子心等。

3. 运动锻炼的适应证与禁忌证

年纪较轻和轻度高血压，且对运动无过度反应的患者，应选择运动康复作为主要的降压方法；年纪较大、血压较高、无运动禁忌证的高血压患者，可在服用降压药的同时做运动康复。单纯的运动康复或综合康复，都要以将血压控制在 140/90mmHg 以下为目标。

以下状态不宜做运动康复：①安静状态时血压尚未得到良好控制（＞180/110mmHg），或合并不稳定型心绞痛。②运动状态及其恢复期：血压＞230/100mmHg；运动引起心绞痛；出现运动的副作用，如低血压、心动过缓、肌无力、肌痉挛及支气管哮喘等。

4. 运动处方的制定（表 12-2）

荟萃分析的结果表明，有氧运动能降低高血压患者的收缩压和舒张压，其幅度分别可达到 3.84mmHg 和 2.58mmHg。除有氧运动之外，抗阻训练（如举哑铃或沙袋、拉长弹簧或橡皮条等）也可以起到降压的效果。我国的一项研究表明，做气功也能有效降低收缩压和舒张压。

表 12-2　运动处方的建议

训练要素	建　　议
频率	有氧运动：每周 3～5 天。 力量练习和柔韧性练习：每周 2～3 次，间断练习即可。 神经运动能力（平衡性练习、灵活性练习）：每天进行。
强度	有氧运动：至少中等强度（如快走），达到 VO_2max 的 $40\%～70\%$，HRmax 的 $60\%～85\%$。 力量练习：中等强度，达到负荷强度的 $50\%～70\%$（1-RM）。
时间	有氧运动：每次 30～60 分钟不间断运动最佳；或至少每次不间断运动 10 分钟，每天总运动时间不少于 30 分钟。 力量练习：根据锻炼需要选择对应的负荷量和负荷强度，一般从 8～12 次开始。
类型	有氧运动：快走、骑自行车（如室内固定自行车）、练椭圆机、游泳、跳绳等。
计划	根据患者的身体反应，阶段性地调整运动方案。

6. 运动过程中的安全监护

高血压患者在参与运动前要接受全面的评估（一般评估、运动试验），以确定是否适合运动锻炼，以及选择何种运动方式。此外，关于运动的安全教育也非常关键，特别是对于合并冠心病、脑动脉硬化的患者，要在运动期间作必要的监护和指导。

运动康复时的注意事项：

（1）临床医师务必要了解患者的服药情况，以及药物对运动锻炼的影响。

（2）运动锻炼前要进行适当的热身活动，以避免在运动过程中血压出现急剧变化。

（3）运动后要充分放松，让患者更好地转换到运动前的状态，以预防眩晕等的发生。

(4)在运动过程中,鼓励患者保持正常的呼吸,特别是在抗阻训练中,防止 Valsalva 动作引起的血压急剧升高。

(5)在做抗阻训练时,单组运动锻炼应包含 8～10 种不同的项目(如压胸、压肩、压腿、三角肌拉伸、二头肌弯曲、仰卧起坐、下背部伸展等);每周 2～3 天;重复 10～15 次,直至劳累分级达 11～13 级或以上;循序渐进,避免等长训练。

第三节　高脂血症与健康生活方式

高脂血症分为 2 种,一种是原发性,是由遗传因素引起的脂蛋白代谢紊乱;另一种是继发性的,是由于患者患有糖尿病、高血压等代谢紊乱性疾病,引起代谢异常后而出现的高脂血症。无论应对那一种高脂血症,除了必要的药物治疗外,养成健康的生活方式也是很重要的。

高脂血症的首要治疗目标,就是控制患者的血脂水平(特别是降低 LDL-C)。针对已明确的、可改变的危险因素,如饮食、缺乏体力活动和肥胖,采取积极的生活方式进行改善,是治疗高脂血症的基石。

1. 饮食管理

为了能控制好血脂水平,在饮食上要注意减少摄入高脂肪的食物,如动物内脏、肥肉等。另外,米饭、面条、泡饭、白粥、馒头等高碳水化合物也要适当控制进食,尽量做到清淡饮食。饮食原则是低胆固醇、低脂、低热量、低糖、高纤维素。要限制总热量,60 岁以上老年人、轻体力劳动者每周应控制在 6500～8500kcal。脂肪可占总热量的 20%,并以富含多链不饱和脂肪酸的植物油为主,动物脂肪不应超过 1/3。每天胆固醇的摄入量应控制在 300mg 以下,尽量避免食用高胆固醇食品。膳食纤维含量丰富的食物主要有杂粮、米糠、麦麸、干豆类、海带、蔬菜和水果等,每天纤维量摄入以 35～45g 为宜。

2. 体重管理

控制或减轻体重也是高脂血症治疗的重中之重。患者除了要改善饮食习惯外，还要适当增加运动。规律的有氧运动能够增加能量消耗，降低血浆中胆固醇和 TG 水平，提高高密度脂蛋白水平，防止和减缓胆固醇在动脉管壁上的沉积。可选择慢跑、快走、游泳、爬山等有氧运动。超重或肥胖患者要减重 10％以上。

3. 戒烟限酒

烟草中的多种化合物（尼古丁和一氧化碳等）能影响脂质代谢，长期酗酒也会干扰血脂代谢，使胆固醇、甘油三酯上升，高密度脂蛋白下降。

生活方式改善 3～6 个月后，应复查血脂水平。若达标，可继续采用非药物治疗，每 6 个月至 1 年复查 1 次。如不达标，可根据血脂水平进行药物治疗。

第四节 糖尿病与健康生活方式

糖尿病的发病率随肥胖症的增加而增加。人的一生中，可能患糖尿病的概率为 36％。

据报道，世界上患糖尿病的成年人数量从 1980 年的 1.08 亿，增加到了 2019 年的 4.63 亿，而在低收入和中等收入国家中增长最快。预计到 2030 年，糖尿病患者会达到 5.78 亿；到 2045 年，糖尿病患者会达到 7 亿。

全球成年人糖尿病前期患病率男性高于女性，约 2/3 的糖尿病前期病例发生在低收入和中等收入国家，其中有一半的病例是 50 岁以下的成年人。在不同的国家，甚至在同一国家的不同种族中，也观察到了糖尿病前期患病率的差异：非洲裔美国人的发病率高于白人，而印第安人似乎特别容易患上糖尿病前期；正常体重的南亚人比欧洲血统的糖尿病前期患者更容易发展成为 2 型糖尿病。

目前,我国糖尿病患者达 1.2 亿,居世界第一。每年糖尿病管理的支出高达 6100 多亿元人民币,居世界第二。研究表明,60%的糖尿病发病和不健康的生活方式有关:缺少运动,进食过多高热量的垃圾食品。而肥胖是胰岛素抵抗、糖尿病的重要诱因之一。所以说,健康的饮食模式、健康体重和身体成分管理,以及定期体育锻炼的生活方式干预至关重要。一项随机研究显示,饮食的改变和中等强度的体育锻炼(每周进行 3～7 次,每次 20～60 分钟),可以显著降低胰岛素抵抗。芬兰的一项糖尿病预防研究也显示,糖耐量受损的超重成年人进行医学监护下的运动锻炼,并进行定期的耐力训练,如慢跑、游泳、打球或滑雪,以及饮食改变,可使 2 型糖尿病的发生率降低 63%。

不良的睡眠质量和不足的睡眠时间可使糖尿病前期的风险增加 2～3 倍;吸烟可使糖尿病前期的风险增加 78%。另外,过度饮酒会使男性患糖尿病前期的风险增加 42%,女性的患病风险增加 140%。65%～70%的多囊卵巢综合征患者也与育龄妇女的胰岛素抵抗有关。

所有糖尿病患者每年至少应评估一次健康危险因素。除生活方式疗法外,应使用适当的药物来控制或减少相关的危险因素。

糖尿病和糖尿病前期患者应学会自我血糖监测,每天进行 1 次或特殊情况下进行 4 次检查:空腹、餐后即刻和餐后 1 小时、2 小时。鼓励所有的糖尿病患者参加糖尿病俱乐部和"糖友会",以获得自我护理和持续自我管理所必需的知识、技术和能力。患者自我管理的 4 个关键时机,糖尿病确诊时,年度评估时,新的复杂因素出现或影响自我管理时,治疗方案改变时。

1. 运动锻炼

康复运动对 2 型糖尿病患者的益处是肯定的。规律的运动可以改善糖尿病的治疗效果(如减少降糖药物的种类和剂量),降低心血管及其并发症的风险,提高 2 型糖尿病患者整体的健康水平与舒适度,并可预防或延迟易患人群 2 型糖尿病的发生(表 12-3)。

虽然运动锻炼并未被认可用于 1 型糖尿病降糖治疗的整体方案之中,但许多研究均显示,运动具有独立的降糖效应。因而,应鼓励所有糖尿病患者每天进行 60 分钟或更长时间的中高强度有氧运动,并在不连续的日子里每周进行 2～3 天的抗阻训练。

表 12-3　体力活动的定义

体育锻炼	有计划、有组织、可重复、有目的的体育活动,以改善或保持身体的适应性。
缺乏运动	没有达到国际体育锻炼的建议标准。
体力活动	任何需要能量消耗的骨骼肌活动。
类型	参与体育活动可以有多种形式:有氧运动、力量训练、柔韧性和平衡性锻炼。
频率	进行锻炼或活动的次数,通常以每周几天表示。
持续时间	进行一项活动或锻炼的时间长度,通常以分钟表示。
强度	进行一项活动或锻炼的速度和所需的努力程度。 ·低强度:是指所进行活动的强度低于休息时的 3.0 倍,体育活动通常在 0～10 级量表上小于 4(如散步、做饭)。 ·中等强度:是指所进行活动的强度为休息时的 3.0～5.9 倍,体育活动通常为 0～10 级量表上的 5～6(如快走、骑自行车、慢跑)。 ·高强度:是指所进行活动的强度为休息时的 6.0 倍或以上(成年人),7.0 倍或以上(儿童和青少年)。体育活动通常为 0～10 级量表上的 7～8(如快跑、游泳、踢足球)。

荟萃分析表明,在临床实践中,通过饮食改善和体育锻炼来预防 2 型糖尿病是可行的,并有助于降低糖尿病患者的体重和腰围。改善体育锻炼的环境也是促进健康的方法之一,例如,提供优质的娱乐设施或公园、人行道、步行道和自行车道等。

妊娠期糖尿病患者应每天进行 30 分钟以上的常规体育锻炼,每周最少进行3次。除了强化妊娠期糖尿病妇女的血糖控制外,定期的体育锻炼还可以减少妊娠期间常见的不适,而不会对母体或新生儿产生负面影响。

建议下列患者在开始中、高强度的运动方案前,进行心电图监护下的分级运动试验,并作为医学评估的一部分。

(1)所有合并冠心病的人群;

(2)合并糖尿病微血管或神经系统并发症的患者(视网膜病变、肾脏病变、外周神经病变等);

(3)下列无症状的患者:①1型糖尿病病史超过15年;②年龄>30岁的1型糖尿病;③>35岁的2型糖尿病;④2型糖尿病病史超过10年。

运动处方必须依据治疗方案、糖尿病并发症的严重程度,以及运动方案的目的和预期获益等进行个体化设定。另外,运动过程中食物的摄取也必须考虑。

(1)参与运动康复的目标

①使血糖水平正常;

②减少糖尿病的并发症;

③控制体重;

④将日常的体育锻炼融入生活方式之中。

(2)选择运动方式的要点

①避免高冲击力(竞技性或对抗性)的运动,以防肌肉骨骼损伤。

②合并神经病变的患者不能从事可产生剧烈震动或引起血压明显升高的运动。

③对老年患者及长期罹患糖尿病者,避免使用杠铃等高强度抗阻训练。

④几乎所有的糖尿病患者都可以进行中等强度的力量训练。

(3)运动干预模式

①持续运动方案:是慢性病(如糖尿病)康复运动疗法中最基本、最常见的干预方法,其负荷强度较低,可持续、不间断进行锻炼,训练

过程平稳,安全性较高。

②间歇运动方案:对一天多次练习时的运动强度、运动时间和间歇时间作出严格的规定。一般为高强度间歇训练,使机体处于不完全恢复状态下,反复进行运动锻炼。

③重复运动方案:多次重复同一组动作,两组练习之间安排充分的休息时间。糖尿病患者无法进行持续运动干预时,可以尝试使用抗阻训练,从而达到快速有效的降糖效果。

(4)运动频率的要求

①进行一次运动后,血糖改善的持续时间>12 小时,但<72小时。

②每周 3～5 天,但肥胖或接受胰岛素治疗者可能需要每天运动。

(5)运动强度的要求

①应达到能够改善运动耐量所需的最低阈值,但要低于可能会诱发不良反应的水平。

②与中低强度运动相比,高强度运动往往会带来更高的健康风险、更大的受伤概率,以及较低的康复依从性。

(6)运动的持续时间

①每天 30～60 分钟。

②每周消耗 700～2000kcal 对健康有益。

③运动时间过长可能会导致肌肉骨骼损伤,并降低康复的依从性。

(7)运动升级的速度

①首先要增加的是运动频率或持续时间,而不是运动强度。

②不要让新手过快地进行过多、过强、过长的运动。

③密切监测患者的症状、体征及其对运动的反应。

(8)运动并发症的处理和预防

不恰当的运动可能会带来不良的运动反应,最常发生的是低血糖事件。要知道,低血糖的危害与低血压一样严重,一次低血糖反应可能会抵消此前长期的降糖效应。运动中发生低血糖和迟发性低血糖,均应立即进食 10～15g 碳水化合物。15 分钟后如果血糖仍＜3.9mmol/L,则再次给予等量食物。进食后仍未能好转的严重低血糖患者应立即送医疗中心抢救。

对于低血糖的预防措施包括:进行糖尿病和运动的相关教育,告知低血糖的紧急处理方式;运动前药物未减量者,运动中需注意补充糖分;胰岛素注射部位原则上以腹壁脐周为佳,尽量避开运动肌群;长时间运动者,可以在运动过程中进食吸收缓慢的糖类。

低血糖的发生与运动前的血糖有关,若运动前血糖＜5.6mmol/L,应少量进食后再运动;睡前血糖＜7.0mmol/L,预示夜间可能会发生低血糖,建议睡前少量进食。

2. 饮食控制

对于一般成年人,建议将钠的摄入量减少至＜2300mg/日,这也同样适用于糖尿病患者;对于同时患有糖尿病和高血压的成年人,应进一步减少钠的摄入量。水果蔬菜、全谷类(少白米和面食)、高膳食纤维、低饱和脂肪酸和动物蛋白的饮食模式对 2 型糖尿病非常有效。另外,水分和进餐时间也很重要。充足的水分可减轻炎症并改善胰岛素的敏感性,应予以鼓励。有证据表明,在一天中的早些时候进餐,并减少或不吃晚餐(也就是现在流行的一日二餐),是有益的。也就是说,间歇性禁食具有逆转 2 型糖尿病的作用。

多摄入非淀粉类蔬菜与 2 型糖尿病某些参数的逆转有关。此外,流行病学证据表明,淀粉类蔬菜、马铃薯摄入量较高的人群,其罹患 2 型糖尿病的风险增加。摄入精制谷物,如白米或抛光大米,2 型糖尿病的发病风险要高于摄入全麦面包、全麦谷物、麦麸和糙米。

医学营养治疗(Medical Nutrition Therapy,MNT)是指临床条件下对特定疾病(如糖尿病)采取的营养治疗措施,包括对患者进行个体化营养评估、诊断,以及营养治疗方案的制定、实施及监测。

MNT 的优势:可预防糖尿病,改善生活质量和临床结局,节约医疗费用;对于 2 型糖尿病高危人群,如果积极改善生活方式,包括适度的体重减轻(7％)、规律和适度的体育运动(每周＞150 分钟)、合理的饮食,就能够降低糖尿病发生风险,改善肥胖糖尿病患者的血糖、血脂、血压、体重等指标,减少住院糖尿病患者感染及并发症的发生、住院时间及胰岛素用量。

MNT 的目标:维持健康体重,超重/肥胖患者减重的目标是 3～6 个月减轻体重 5％～10％;改善血糖,达到并维持理想的血糖水平,降低糖化血红蛋白(HbA1c)水平。研究表明,MNT 在 3 个月内能将 HbA1c 降低 0.3％～2.0％。

对于妊娠期糖尿病患者,MNT 的 3 个重要目标是:①餐前和餐后使血糖波动最小化,并将血糖维持在目标范围内;②摄入适当的能量以保持合适的妊娠体重,避免体重过度增加;③为孕妇和胎儿的健康提供安全和充足的营养。

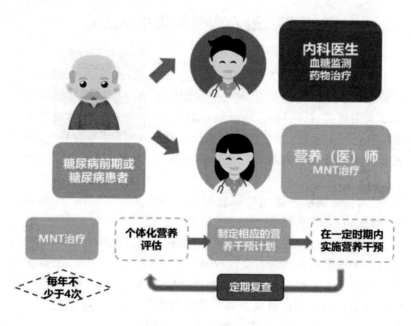

图 12-1　MNT 的流程图

3. 血糖异常的预防策略

零级:通常以人群为基础,防止出现可改变的危险因素(如胰岛素抵抗、不健康的饮食方式、缺乏运动或超重/肥胖);

一级:适用于具有危险因素(如糖尿病前期、胰岛素抵抗或代谢综合征)的患者,预防疾病的发生(如 2 型糖尿病或心血管病);

二级:适用于疾病早期(如没有症状或并发症的 2 型糖尿病)的患者,防止出现症状性疾病或与疾病相关的并发症(如糖尿病性肾病、糖尿病足或心血管病);

三级:适用于疾病晚期(如有症状和/或并发症的 2 型糖尿病)的患者,防止疾病进一步进展和死亡;

四级:适用于所有患者,防止过度用药或用药不足。

第五节　冠心病与健康生活方式

冠心病患者在治疗上首先要改善生活方式,控制膳食总热量,以维持正常体重。40 岁以上者尤其应预防肥胖。超过正常标准体重者要采用低盐、低胆固醇饮食,提倡清淡饮食,多进食富含维生素 C 和植物蛋白的食物,尽量使用植物油。此外,要严禁暴饮暴食,适当进行体力劳动和体育锻炼。生活要有规律,避免劳累,注意劳逸结合,不吸烟、不饮烈性酒。那些"急性子"A 型性格特征的人,应保持乐观、愉快的情绪。要积极控制与冠心病有关的危险因素,如高血压、糖尿病、高脂血症等。

体力活动可以提高生活质量,增加冠心病患者的生存率。首先,它对健康危险因素改善有直接或间接的效果。其次,体育锻炼,尤其是中高强度的锻炼,具有抗动脉粥样硬化、抗炎症、抗血栓的作用,并可延缓动脉粥样硬化斑块及其并发症的进展。再次,运动锻炼在病情允许的情况下,能让患者获得最大的运动能力。

（1）训练类型

①伸展运动：可以保持关节的机动性和灵活性。虽然对运动能力的提高没有明显效果，但这是体能训练计划的一部分。

②有氧运动：对稳定型心绞痛患者而言，有氧运动可升高缺血阈值（心绞痛阈值），减少心绞痛发作的次数和强度，还可减少药物的使用，提高生存率。

③抗阻训练：日常生活中，等长运动是不可避免的。因此，需要进行一些抗阻训练，特别是对于左心功能正常的冠心病患者。

（2）训练频率

每次 40～60 分钟，初期为每周 2～3 天，以后可增至每周 5 天。

（3）运动的强度

①低强度的体能训练：达到 VO_2max 的 20%～40%，或最大心率（HRmax）的 40%～50%，建议用于心力衰竭患者。

②中等强度的体能训练：达到 VO_2max 的 50%～60%，或 HRmax 的 60%～70%，建议用于运动能力下降、左心功能不全和心律失常等患者。

③高强度的体能训练：达到 VO_2max 的 60%～75%，或 HRmax 的 70%～85%，建议用于稳定型冠心病患者。

（4）运动方法

①散步：散步可以使心肌收缩力增强、外周血管扩张，具有增强心功能、降低血压、预防冠心病的效果。每次散步 20～60 分钟，每天 1～2 次，或每天走 800～2000m。身体状况允许者可适当提高步行速度。

②慢跑：慢跑或原地跑步亦可改善心功能。至于慢跑的路程及原地跑步的时间，应根据患者的具体情况而定，不必强求。

③太极拳：体力较好的患者可练老式八十八式太极拳，体力较差者可练简化式太极拳。不能打全套的可以打半套，体弱和记忆力差的可以只练个别动作，也可分节练习，不必连贯进行。

④跳舞：能改善心肌供血和脂质代谢，提高心肌的工作能力和代

谢功能,而且安全、方便。此外,跳舞(特别是广场舞)还能提高患者的生活激情,保持对运动的兴趣。

(5)注意事项:从小运动量开始,遵循缓慢柔和的原则,逐步增加运动量,且运动强度不宜过大。40 岁以上的患者,锻炼时最高心率以 120 次/分钟为限;有心绞痛病史的患者,锻炼时最高心率宜在 110 次/分钟以下。过快过强地提高运动强度,有可能导致运动时危险性的增加。

第六节　急性心梗与健康生活方式

心肌梗死的常见诱因包括过劳、暴饮暴食、便秘、吸烟、大量喝酒、情绪激动和寒冷刺激等。我国的心梗患者中,超过半数有吸烟史(54.4%)、超重或肥胖(53.9%)和高血压(51.2%),其次为糖尿病(19.5%)和血脂代谢异常(7.7%)。在所有心梗患者中,有可纠正的心血管危险因素者占 91.3%。另外,76.2%的患者经常进食油腻食品,79.6%的患者缺乏运动。

1. 早期康复运动的意义

早期康复运动,可减少心梗患者长期卧床的不利影响,降低病死率,减少冠脉事件的复发,提高运动能力,改善患者的身心状态,延缓冠心病的发展进程,缩短住院时间并降低治疗费用。目的和内容有 3 个:一是早期开始的身体活动能保持现有的功能水平,防止"废用"的出现,缓解焦虑和抑郁,并安全地过渡到生活自理状态;二是评估心脏和整个身体对活动和运动的反应;三是对患者和家属进行宣教和咨询,为出院后的家庭康复打好基础。

2. 早期的离床活动

适应证:患者生命体征稳定,安静心率(≤110 次/分钟),无明显心绞痛、心衰、严重心律失常和心原性休克,无严重合并症。

方法:一般主张应用早期离床 7 步程序。对于病情不严重、无合并症,且对每一步程序都反应良好的患者,每步只需要 1～2 天,通常 7～10 天即可出院。而对于病情较重、有合并症,或对程序的某一步有不良反应的患者,应将每一步或某一步延长,直到不再出现不良反应时,再向下一步推进。对不稳定型心绞痛、有严重合并症(如严重感染、糖尿病、血栓和栓塞症、急性心包炎、呼吸功能或肾功能衰竭等)和并发症(如严重心律失常、心原性休克、心衰等)的患者,应推迟到病情稳定后再开始进入程序。

第 1 步:床上练习腹式呼吸 10 分钟,每天 1 次;非抗阻腕关节和踝关节主动或被动活动 10 次,每天 1 次;床上靠坐 5 分钟,每天 1 次。进行初级宣教和心理调整。

第 2 步:床上练习腹式呼吸 20 分钟,每天 1 次;非抗阻腕关节和踝关节主动或被动活动 20 次,每天 1 次;抗阻腕关节和踝关节活动 10 次,每天 1 次;床上靠坐 10 分钟,每天 1 次;床上不靠坐 5 分钟,每天 1 次。宣教内容包括介绍康复小组、康复程序、戒烟,发放宣传资料,并准备转入一般病房。

第 3 步:床上练习腹式呼吸 30 分钟,每天 1 次;非抗阻腕关节和踝关节主动活动 30 次,每天 1 次;抗阻腕关节和踝关节活动 20 次,每天 1 次;非抗阻膝关节和肘关节活动 10 次,每天 1 次;在别人帮助下自己进食、洗漱和坐厕;床上靠坐 20 分钟,每天 1 次;床上不靠坐 10 分钟,每天 1 次。床边有依托坐 5 分钟,有依托站 5 分钟;宣教内容包括介绍心脏的解剖和功能、动脉硬化的发生等内容。

第 4 步:床上练习腹式呼吸 30 分钟,每天 2 次;非抗阻腕关节和踝关节主动活动 30 次,每天 2 次;抗阻腕关节和踝关节活动 30 次,每天 1 次;非抗阻膝关节和肘关节活动 20 次,每天 1 次;抗阻膝关节和肘关节活动 10 次,每天 1 次;独立进食,在别人帮助下洗漱和坐厕;床上靠坐 30 分钟,每天 1 次;床上不靠坐 20 分钟,每天 1 次;床边有依托坐 10 分钟,无依托坐 5 分钟,有依托站 10 分钟,无依托站 5 分钟,每天 1 次;床边行走 5 分钟,每天 1 次。进行冠心病危险因素及其控制的宣教。

第5步:抗阻腕关节和踝关节活动30次,每天2次;非抗阻膝关节和肘关节活动30次,每天1次;抗阻膝关节和肘关节活动20次,每天1次;独立进食、洗漱和坐厕;床上靠坐30分钟,每天2次;床上不靠坐30分钟,每天1次;床边有依托坐20分钟,无依托坐20分钟,有依托站10分钟,无依托站10分钟,每天1次;床边行走10分钟,走廊行走5分钟,每天1次。介绍健康合理的饮食及能量消耗等方面的知识。

第6步:非抗阻膝关节和肘关节活动30次,每天2次;抗阻膝关节和肘关节活动30次,每天1次;独立进食、洗漱和坐厕;床上不靠坐30分钟,每天2次;床边有依托坐30分钟,无依托坐20分钟,有依托站30分钟,无依托站20分钟,每天1次;床边行走20分钟,走廊行走10分钟,每天1次;下一层楼1次。宣教内容包括心血管病再发时的对症处理(用药、运动、手术),以及回家后的生活方式调整。

第7步:抗阻膝关节和肘关节活动30次,每天2次;独立进食、洗漱和坐厕;床边有依托坐30分钟,每天2次;无依托坐30分钟,无依托站30分钟,每天1次;床边行走30分钟,走廊行走20分钟,每天1次;下一层楼每天2次,上一层楼每天1~2次。进行出院前教育,包括出院后有关药物、饮食、活动的自我监测、心理调整、家庭生活、复工问题、回归社会等方面的建议。

需要注意的是,康复治疗方案必须个体化和人性化。对无并发症或并发症已经得到控制且病情稳定的患者,在进行有关知识宣教的同时,按照康复程序逐渐开始低负荷(1~2METs)的活动,如肢体被动运动和主动运动、床上或床边洗漱、进食等。在转入普通病房后,逐渐开始步行、上下楼梯、踏车等活动。早期活动动作要缓慢进行,时间要短,逐渐增加活动量,直到完成整个康复程序。如果患者在训练过程中没有不良反应,运动心率增加<10次/分钟,则次日训练可以进入下一阶段;运动中心率增加<20次/分钟,则需要继续同一级别的运动;心率增加>20次/分钟或出现任何不良反应,则应该退回到前一阶段的运动,甚至暂时停止运动锻炼。

3．出院后的家庭康复计划

（1）了解患者及其家属对冠心病（特别是心梗）的认识和理解程度；改善患者和家庭的生活方式。

（2）减轻患者的恐惧、焦虑和抑郁状态，使其树立重新恢复正常生活的信心。

（3）详细介绍运动处方：合适的运动量（以自我监测的心率为指标）、每天运动的时间、每周训练的频度，以及运动的方式、方法等。向患者宣教回家后如何进行一般的身体活动，如何减少能量的消耗，如何在活动中进行自我监护，万一发生紧急情况时如何处理等。

（4）教会家属掌握心肺复苏技术。

（5）强调在家中坚持运动训练的重要性，并向患者及其家属宣教相关的注意事项。

4．饮食管理

（1）限制热量摄入，以减轻心脏负担。心肌梗死尤其是发病初期，应以流质为主，并避免过冷或过热的膳食。随着病情的好转，可适当增加半流质，并逐步增加热量。允许进食适量的瘦肉、鱼类、水果等。保持胃肠道通畅，以防大便时因过分用力而加重病情。

（2）饮食应平衡、清淡且富有营养，以改善体质。应避免过量和刺激性的食物，不饮浓茶、咖啡。避免一次性进食大量脂肪，因为有可能因餐后血脂增高、血液黏度增加，导致血流缓慢、血小板聚集而引起血栓形成。

（3）注意钠、钾平衡，适当增加镁的摄入。

（4）脱脂食品可防治心肌梗死。在德国，"降低了胆固醇含量，也就降低了心肌梗死的患病风险""少吃肥肉，健康长寿"等说法受到人们的广泛重视。

（5）食物细软、少食多餐。平时要吃易消化、半流质的软食，一日进餐 4～5 次，量不宜过多。否则会由于腹部胀满，腹腔器官血流相对增加，反射性地使冠脉血流减少，易诱发心律失常、心力衰竭、心绞痛，加重心肌梗死的程度。

(6)补充微量元素和维生素 C。微量元素中的镁、碘对降低血清胆固醇有重要作用。维生素 C 具有防止出血、促进创面愈合、增强血管弹性的作用。含维生素 C 丰富的食物主要是水果和蔬菜,尤其是草莓、西红柿、新鲜大枣、猕猴桃等。海产食物中的海带、紫菜、海蜇、鱼、虾等含碘量较多,而镁在绿叶蔬菜中含量较多。

第七节　心律失常与健康生活方式

当前的一些健康指南把快速性心律失常、缓慢性心律失常和高度房室阻滞列为运动试验的相对禁忌证,而症状未得到控制或血液动力学受限的心律失常是绝对禁忌证。除了持续性室速以外,其他一些心律失常和传导阻滞的发生被认为是终止运动试验的指征。

运动锻炼对那些合并糖尿病、高血压、左心功能不全或心力衰竭的心律失常患者特别重要。耐力训练可以改善血液动力学,从而降低同一水平运动强度的心肌耗氧量,降低心梗和心律失常的发病风险。运动时所改善的交感神经反应也可以引起心率的增加,超越异位激动灶(频率),使运动时和运动后的一段时间内异位搏动(房早或室早)消失。

1. 运动减少心律失常的机制

(1)改善心肌缺血,使心律失常出现的阈值上升;

(2)降低交感神经紧张,减少血中儿茶酚胺含量;

(3)提高副交感神经的活性;

(4)降低 β 受体的易感性;

(5)改善心脏功能,使心脏内径缩小;

(6)改善包括脂质代谢在内的能量代谢;

(7)改善精神和情绪紧张。

2. 运动推荐

每周 3～5 天、每次最少 30 分钟的中等强度体力活动可改善心律失常,特别是对那些久坐,或活动量不多、运动能力低下的患者。
体育锻炼可以从每天 10 分钟开始,逐渐增加到每天最少 30 分钟。

推荐的运动包括快走、骑自行车、爬楼梯等。除了有氧运动以
外,也可以进行增加肌肉力量的运动来改善体力。有氧运动及抗阻
训练开始之前,都先要适当进行热身运动,包括柔软体操、步行、踏车
等,逐渐增加强度,直到心率、自感劳累程度分级、呼吸频率及体温达
到客观的适当水平。当出现头晕、视物模糊、胸闷或心悸时,所有体
力活动都应立即终止。以上症状无论是出现在运动中还是运动后,
都应立即报告给医护人员。

注意事项:心律失常患者的运动事宜可与主治医师讨论后决定;
冬季老年人室外运动时,可因突然的寒冷刺激而引起血压升高,要注
意保温;常年坚持体育运动的老年人如遇身体不适或心律失常,不要
强行坚持活动;过去人们习惯于清晨锻炼,目前认为意外猝死多发生
在清晨或午前,因此清晨空腹时应避免运动,特别是有健康危险因素
者更应注意。

(1)心律失常患者是否可以参加运动及适合什么样的运动,是基
于患者的心脏功能来决定的。

(2)应动静结合。参加适当的、力所能及的体育活动,对心律失
常患者是有益的。但心律失常较严重的患者则应卧床休息,严禁高
强度活动。

(3)心律失常患者适合做的运动包括:散步、慢跑、太极拳、八段
锦、保健操等。运动中应保证自我感觉良好,不伴有胸闷、胸痛、气促
和咳嗽、疲劳等。若有上述不适,则应立即停止运动。

(4)应避免剧烈运动,因其可加重心律失常和心力衰竭,甚至会
引起脑血管意外或突然死亡。

(5)从目前庞大的房颤人群,以及消融手术的成功率、复发率等
综合情况来看,带着房颤生存的患者只要学会自我管理,仍可健康长
寿,使生命充满阳光。

(6)对于功能性心律失常的患者,应鼓励其加大活动量,注意劳

逸结合,保持心情愉悦,饮食要富有营养。

心律失常的预防主要有 2 个方面:首先,要改善生活方式,减轻压力,按时起居,适度活动,清淡饮食,这些措施有助于平衡自主神经,可在一定程度上减少心律失常的发生。其次,要积极治疗高血压、冠心病等基础疾病。

第八节　心力衰竭与健康生活方式

1. 长期卧床休息的不利影响

(1)卧床休息 3 周可使体力和工作能力下降 20%～25%;

(2)卧床休息 7～10 天可使循环血容量减少 700～800mL,出现反射性心动过速,并使血黏度增高,血栓性事件的发生率增加;

(3)卧床休息 1 个月可使肌肉体积和肌肉收缩力下降 10%～15%,肺容量、肺活量、肺通气功能下降,出现氮和蛋白质负平衡,心肌坏死的愈合能力减弱;

(4)长期卧床则可出现焦虑和抑郁。

2. 生活方式改善

不吸烟、保持正常体重、经常锻炼和健康饮食这 4 种生活方式改善可以避免 40% 的心衰发生。

除了适度限水限盐,心衰患者还应戒烟戒酒,低脂清淡饮食,肥胖的患者要适当减重。还应少食多餐,因为饱餐可诱发或加重心衰;注意保持适度的休息和运动,多与家人朋友沟通,以排除焦虑和孤独等负面情绪;同时还应该学会自我监测:填写日常管理记录表,每天检查脚踝和下肢的水肿、体重、症状和服药情况等;注意不要过度运动,避免感染等。

每天监测体重,以便早期发现液体潴留。如在 3 天内体重突然增加超过 2kg,则需要利尿或加大利尿剂的剂量。保证充足休息,每天除 1 小时左右的午休之外,下午还应增加数小时的休息时间。保持积极的心态,因为情绪沉闷、精神压力过大会增加心脏负担,加重心衰的程度。

3. 康复运动(图 12-2)

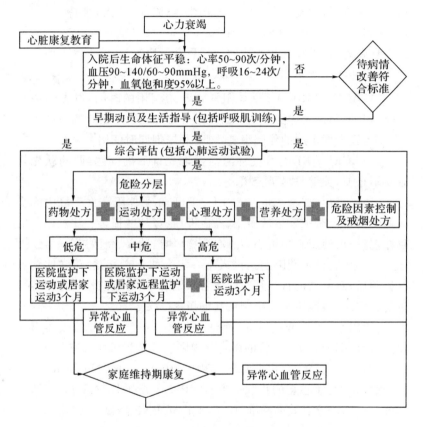

图 12-2 心力衰竭患者的康复流程

许多研究结果显示,在住院和过渡期治疗阶段进行运动锻炼是安全的,并可明显改善心脏功能、症状性的运动反应和体能,包括心率、体能(运动试验或 6 分钟步行试验)以及 VO_2max。运动锻炼计划包括柔韧性训练、踏车运动和平板运动,每次持续 30 分钟以上,每周 3～5 天,维持 2～4 周,达到 HRmax 或 VO$_2$max 的 50％～70％。

心力衰竭的患者也可以安全地进行家庭有氧运动,从而明显改善体能、症状、心率、血压、运动耐量、最大耗氧量。运动锻炼方案包括踏车或步行,每次持续 20～60 分钟,每周 3～7 天,维持 2～6 个月,达到 HRmax 或 VO$_2$max 的 50％～80％。3 天内体重突然增加的心衰患者,必须在有效的药物治疗后进行康复运动。

4. 用药注意事项

(1)ACEI/ARB 和 β-受体阻滞剂开始应用的时间:过去强调必须应用利尿剂使液体潴留消除后才可开始加用。新的指南去掉了这一要求,轻中度水肿的住院患者,可与利尿剂同时使用。

(2)ACEI/ARB 与 β-受体阻滞剂谁先谁后的问题:两药孰先孰后并不重要,关键是尽早合用。

(3)尽早形成"金三角"(ACEI/ARB＋β-受体阻滞剂＋醛固酮受体抑制剂),应避免发生低血压、高血钾症、肾功能损害。注意用药的目标剂量;可使用新型抗心力衰竭药物(如诺欣妥、新活素等)。

(4)限钠:稳定期限制钠摄入不一定会使患者获益,正常饮食可改善预后;对心功能Ⅲ～Ⅳ级的患者限钠有益;心衰急性发作伴容量负荷过重的患者,通常要限制钠盐的摄入(＜2g/日)。

(5)限水:严重低钠血症(血钠＜130mmol/L)患者的液体摄入量应＜2L/日;轻中度症状的患者常规限制液体量可能没有益处。

(6)急性心衰的排除标准:BNP＜100pg/mL, NT-proBNP＜300pg/mL;慢性心衰的排除标准:BNP＜35pg/mL, NT-proBNP＜125pg/mL;治疗有效的标准:BNP/NT-proBNP 降幅≥30％。

第九节　介入和外科手术与健康生活方式

手术后可能面临的一些问题:

(1)不能逆转或减缓一些疾病的生物学进程;

（2）复发或再发；

（3）血栓形成，栓塞事件发生；

（4）症状改善不明显；

（5）危险因素不能消除；

（6）许多患者存在运动耐量下降、运动不足或不当运动；

（7）精神压力大、焦虑抑郁高发；

（8）二级预防不规范、不达标；

（9）患者依从性差等。

加速康复外科（ERAS）是目前比较倡导的围手术期康复理念。其核心是充分止痛、早期肠内营养、术中保温、尽量不用鼻管、早期下床活动、术后早喝水进食和控制性输液。ERAS 的目的是减少手术患者的应激和并发症，减少生理和心理创伤，降低病死率，缩短平均住院日，加快患者的康复速度。

1. 术后合理的运动方案

（1）康复应该从手术前即开始，主要是为了增强体质和器官功能。具体的运动方法如下：

①术前：医师建议患者术前每天进行深呼吸、咳嗽训练，以及简单的力量练习，如上肢握拳练习、卧床交替抬高下肢练习、促进肺活量增加的练习。

②术后：一般术后 1 天就可以撤除呼吸机，并开始康复治疗。术后 2～3 天，可在家属的帮助下抬高下肢，做握拳练习等。术后 4～7 天，可在医师的指导下进行床上和床边的运动。

（2）对于刚出院的患者来说，如没有并发症和合并其他疾病，合理的运动安排包括：

①从每天 25 分钟开始做一些低强度训练，前后各 10 分钟慢走，中间 5 分钟稍加快点速度。

②每周运动 5 天左右，感觉略有气促即可。不要冒进，有明显不适时应停止运动。

③第 2 周如果没有不适，可将运动时间增加至 30 分钟，前后各

10 分钟慢走,中间稍快走的时间增加至 10 分钟。以后每周或每 2 周将中间稍快走的时间增加 5 分钟(慢走时间不变)。

④1 个半月左右达到每天运动 1 次,每次 50 分钟,也就是前后各 10 分钟慢走,中间快走时间达到 30 分钟。

可以说,没有成功的手术,康复就无从谈起;没有完善的康复,手术也不能完成治疗链的闭合。康复是高质量手术的完美延续,两者是一个链条上的两个重要环节。临床成功不仅仅是指手术成功,患者回归到正常的生活和工作才是真正的成功(表 12-4)。只有兼顾疾病急性期管理及后续的康复管理,在临床上更加重视治疗后的预防和康复,并把康复纳入到预防、诊断、治疗的一系列医疗过程之中,才能弥合裂痕,完成从传统医学模式到新模式的转变,才能更好地应对慢性病带给我们的严峻挑战,最终达到服务患者、造福大众的目的。

表 12-4　术后的康复阶段

阶　段	运动处方
院内康复(第一阶段)	为住院患者提供预防和康复相关服务,关注早期运动。
早期院外康复(第二阶段)	为出院患者提供预防和康复相关服务,通常可在术后 3～6 个月内,持续 1 年时间。
长期院外康复(第三阶段)	为出院患者提供长期的预防和康复相关服务。

2. 术后饮食注意事项

(1)尽量避免情绪波动,清淡饮食,多喝水,尽量少吃油腻、辛辣和刺激性的食物,不可吸烟、饮酒。

(2)要以易消化、有营养的食物为主,要多补充优质的蛋白质,多吃鱼肉、鸡蛋、豆制品和奶制品等。

(3)要多吃富含维生素的新鲜水果和蔬菜,少吃产气多的食物,如红薯、土豆、玉米等。

第十节　儿童、青少年与健康生活方式

有学者提倡，要重视儿童和青少年的饮食、睡眠、运动"三结合"，培育"吃好、睡好、运动好"的"三好儿童、青少年"。

（1）吃好：营养均衡，不挑食，不偏食，要限制儿童和青少年吃零食，尤其是餐前吃零食；一日三餐准时准点，不迁就、纵容儿童和青少年在餐点以外进食；独立主动的进餐才能促成儿童和青少年良好饮食习惯以及独立性的养成。

（2）睡好：早睡早起，早上 7:00 起床，最晚 21:00 入睡；睡足睡好10 小时。

（3）运动好：保证运动的时长和效果。年龄较小、体质较弱的儿童可以只在每天上午进行身体活动，但要坚持不懈，养成运动习惯。

儿童和青少年的不良生活方式包括：看电视和使用电脑的时间过长，甚至成瘾；睡眠时间过少；户外活动时间和体力活动不足；饮食上能量超标和油脂类食物过多，如常吃油炸、烧烤和烟熏食品；常喝含糖饮料；常吃外卖、零食点心代替正餐，常不吃早餐或深夜餐食。

这些不良饮食习惯都会增加胃肠道炎症、肥胖等风险。不良的生活方式最初可引起身体不适，如失眠、便秘、头晕、身体无力等。如果每天看电视和使用电脑少于 4 小时，户外活动时间达到 2 小时，保证 8 小时左右的睡眠，多吃新鲜蔬菜、水果、豆制品和鱼虾，少吃油腻食物，戒烟限酒，保持良好的心情，这样的健康生活方式能有效预防生活方式病的发生。如有条件，应定期测量体重。如有身体不适，应及时到附近医院检查，以做到生活方式病的早期诊断和治疗。

1. 饮食健康

（1）注意营养平衡：在日常饮食中，要注意食物的多样性，选择各种粮食、水果、蔬菜、鱼肉、蛋、奶等，不可偏食。

（2）愉快进食：进餐时要做到思想集中、精神愉快。因为愉快进食可以提高食物的消化率。

（3）细嚼慢咽：有益于提高食物的消化率，保护肠胃道。

（4）不过量饮食，不乱吃加药食品，少吃含大量碳水化合物的食物及含糖饮料。

2．运动健康（表12-5）

运动是儿童和青少年的基本生理需要，这些基本的运动需求有其生物学的基础，受中枢神经兴奋过程支配。运动是儿童和青少年成长的催化剂，尤其是幼年儿童。高水平的运动能确保儿童和青少年发育的进程，尤其是通过运动刺激各系统的正常发育。相反，无论是生理因素、情绪因素，还是精神和认知因素，在儿童和青少年时期不愿意运动都是不正常的。

表12-5　儿童和青少年的活动准则

每天应进行60分钟或更长时间的体育锻炼	
有氧运动	每天60分钟或以上中等强度的有氧运动，每周至少3天。
加强肌力和耐力	每天60分钟或以上加强肌肉的运动，作为日常生活的一部分，每周至少3天。
加强骨骼	每天60分钟或以上加强骨骼的体育锻炼，作为日常生活的一部分，每周至少3天。

（1）弹跳运动：喜欢弹跳运动的孩子，不但发育良好，身体健康，而且智力也会得到提升。由此可见，弹跳运动对于儿童和青少年的重要性。跳绳、踢毽子、跳橡皮筋等都是不错的选择。

（2）球类运动：如乒乓球、篮球、足球等。因为球类运动具有兴趣性、群众性和对抗性，正适合儿童和青少年兴趣广泛、活泼好动、好胜心强等身心特点。

（3）有氧运动：如长跑、游泳等。有氧运动不但可以增强儿童和青少年的体质，更能培养吃苦耐劳、坚持不懈、坚忍不拔等优良品质。

患病儿童和青少年参加体育锻炼是否会发生危险？这在很大程度上是不确定的，即使是运动能力完全正常的人也经常存在这样的情况。多数专家建议，患儿可以接受运动锻炼，不可以将患病儿童和青少年排除在体育锻炼之外。

对于大部分患儿，建议不要限制体育活动，包括所有在婴儿期或童年做了手术的儿童和青少年。即使是有轻度后遗症的患者，业余时间也允许接受正常负荷的运动指导和体育活动。

学龄儿童、青少年可根据兴趣和可利用的资源，通过多种多样的体育运动来获得运动相关的技能，并在运动中不断提高。一个重要的目标是，为所有青少年提供尽可能多样化的体育运动形式。这一目标是为了帮助患儿获得特定的技能和知识，从而鼓励他们参加与同龄人相同的体力活动，并选择适当的可以终身进行锻炼的运动项目。

3. 睡眠健康

"作业多""写作业慢""学校要求到校时间早"等原因使得儿童和青少年的睡眠质量、睡眠时长明显下降。要知道，人的一生中其实有一半左右的时间是在睡眠中度过的。休息是恢复脑功能的重要手段，而睡眠就是最重要的休息。从小要养成按时睡眠的习惯。睡前不要让孩子玩得太兴奋，不要看过于刺激的电视节目。

4. 卫生健康

勤洗手、常洗澡、戴口罩、用公筷公勺，不共用毛巾和洗漱用具；每天刷牙，饭后漱口；咳嗽、打喷嚏时遮掩口鼻，不随地吐痰等。

5. 心理健康

（1）稳定的情绪：指的是心境良好，愉快、乐观、开朗、满意等积极情绪占主导，但同时又能随环境的变化而产生合理的情绪变化。此外，还能依场合的不同，适当地控制自己的情绪。

（2）和谐的人际关系：指的是善于理解、尊重、信任和帮助他人，以真诚、谦让的态度保持和谐的人际关系，乐于与人交往。

（3）良好的社会适应能力：指的是能正视困难，用自信心及平常心去面对问题，不会因困难而放弃自我。因为，没有一个人的成长是一帆风顺的，人生的道路上总是有各种坎坷。

儿童和青少年心理健康的标准包括智力发育正常、稳定的情绪、能正确认识自己、有良好的人际关系、稳定和协调的个性、热爱生活。

儿童和青少年心理健康的标准：①智力正常；②情绪的稳定性与协调性；③有较好的社会适应性；④有和谐的人际关系；⑤反应能力适度，并与行为相协调；⑥心理年龄符合实际年龄；⑦有心理自控能力，自律自尊自强；⑧有健全的个性特征；⑨有自信心；⑩有心理耐受力。

6. 孤独症、多动症和叛逆期患儿的生活方式改善和康复

（1）孤独症

又称自闭症或孤独性障碍，以男性多见，起病于婴幼儿期。主要表现为不同程度的言语发育障碍、人际交往障碍、兴趣狭窄和行为方式刻板。约有 3/4 的患儿伴有明显的精神发育迟滞，部分患儿在智力落后的背景下某一方面具有较好的能力，有时还非常出众。

孤独症的治疗原则：

①早发现，早治疗。治疗年龄越早，改善程度越明显。

②促进家庭参与，让父母也成为治疗的合作者或参与者。患儿本人、儿童保健医师、患儿父母及老师、心理医师和社会应共同参与治疗过程，形成一个综合治疗团队。

③坚持以非药物治疗为主，药物治疗为辅。

④治疗方案应个体化、结构化和系统化，根据患儿病情因人而异地进行治疗，并依据治疗的反应随时调整治疗方案。

⑤在治疗、训练的同时，要注意患儿的躯体健康，预防其他疾病的发生。

⑥坚持治疗，持之以恒。

该病病程较长，预后较差。约 2/3 的患儿成年后无法独立生活，需要长期照顾和养护。影响预后的因素主要包括：智商、5 岁时有无交流性语言、教育训练情况等。如能早期进行有计划的医疗和矫治教育，并能长期坚持，将有助于改善预后。

预防是降低孤独症风险的重要措施。在女性怀孕早期，应避免滥用药物，特别是抗癫痫类药物；避免病毒性感染；避开冷热温差变化较大的环境；避免受重大精神刺激和创伤等。

（2）多动症

指发生于儿童时期，与同龄儿童相比，以注意力集中困难、注意持续时间短暂、活动过度或冲动为主要特征的一组综合征。较为常见，其患病率为 3％～5％，以男性多见。

多动症的治疗方法主要有药物治疗、心理行为治疗、家庭治疗，以及脑电生物反馈治疗等。其中，药物治疗是首选。有学者认为，药物治疗为主，同时兼顾心理行为治疗、家庭治疗或脑电生物反馈治疗是最好的策略。

如下措施可以在一定程度上预防多动症的发生：

①提倡婚前检查，避免近亲结婚；选择配偶时，要注意对方是否有癫痫病、精神分裂症等精神疾患。

②适龄结婚，有计划地优生优育。切勿早婚、早孕，也勿过于晚婚、晚孕，以避免婴儿的先天不足。

③为了避免产伤、减少脑损伤的机会，应倡导自然顺产。因为，在临床中发现，多动症患儿剖腹产者的比例较高。

④孕妇应注意陶冶性情，保持心情愉快，精神安宁，谨避严寒酷暑，预防疾病，慎用药物，禁用烟酒，避免中毒、外伤及物理因素的影响。

⑤创造温馨和谐的生活环境，使孩子在轻松愉快的环境中度过童年，要因材施教，切勿盲目望子成龙，给孩子太多的压力。

⑥注意合理营养，使孩子养成良好的饮食习惯，不偏食、不挑食；保证充足的睡眠时间。

⑦尽量避免孩子玩含铅的漆制玩具，尤其不能将这类玩具含在口中。

（3）叛逆期

人一般有 3 个叛逆期：宝宝叛逆期：2～3 岁左右；儿童叛逆期：7～9 岁左右；青春叛逆期：12～18 岁左右。

青春叛逆期是指处于心理过渡期的青少年，其独立意识和自我意识日益增强，迫切希望摆脱成人（尤其是父母）的监护。进入叛逆期之后，青少年的独立心、自尊心空前强烈，所以家长的说教、唠叨、打骂会使孩子觉得父母在控制自己。自尊心一旦受到伤害，他们就会用不听、不学、离家出走等方式进行反抗。

青少年叛逆行为常常呈现出一些共同的特点：

①年龄特点：14 岁左右是高峰期。

②性别特点：男生多于女生。

③教育特点：学习成绩差的学生要比学习成绩好的学生更加反叛。

④诱因特点：主要表现在家长和孩子、老师和学生之间的激烈对抗。

⑤行为特点：反叛的青少年大多不计较行为后果，做出某些十分极端的事情。例如，长期在网吧，甚至可能流浪乞讨、赌博、进行违法犯罪活动等。

对于叛逆期的孩子，家长和老师一定要多些包容和耐心，学会倾听，千万不能过于急躁；应该积极接受孩子的变化并予以尊重，让他们变得更加自信和成熟；应该多些支持和鼓励，学会和孩子做好朋友；要学会理解，不要轻易对孩子说"不"，允许孩子失败、经历磨难和挫折。另外，从小开始，要让孩子知道世界上有"规矩"这个词。

第十一节　肺部疾病与健康生活方式

肺部疾病患者很可能出现严重的气促（无论在休息时或运动时）、咳嗽或咳痰，或出现呼吸频率加快、喘息、胸部充气过度或明显的呼吸肌无力,表现为通气储备减少、通气死腔增加以及低氧血症。

肺部疾病多是"熏"出来的:

(1)吸烟:烟雾中有300多种有害物质,如尼古丁、焦油、一氧化碳等,会直接进入肺部,对肺部造成损伤。吸烟除了伤害肺部,还会对心脑血管有很严重的损伤。同时,也会使患癌风险大大增加。另外,吸二手烟对身体的伤害同样大。

(2)厨房油烟:油烟的毒害仅次于汽车尾气。在厨房做饭1小时,吸入的有毒物质总量相当于2包烟的总和。所以,一定要用抽油烟机,农村厨房也要保持通风,避免油烟吸入肺部而对身体造成损伤。

(3)环境污染:长期吸入工业废气、汽车尾气、空气粉尘、雾霾和大量烟尘等有害物质,会对人体的呼吸道产生影响,甚至导致肺癌。平时出门要戴好口罩,可减少有害气体进入肺部。

(4)工作烟尘:如今有很多职业在工作中都会出现烟尘,如教室、煤矿、建筑工地等。这些烟尘吸入人体之后,都会对肺部产生有害影响。

肺康复是针对慢性阻塞性肺病(COPD)患者及其家庭、照顾者的一项与多学科相关的锻炼和教育项目。肺康复不仅能缓解COPD患者的呼吸困难症状,提高患者的运动耐力和生活质量,减少急性加重的频率、再次住院率和住院天数,还能改善患者的心理障碍及社会适应能力。目前,肺康复已与心脏康复整合成心肺康复,是脏器康复的核心,也是所有学科应该掌握的一项基本技能。

运动锻炼是肺康复的核心内容。在COPD的自然病程中,骨骼肌消耗和功能失调、心肺功能下降是患者活动能力和运动耐力逐渐下降的主要原因,严重影响了患者的生活质量。

肺康复按锻炼部位可分为以下3种:

(1)下肢肌肉锻炼:是运动锻炼的主要组成部分,包括步行、跑步、爬楼梯、平板运动、功率自行车等。

(2)上肢肌肉训练:有助于增强辅助呼吸肌的力量和耐力,包括举重物、扔球等。

(3)全身锻炼：如种花、扫地等家务，以及各种传统的体育锻炼、游泳和康复操等，其中气功、内养功、太极拳、太极剑是我国特有的运动方式，不仅能调整患者的呼吸比，还能缓解其紧张与焦虑情绪，不失为全身锻炼的有效方法。

另外，按患者主观努力与否，还可分为主动运动和被动运动。对于呼吸衰竭的患者，简单的握拳和活动脚趾也是主动的康复活动。被动运动包括推拿、按摩、针灸及神经肌肉电刺激等。

教会患者有效咳嗽、教会家属排痰方法是十分必要的。COPD患者有多年慢性支气管炎病史，每到冬春季节咳嗽、咳痰症状明显，易出现急性加重，甚至肺部炎症。如不能及时有效地咳嗽、排痰，可导致病情加重、肺部炎症迁延不愈，甚至并发呼吸衰竭。具体方法是：身体尽量坐直，深吸气后，用双手按压腹部，身体稍向前倾斜，连续咳嗽。咳嗽时收缩腹肌，用力将肺部深处的痰液排出。临床上，通常将咳嗽训练与体位变动、胸部叩拍和雾化吸入等方法联合使用，以保持呼吸道的清洁和通畅。此方法不仅适用于肺部疾病，还适用于外科手术后的患者。

由于COPD在静息状态下处于高代谢状态，以及长期营养摄入不足和营养成分吸收不完全等原因，20%～60%的COPD患者存在不同程度的营养不良。长期的营养不良可引起COPD患者骨骼肌和呼吸肌功能障碍，比营养正常者要低30%。营养不良也会增加感染的机会，是患者健康状况、疾病预后的决定因素之一。因此，合理的营养支持十分重要。

COPD患者的饮食可以少量多餐，摄取足够的能量，并适量增加鱼类和肉类等动物源性蛋白质。食物尽量做到多样化，多吃维生素，少吃动物脂肪。尽量选择易消化的食物及新鲜水果、蔬菜，避免吃辛辣、刺激性的食物，避免吸烟喝酒，避免摄入高盐高脂食物，避免喝浓茶。可多吃百合、梨、木耳、芝麻、萝卜、蜂蜜、莲子、藕等滋阴润肺的食物，少吃豆类等产气食物。

第十二节 外周动脉硬化与健康生活方式

外周动脉硬化最常见的临床表现是下肢缺血性疼痛或跛行。典型的表现是运动时出现症状,运动停止后疼痛迅速消失。

1. 容易出现外周动脉硬化的人群

如果有高血压、糖尿病、高血脂、吸烟史,年龄在 55 岁以上,足背动脉搏动消失,那么就应警惕动脉硬化的发生。

2. 外周动脉硬化的生活方式改善

一旦发生间歇性跛行,就必须开始有针对性的干预,以防止病情恶化。如果能够解除影响生活质量的步行后疼痛,患者的保肢率较高,5 年病情恶化率为 25%,截肢率仅为 1%～7%。

(1)危险因素的控制:包括吸烟、高血压、糖尿病、高脂血症等。外周动脉硬化患者具有动脉硬化的共同特点,所以治疗首先应针对动脉硬化的预防、教育,矫正不良的生活方式。其中,戒烟对预防外周动脉硬化具有特别重要的意义。

(2)运动疗法:多项研究表明,运动疗法是最佳和最重要的初始治疗。体育锻炼不仅能够大幅提高患者的步行时间和距离、改善生活质量,还可以明显降低截肢率,改善全身动脉硬化,降低心脑血管意外的发生。研究还表明,外周血管硬化的患者在参加一定程度的运动锻炼后,步行距离可以增加 4～6 倍。

运动处方包括:

①运动类型:步行仍然是适合的运动类型,但是手臂运动、游泳等非负重运动的效果可能更好。

②运动强度与运动持续时间:患者步行发生跛行,疼痛达到 4 级法的 3 级时,应减慢步伐或停止步行。当疼痛减轻至 2 级时,再继续按照运动处方所要求的节奏恢复步行,如此反复进行。美国运动医学会建议:开始时,这样的间歇运动时间一次为 20～30 分钟,每天 2

次。然后逐渐增加运动时间,在 4～6 周后可把一次的运动总时间增至 40～60 分钟。

③倡导在疾病的初期、在专业的康复中心进行有医学监护的训练,出院后则应在社区/家庭坚持无医学监护的训练。

(3)间歇气压疗法(IPC):通过反复充气、放气,对小腿腓肠肌进行按摩,可以使动静脉压力阶差增加、血管舒缩神经麻痹和一氧化氮释放增加,从而改善间歇性跛行,提高保肢率。

(4)饮食方面的注意事项:食物多样化,避免偏食,保证营养均衡;多吃含钙丰富的食物,如牛奶、奶制品、大豆、虾、海带等,多吃新鲜的水果、蔬菜,适当补充动物肝脏以促进钙的吸收;如果饮食量少,可以适当吃一些含钙的营养品;忌吃辛辣等刺激性食物,少吃可乐、汽水等碳酸饮料和油炸类食品。

第十三节　脑血管病与健康生活方式

有研究显示,脑卒中患者康复治疗 1 年后,约 60％可做到生活自理,20％需要一定的帮助,15％需要较多的帮助,仅 5％需要全部的帮助。

1. 脑血管病患者需要心肺康复的原因

(1)不容忽视的制动原因:长期卧床会减少横膈的活动,使肺泡发生萎陷,肺血流量减少,肺的通气/灌流比例失调,生理死腔增加,从而加重呼吸功能障碍。同时,卧床使痰液集聚在肺底部,造成排痰困难,容易发生肺部感染。卧床后血容量减少,静脉血栓和肺栓塞的发生率高。另外,痰液的黏滞度也较高,加剧了排痰困难。

(2)脑卒中患者常伴有冠心病、高血压、高血糖、肥胖、血脂代谢紊乱等并发症。

(3)卵圆孔未闭与脑血管病(偏头痛、卒中、减压病、眩晕等)有关。

(4)呼吸功能明显减退。

2. 早期康复的流程

(1)实施早期坐位能力.进食能力的训练,为离开卒中病房或监护病房进行下一步康复打下基础。这段时间一般为 7 天左右。

(2)然后患者被转移到普通病房或康复科作进一步的康复治疗。这个阶段以康复治疗为主,临床治疗为辅。康复治疗的任务是提高患者的肢体运动功能及日常生活能力,如站立平衡性训练、步行能力训练及自行进食、如厕、洗澡、整容洗漱、交流等能力的训练。这段时间一般为 20 天左右。

(3)绝大多数患者经过以上训练后可达到生活自理,回归家庭。其中 80% 的患者可转到社区/家庭进行进一步的康复训练,另外 20% 尚不能完全自理的患者可直接转到专科康复中心/养护中心进行康复治疗。这段时间一般为 2 个月左右。

3. 康复的目的

具体来说,要达到下列 9 项目标(包括身心功能的恢复、防并发症、防脑中风再发):

(1)身体功能恢复;

(2)避免挛缩形成;

(3)预防褥疮形成;

(4)运用健肢处理日常生活;

(5)训练患肢,使其改善或提高功能;

(6)行走训练;

(7)心理、社会和职能的重建;

(8)其他症状的处理;

(9)预防脑卒中的再次发生。

4. 饮食调理

(1)多吃碱性食物,大米、面粉、肉类、鱼类、蛋类等属于酸性食物,而蔬菜、水果、牛奶、山芋、土豆、豆制品及水产品等都是碱性食物。

(2)低钠饮食,少吃酪氨酸高的食物(如奶酪等),多吃含钾的食物,如香蕉、杏子、红枣、鱼、瘦肉等。其他降脂降压的食物包括小米、荞麦、燕麦、山楂、海带等。

(3)每天的进食总量不宜过多,须减少油脂摄入,油炸和动物脂肪类食物都应当少吃。主食选择要粗细搭配。

(4)安排膳食时应考虑患者的吞咽障碍。

第十四节　肾病与健康生活方式

研究表明,老年、高血压、糖尿病、肥胖、反复用各种药物、有慢性肾病家族史等,均属于慢性肾病的高发因素。肾病是一种生活方式病,因为糖尿病、高血压的发生和发展与生活方式密切相关。对于慢性肾病患者来说,控制盐的摄入、增加运动量、戒烟等生活方式改善,可以有效降低血压,延缓肾功能损害的进展。因此,建议慢性肾病患者注意自己的起居饮食,再配合药物治疗,以取得事半功倍的效果。

研究人员分析了 16 个国家和地区超过 250 万人的数据后发现,多吃蔬菜、增加钾的摄入量、多运动、适度饮酒、减少食盐摄入量和戒烟,可以将慢性肾病的风险降低 20%。

1. 饮食管理

高血压等代谢性疾病的患者,一定要加强预防,守住饮食控制、定期检查、警惕信号、合理降压这 4 道"护肾墙"。

饮食的原则是低盐、低脂、优质低蛋白饮食。饮食的选择,以清淡易消化食物为好,忌海鲜、牛肉、羊肉、辛辣等刺激性食物,忌烟酒。预防感冒,避免受凉,不吃保健食品、补药。水肿严重者应少饮水,无显著水肿者饮水量则不受限制。

(1)低盐:高盐饮食会引起水肿,导致血压偏高,加重肾脏负担。肾功能不全患者要节制咸鸭蛋(一枚约含 4g 盐)、香肠(每 100g 约含

3g 盐）等食物，每天食盐量不能超过 3g，无尿、少尿患者不能超过 2g。限钠的小技巧包括：不要在餐桌上摆放盐瓶；烹饪时少加水或不加水、少煎炒，使用香料代替盐作为调味品，注意食品标签上的含钠量；拒绝所有的腌制食品、酱菜和含盐的小吃；将少量盐洒在食物表面，而不是加在烹制的食物中；开启罐头食品时，沥掉盐水，再用净水浸几次除掉盐分再烹饪。

（2）低脂：减少食物中胆固醇的摄入，以减轻肾脏的负担；肾功能不全的患者应不吃肥肉，避免氢化植物油的摄入，在饮食上选用脱脂奶及其制品、植物油（如茶油）等。

（3）优质蛋白饮食：一方面减轻肾脏的负担，另一方面补充优质蛋白，从而改善肾病的相关症状。血浆蛋白低而无氮质血症者应选用高蛋白饮食，每天的蛋白质应在 60～80g 或更高。

（4）补钙限磷：肾功能不全患者限磷 600～800mg。高磷食物包括肉、蛋、奶、内脏、豆类、全谷物、坚果、碳酸饮料等，这些食物不宜多吃。

（5）高膳食纤维：不仅可以保持大便通畅、排泄毒素，维持人体的代谢平衡，还可以降血糖和血脂，改善葡萄糖耐量。肾功能不全患者可以每天摄入膳食纤维 30～40g，以天然食物为好。可多吃一些粗粮（如玉米面和荞麦面等）、芋头、海带、水果、蔬菜等。

2. 运动康复

肾脏康复的内涵有 2 个方面，一是充分重视对高血压、糖尿病、心血管病患者，以及老年人群肾功能的评估、危险因素的干预，以保护肾功能，预防肾衰，推迟终末期肾病，减少和延迟透析疗法；二是针对慢性肾病及不同程度的肾功能不全，包括接受透析治疗的终末期肾病与心肺疾病患者，进行以五大处方为内容的全面全程管理，以及服务与关爱兼顾的康复/二级预防。

运动处方对肾功能衰竭患者也是必不可少的。在日本，这类患者一边接受透析治疗，一边做踏车运动。肾病患者一般采用中西医结合的治疗方案，而且效果比较好。另外，有氧运动，适当锻炼身体，在阳光下多做运动多出汗,可帮助患者排除体内多余的酸性物质,从而预防肾病的发生。

体力劳动过多,或剧烈运动、熬夜、性生活过于频繁等,都会使病情加重或复发。患者应注意避免过度劳累,保持劳逸结合。即使病情还没有完全缓解,也要在医师的指导下做些简单运动,如散步、快走,但不可剧烈运动。以每天运动 1～2 次,每次 20～30 分钟为宜。

第十五节　老年人与健康生活方式

目前,我国是老年人数量最多的国家,也是全球人口老龄化发展速度最快的国家之一。我国老年人口约占世界老年人口的 1/5。截至 2020 年,我国 60 岁以上人口已超过 2.8 亿,成为超老年型国家;预计到 2050 年将达到 4.4 亿,约占我国人口的 1/4。另外,老年人的整体健康状况不容乐观。

老年人心理健康的标准:

(1)充分的安全感;

(2)充分地了解自己;

(3)生活目标切合实际;

(4)与外界环境保持接触;

(5)保持个性的完整与和谐;

(6)具有一定的学习能力;

(7)保持良好的人际关系;

(8)能适度表达与控制自己的情绪;

(9)有限度地发挥自己的才能与兴趣爱好;

(10)在不违背社会道德规范的情况下,个人的基本需要得到一定程度的满足。

世界卫生组织(WHO)认为老年人的心理健康比躯体健康更重要,并列出了心理老化的 16 个问题:

（1）是否变得很健忘？

（2）是否经常束手无策？

（3）是否总把心思集中在以自己为中心的事情上？

（4）是否喜欢谈起往事？

（5）是否总是爱发牢骚？

（6）是否对发生在眼前的事漠不关心？

（7）是否对亲人产生疏离感，甚至想独自生活或想去养老院生活？

（8）是否对接受新事物感到非常困难？

（9）是否对与自己有关的事过于敏感？

（10）是否不愿与人交往？

（11）是否觉得自己已经跟不上时代？

（12）是否常常很冲动？

（13）是否常会莫名其妙地伤感？

（14）是否觉得生活枯燥无味，没有意义？

（15）是否渐渐喜好收集不实用的东西？

（16）是否常常无缘无故地生气？

如果有 7 条以上是肯定的，那么心理老化的危机到来了。

近年来，阿尔茨海默病（老年痴呆症）的发病率急速上升，势头已超过了癌症，给社会和家庭带来沉重的负担。65 岁以上的人 20％会得阿尔茨海默病。预计到 2025 年，我国会有 4000 万老年痴呆患者。除遗传基因外，其病因还有身体遭受病菌和毒素的侵害、营养不良、压力过大、睡眠不足等。它们就像"潜伏的杀手"，无声无息地损害着大脑神经，造成脑部功能逐渐衰退，亲人相见如陌路，无法进行情感交流，甚至忧郁、暴躁，丧失基本的生活能力。

ReCODE 个性化程序治疗的原则包括：

（1）越早开始使用，完全逆转的概率就会越大。

（2）对于每一项检查中的异常，最好要达到指标的最优化，而不只是关注一二个值的纠治。因为，我们不能确定到底是哪一个异常导致了阿尔茨海默病。

（3）处理每一个方案，目的是要解决引起该病的根本原因。

（4）治疗方案是个性化的，是根据每个人的检查结果而量身定制的。

（5）曲径可通幽，治疗程序要解决一个个具体问题，最后达到系列问题的解决。

（6）有门槛效应，不能操之过急，坚持就会有好的效果。

（7）治疗程序是迭代的、不断更新的，需要不停地调整。

（8）药物只是整个疗法中的甜点，而不是主菜。保健品的使用要严格控制，改变生活方式和饮食习惯才是最主要的。

ReCODE 的治疗方法：

（1）吃一些营养剂，如维生素 B_6、B_{12} 和叶酸。

（2）饮食、运动、睡眠和减轻压力这 4 项 DESS 相结合，能够有效地缓解胰岛素抵抗。

（3）饮食应遵守的几个原则：

①12/3 饮食法，就是晚餐后到第 2 天早餐之间至少要空腹 12 个小时。晚饭 3 小时后上床睡觉。晚饭后喝点柠檬水，有利于肝脏排毒。

②烹饪时应避免破坏食物营养，尽量减少烹饪时间，清炒好过红烧，最好的是短时间蒸。

③多食用益生菌或益生元，以优化肠道的微生态。

④食物应选择有机的、当地产的、非转基因的、时令应季的。

⑤蔬菜应选择非淀粉型（如土豆、红薯、莲菜等），生蔬菜和熟蔬菜相结合。

⑥肉类只是调味品而不是主食，每天最多食用 100g。蛋白质还可以从豆类、豆制品、鸡蛋、坚果中获得。每千克体重应摄入蛋白质 1g。食谱中要添加优质的脂肪，如牛油果、种子、橄榄油等。还可吃点鱼（个小、嘴巴小的）。

⑦尽量选择低升糖指数的整个水果，不要用成品果汁代替。

⑧多吃天然食物,尽量避免精加工食品。

⑨如想吃高糖的食物,则要搭配富含膳食纤维的食物(芹菜、羽衣甘蓝等)。

⑩避免"百食大三角",即单糖、饱和脂肪酸、缺乏膳食纤维。

衰老是人必经的生理过程。步入老年后,身体器官、生理功能逐渐退化。这些退化可以通过预防和合理的治疗得到维持和改善,如合理用药、监测血糖、预防跌倒、预防心脑血管疾病、定期体检、适度运动、合理膳食等。

衰老与慢性炎症有关。定期进行中等强度的运动锻炼可以改善抗体和免疫反应,并减少老年人的慢性炎症状态。

1. 生活方式

(1)劳动方式:以家务劳动、其他活动或休息为主。即使有少数老年人继续为社会工作或再就业,也往往从事第三产业。

(2)消费方式:以吃、住、医疗保健为主要内容。随着衰老程度的增加,家庭的劳务消费(照护、家政服务等)亦相应增加。

(3)交往方式:交往对象以家庭成员、亲朋好友为主;交往范围主要依靠地缘关系;交往内容以互相慰藉、困难互助为主。

(4)闲暇生活方式:包括关心国家大事,积极参加社会活动的参与型;学习接受新知识、新技术的知识更新型;再就业的经济劳务型;追求文化方面,如琴棋书画、诗词歌赋、养花鸟等文化消遣型;追求吃喝、锻炼身体、玩耍娱乐的保养型。

(5)社会活动方式:主要是参与社会公共活动、社会工作和公益活动,具有服务性、群众性、相对暂时性、不固定性等特点。

2. 运动处方

要注意老年人有氧运动时的低血压和受伤风险;要注意正确呼吸的重要性,避免 Valsalva 动作造成的危害;应采取较短的活动节奏($3\sim5$ 分钟 $\times3\sim6$ 节/每次运动)和合适的强度($40\%\sim60\%$ 的 $VO_2max/HRmax$);从低强度开始,根据个体情况慢慢地增加。

注意事项：

(1)需要较长时间的准备活动和伸展运动(10分钟)；

(2)避免紧身衣服；

(3)合适的鞋子；

(4)老年痴呆患者可能需要反复进行运动指导；

(5)应在熟悉的环境中运动。

康复医学建议：

(1)从较低的运动强度开始,根据心率和自觉症状进行评估；

(2)运动处方的调整应强调增加运动时间而并非增加强度；

(3)运动处方的调整应强调频率、强度、时间和类型的渐进性递增。

3. 饮食注意事项

(1)饭菜要香:老年人的味觉、食欲较差,吃东西常觉得缺滋少味。所以,为老年人做饭菜要注意色、香、味。

(2)质量要好:多吃些鸡肉、鱼肉、兔肉、羊肉、牛肉、瘦猪肉以及豆类制品。因为,这些食品所含的蛋白质均属优质蛋白,营养丰富、容易消化。

(3)数量要少:过分饱食对健康有害。老年人每餐应以八成饱为宜,尤其是晚餐。

(4)蔬菜要多:新鲜蔬菜不仅含有丰富的维生素C和矿物质,还有较多的纤维素,对保护心脑血管和防癌、防便秘有重要作用。每天的摄入量应不少于500g,且要有5~6个品种。

(5)食物要杂:各种食物都要吃一点。如有可能,每天的品种应保持10种以上。

(6)味道要淡:一般每天盐摄入量应以6~8g为宜。

(7)饭菜要烂:老年人牙齿常有松动和脱落,咀嚼肌变弱,消化液和消化酶分泌量减少,胃肠道的消化功能降低。因此,饭菜要做得软一些。

(8)水果要吃:餐前或两餐之间应吃些水果。

(9)饮食要热:年人对寒冷的抵抗力差,如吃冷食可引起胃壁血管收缩,并反射性引起其他脏器供血减少而不利于健康。

(10)吃时要慢:应细嚼慢咽,以减轻胃肠道负担,促进消化吸收。

第十六节　癌症与健康生活方式

近几十年来,慢性病的发病率明显上升。这些非传染性疾病的死亡人数占全球死亡人数的 70%,而癌症在其中占了很大一部分。几乎 1/6 的死亡归因于癌症,相当于每年 880 万死亡。2005～2015 年,全球新发癌症增加了 33%。2020 年,全球新发癌症 1929 万例,死亡 996 万例;我国新发癌症 457 万例,死亡 300 万例。

癌症已经成为严重威胁我国人群健康的主要公共卫生问题之一。癌症死亡占居民全部死因的 23.91%,且近十几年来癌症的发病和死亡均呈持续上升态势,每年癌症的医疗花费超过 2200 亿元,防控形势十分严峻。

全球范围内,预计在未来的 20 年中,新的癌症病例数将增加约 70%,其中约 70% 的死亡将发生在低收入和中等收入国家。只有 5%～10% 的癌症可归因于家族性癌症。因此,大多数癌症与多种环境因素有关,包括个人的饮食行为。有研究表明,在所有癌症中,约 35%(10%～70%)可归因于饮食因素。有证据表明,含酒精的饮料会增加口腔、咽部和喉部、食道、肝脏、结直肠和乳腺等部位癌症的发病率。在法国,饮酒导致 8% 的新发癌症病例。在美国,暴饮暴食与 22% 的癌症死亡风险增加有关。食用膳食纤维可降低患结直肠癌的风险,每增加 10g/日膳食纤维的摄入,患结直肠癌的风险降低 9%。

加工肉是指通过烟熏、腌制或添加化学防腐剂保存的肉,如火腿、培根、熏牛肉、萨拉米香肠、热狗和香肠。每天吃 50g 加工肉(相当于 4 条培根或 1 条热狗),会使大肠癌的发病风险增加 18%。每天摄入 100g 红肉,会增加 19% 晚期前列腺癌的发病风险。

医学界普遍认为,部分癌症是可以预防的;部分癌症如果能早期发现、早期诊断,也是可以抑制的;另外一部分癌症,则只能减轻痛苦,尽量延长寿命。

一级预防是指消除或减少可能致癌的因素,防止癌症的发生(表12-6)。改善生活习惯(如戒烟)、注意环境保护较为重要。与吸烟有关的癌症除了肺癌、口腔癌外,还有食管、胃、膀胱、胰腺、肝脏等癌症。正因为部分癌症与饮食有关,所以建议人们多吃纤维素、新鲜蔬菜、水果,不吃高盐饮食和霉变食物。另外,由于职业原因,长期接触致癌物质(如石棉、苯及某些重金属)者,应该做好自我防护。

表 12-6 改变生活方式以预防癌症的建议

在整个生命周期中保持理想体重	BMI:18.5～23.9。
如果超重或肥胖,应逐渐减肥	减肥目标:每周 0.5～1.0kg。
避免食用高热量的食物和含糖饮料	多喝水,避免食用高糖食物,如甜点、白面包。
优先考虑健康的饮食习惯,食用低热量的富含营养、维生素、矿物质和纤维的植物性全食	每天至少食用 5 份不同颜色的蔬菜和水果(深色多叶:绿色、橙色、红色、黄色和紫色);以豆类(豆制品)作为蛋白质的主要来源。
限制某些动物源性食物	红肉(牛肉、猪肉、羊肉、山羊肉)应限制在<500g/周;如果食用动物蛋白,则优先考虑鱼类和家禽。
考虑采用营养均衡的素食或纯素食(植物性全食)	天然时令应季食品、植物性食品,可通过避免高热量的食物来减重并保持理想体重,同时提供足量的蛋白质、矿物质和维生素。
从事体育锻炼	每周至少 150 分钟中等强度的运动(快步走、骑自行车、瑜伽),或 75 分钟高强度运动(游泳、跑步)。

完全避免烟草,如果饮酒则应节制	男性每天最多饮酒 2 次,女性每天最多饮酒 1 次。注意:酒精是一种高热量的饮料,会导致体重增加。
保证睡眠时间和质量	争取每晚睡眠 7~8 小时。
除非医师处方,否则避免额外的饮食和营养品补充	从饮食中获取所有的维生素和矿物质;严格植物性饮食(纯素食)的人需要补充维生素 B_{12}。
如果无法通过上述建议来减肥,请考虑参加体重管理计划	实现和保持健康的 BMI 应该是一个优先选项。如果行为改变未能促进实质性的减肥,请与医师讨论药物或手术治疗。

　　日常生活中做好以下几点,可降低癌症发生的风险:改变不良生活习惯,减肥瘦身,多吃水果,多吃全谷类、豆类、非淀粉类蔬菜(西兰花、卷心菜、菠菜、胡萝卜、生菜、黄瓜、番茄、韭菜、大头菜和萝卜),适当运动,注意慢性炎症、腺瘤、息肉。

　　二级预防是指癌症一旦发生,能做到早期诊断、及时治疗。对癌症高发区及高危人群应定期进行检查,一旦发现癌前病变应及时治疗。三级预防是指治疗后的康复,其目标是提高生存质量及减轻痛苦,延长生存时间。

　　在过去的几十年中,癌症幸存者的数量明显增加。肥胖的癌症幸存者更有可能因治疗而出现并发症,包括淋巴水肿和术后并发症,许多人还要面临身心的持续恢复和生活的严峻挑战。化疗、放疗和靶向治疗的副作用,包括疲劳、疼痛、失眠、胃肠道不良反应和肌肉萎缩,会降低身体的活动能力和运动能力,而有氧运动和抗阻训练可以改善与癌症治疗相关的部分副作用,如疲劳等。

　　通过体育锻炼、控制体重和健康饮食可以预防 20% 的癌症发生风险(表 12-7)。研究表明,闲暇时间经常进行体育锻炼者,13 种癌症的发病风险明显降低,特别是乳腺癌、子宫内膜癌、卵巢癌、前列腺癌、睾丸癌和结肠癌。这与体育活动介导的性激素水平降低有关。

表 12-7　癌症患者体育锻炼的临床建议

组　织	目标人群	目的	建　议
美国癌症协会	成年人	预防	150 分钟中等强度或 75 分钟高强度有氧运动
美国癌症协会	未成年人	预防	60 分钟中等强度或高强度有氧运动;每周至少 3 天
美国癌症协会	非特定	幸存者	150 分钟中等强度有氧运动;每周至少 2 次力量训练
美国运动医学学院	成年人	预防	30 分钟中等强度或高强度有氧运动;每周 5 天;每周至少 2 次力量训练
美国癌症研究所	非特定	预防	30 分钟中等强度有氧运动;改变久坐习惯
美国癌症研究所	非特定	幸存者	30 分钟中等强度有氧运动;每周至少 2 次力量训练
肿瘤护理学会	非特定	幸存者	150 分钟中等强度或 75 分钟高强度有氧运动
国家综合癌症网络	非特定	治疗	30 分钟中等强度有氧运动,每周至少 5 天

　　减少癌症的发生风险主要依靠自己。有些癌症是完全可以预防的,如不吸烟、少喝酒、避免性传播病毒感染、避免过多的性伙伴、注意饮食卫生、科学锻炼和定期体检。

　　许多癌症如在早期或中期得到发现,也是可以治愈的。我国采用中西医结合治疗肿瘤,治疗效果较过去有很大的提高。即使是晚期癌症,经过合理的治疗,也可以延长生命。因此,癌症患者要充满信心,增强斗志,要有健康的心理状态,才有利于治疗和康复。营养支持对治疗癌症也是非常重要的,其目的是预防恶病质的发生和恶化。

恶病质亦称恶液质,一旦发生,以持续性骨骼肌丢失(伴有或不伴有脂肪组织丢失)为特征,不能被常规营养支持完全缓解,会逐步导致功能损伤的多因素综合征。其表现为极度消瘦、皮包骨头、形如骷髅、贫血乏力、完全卧床、生活不能自理、极度痛苦、全身衰竭。下列情况的患者应重点予以关注:有慢性消耗性病史,伴有食欲不振(食量比健康时减少1/3),3个月来渐进性消瘦,体重下降≥7.5%。

恶液质的3个最重要的特点:骨骼肌持续丢失,常规营养支持不能完全缓解,功能损伤。当患者的体重丢失大于30%时,则机体死亡开始出现,而且不可避免。

恶液质的分期:

(1)恶液质前期:表现为厌食或代谢改变,如有体重下降,则不超过5%。

(2)恶液质期:6个月内体重下降大于5%(排除单纯饥饿);体重指数(BMI)小于$18.5kg/m^2$,同时体重丢失大于2%。

(3)恶液质难治期:肿瘤持续进展,对治疗无反应,分解代谢活跃,体重持续丢失且无法纠正,生存期预计不足3个月。

恶液质的治疗:

对于癌症患者来说,恶液质的早期发现和干预是防止疾病恶化的最关键手段。在对肿瘤恶液质进行营养治疗前,需要进行精准的诊断及评估。诊断恶液质后需要进一步评估:

(1)体重丢失:包括肌肉量及力量。

(2)摄入量:包括厌食情况。

(3)炎症状态。

只有评估这些指标后,才能进行相应的针对性营养治疗。营养护理过程包括营养评估、营养诊断、针对营养问题根源的干预措施,以及监测和评估。

（1）生酮饮食（Ketogenic Diet，KD）是一种脂肪高比例、碳水化合物低比例、蛋白质和其他营养素合适的配方饮食。

（2）多学科合作，并结合饮食调整、身体活动和身心调理，可改善癌症患者的生活质量。癌症和/或癌症的治疗通常会导致一些症状和副作用，如厌食、恶心、呕吐、腹泻、便秘、口腔炎、黏膜炎、吞咽困难、味觉改变、疼痛和情绪困扰，妨碍饮食的摄入和消化（表 12-8、表 12-9）。

表 12-8　癌症患者治疗期间的饮食建议

一般方法	·制定 1 个月、1 周和 1 天的用餐计划。 ·计划每天吃 5～6 顿小餐，含有蛋白质、维生素、矿物质和植物营养素等。 ·尽可能进行低强度体育锻炼，以刺激食欲。 ·饥饿时，最大限度地增加食物的摄入量。
具体方法	化疗前 2 天： ·尽可能多地进食。 ·应食用自己喜好的食物，以最大限度地减少化疗期间与恶心/呕吐相关的厌食。 ·避免油腻、油炸或高脂食物。 在治疗期间（化疗或放疗）： ·尝试每小时都吃点东西，即使不饿也要吃；如果胃空了，恶心会加重。 ·如果没有胃口，尝试食用自制的肉汤或姜茶。 ·如果有食欲，尝试食用富含维生素、矿物质和植物营养素的营养汤；尽可能添加一些蔬菜和蛋白质。 ·如果饿了，要吃得好些、多些。 化疗后一周： ·当味蕾恢复时，可添加一些自己喜好的食物以增强食欲。 两次治疗之间： ·食欲正常时，应专注于植物性食品。

表 12-9 处理治疗副作用的建议(举例)

症　状	建　议
饱胀感	· 选择高热量的食物或医学营养饮料。 · 饥饿时尽量增加摄入量。 · 全天进食,少量多餐,可以吃些零食,包括鸡蛋、鳕鱼、豆类等。 · 进行低强度体育锻炼,以帮助食物消化。
口干或唾液减少	· 用餐时交替进食和饮液体。 · 将干食品与肉汤混合。 · 全天饮液体,每天 8～10 杯。 · 咀嚼胡萝卜或芹菜。 · 用苏打水或碳酸水漱口。 · 在家中使用加湿器来润湿空气。 · 保持良好的口腔卫生。 · 吸吮硬糖、冷冻葡萄或甜瓜球。 · 避免饮酒和使用含酒精的漱口水。

第十七节　女性/男性癌症与健康生活方式

1. 乳腺癌

2020 年,全球乳腺癌新发病例高达 226 万例,高于肺癌的 220 万例,成为全球第一高发癌症。

乳腺癌患者占了女性癌症总人数的 26%。25 岁后女性罹患乳腺癌的概率会逐渐上升,50～54 岁达到高峰,55 岁以后又会逐渐下降。

乳腺癌诊疗技术的进步已使乳腺癌的死亡率明显下降,但疾病的患病率正在上升,女性一生中被诊断出乳腺癌的风险是 8%～10%。数据显示,我国乳腺癌每年发病人数约 30.4 万。在过去的 40 年中,这种风险的增加归因于预期寿命的延长、生殖方式的变化、更年期激素的使用、肥胖患病率的上升,以及筛查技术的进步和普查人群的增加。

75% 的乳腺癌发生在没有家族史的女性中,大约 1/3 的绝经后乳腺癌被认为是行为因素引起的,如绝经后肥胖、缺乏运动、雌激素和孕激素联合使用、饮酒、吸烟、放射治疗、不孕或晚孕、服用避孕药和母乳量少。有吸烟史的女性,患乳腺癌的风险大约增加了 10%。超重女性绝经后乳腺癌的风险增加约 1.5 倍,肥胖女性的患病率则增加了 3 倍。睡眠不足、压力大和夜班工作也会增加乳腺癌的发病率。月经期长(初潮出现在 12 岁前,55 岁以后才绝经)的妇女容易患乳腺癌。

母乳喂养可以显著降低乳腺癌的相关风险。在整个生命周期中,累计母乳喂养 12～24 个月的女性,乳腺癌的患病率可降低 66%。

仅 4%～6% 的乳腺癌与已知的基因突变有关。出现下列情况时应考虑此种类型:

(1)50 岁之前被诊断出患有乳腺癌;

(2)任何年龄的卵巢癌;

(3)患有 2 种原发性乳腺癌;

(4)同时患有乳腺癌和卵巢癌;

(5)任何年龄段的男性乳腺癌;

(6)一个家庭中有 2 种或 2 种以上乳腺癌,其中 1 名年龄在 50 岁以下;

(7)并发前列腺癌;

(8)并发胰腺癌。

人群筛查研究表明,通过早期发现,我们可以将乳腺癌的死亡率减少 60%。

规律的体育锻炼、避免烟酒(包括二手烟)可降低整个生命周期中患乳腺癌的风险。水果和蔬菜等植物性饮食、保持理想体质指数、母乳喂养和良好压力管理(如冥想和正念)也可以降低患乳腺癌的风险。

乳腺癌的预防措施包括:

(1)鼓励改变生活方式;

(2)倡导早育和母乳喂养;

(3)首次成功怀孕前避免饮酒;

(4)最大限度地减少孕期饮酒,禁吸烟或接触二手烟;

(5)维持理想的 BMI;

(6)每次锻炼 40~60 分钟,每周锻炼 3~5 天;

(7)营养合理、饮食清洁,主要以植物类为主;

(8)睡眠充足;

(9)压力有效管理;

(10)鼓励定期进行乳房影像检查;

(11)对任何乳房肿块、乳头溢液、异常淋巴结或皮肤变化进行临床评估。

2. 宫颈癌

宫颈癌是最常见的妇科恶性肿瘤。原位癌高发年龄为 30~35 岁,浸润癌为 45~55 岁。近年来,其发病有年轻化的趋势。近几十年宫颈细胞学筛查的普遍应用,使宫颈癌及其癌前病变得以早期发现和治疗,宫颈癌的发病率和死亡率已有明显的下降。

应根据临床分期、患者年龄、生育要求、全身情况、医疗技术水平及设备条件等,综合考虑并制定适当的个体化治疗方案。一般可采用以手术和放疗为主、化疗为辅的综合治疗方案。

预后与临床分期、病理类型等密切相关。宫颈腺癌早期易有淋巴转移,预后相对较差。总而言之,早期发现和治疗预后较好。

预防措施包括:

(1)普及防癌知识,开展性卫生教育,提倡晚婚少育;

（2）重视高危因素及高危人群，有异常症状者及时就医；

（3）早期发现及诊治宫颈上皮内瘤变，阻断宫颈浸润癌的发生；

（4）健全及发挥妇女防癌保健网的作用，开展宫颈癌 HPV 筛查，做到早发现、早诊断、早治疗；

（5）HPV 疫苗接种。

3. 子宫癌

子宫癌是女性生殖系统中常见的恶性肿瘤。有数据显示，全球患子宫癌女性的死亡率超过 3%。

风险因素包括：月经期长、节育、高脂肪饮食、雌激素偏高和肥胖。另外，曾患过乳腺癌或卵巢癌，或曾使用他莫昔芬治疗的女性，患子宫癌的风险会比一般人高。某些原因引起的子宫内膜增生或子宫内膜增厚，也能增加患子宫癌的风险。

子宫内膜癌好发于围绝经期和绝经后女性，是最常见的女性生殖系统肿瘤之一。每年有接近 20 万的新发病例，是导致妇女死亡的第三位妇科恶性肿瘤（仅次于卵巢癌和宫颈癌）。其发病与生活方式密切相关。发病率在各地区有差异，在北美和欧洲其发生率仅次于乳腺癌、肺癌、结直肠肿瘤，高居女性生殖系统癌症的首位。在我国，随着社会的发展和经济条件的改善，子宫内膜癌的发病率也在逐年升高，目前仅次于宫颈癌，居女性生殖系统恶性肿瘤的第二位。

子宫内膜癌的治疗原则：应根据患者的年龄、身体状况、病变范围和组织学类型，选择适当的治疗方式。因子宫内膜癌病因尚不明确，目前尚不能预防其发生。因此，重点应放在早期发现、早期治疗上。对于绝经后出血、更年期月经紊乱，应注意排除子宫内膜癌的可能。对年轻妇女月经紊乱治疗无效者，也应及时做 B 超检查和子宫内膜病理学检查。重视子宫内膜癌的癌前病变，对已证实有子宫内膜不典型增生者，根据患者情况宜行全子宫切除术。对有生育要求者，应及时给予大剂量孕激素治疗，并监测病情变化。

另外，改变生活习惯，节制饮食，加强锻炼，通过控制高血压、糖尿病、肥胖等"富贵病"的发生，可以减少子宫内膜癌的发病率。

4．卵巢癌

卵巢癌小若橄榄，隐藏不露，位于盆腔深处，初期基本没有明显症状。所以，有人将卵巢癌形容为无声的"杀手"。

卵巢癌的病因仍不明确，可能与以下因素有关：

（1）遗传因素，尤其是家族中有卵巢癌、乳腺癌、胰腺癌、前列腺癌、结直肠癌等患者时，亲属卵巢癌的发病风险可能增高。

（2）内分泌因素，如初潮早、无生育史等。

卵巢上皮癌多见于绝经后女性，而恶性生殖细胞肿瘤多见于青少年或年轻女性。

约 20%卵巢癌可早期获得确诊。一般通过常规妇科健康体检、因某些症状到医院就诊、经阴道超声检测和血清 CA-125 检查发现。

卵巢癌的预防措施：

（1）慎用调经药及避孕药物。因为，这类药物会使患卵巢癌的风险增加。

（2）月经过早、未生育过或生育时间晚于 30 岁的女性，患卵巢癌的危险会增加。二胎过晚，也容易患卵巢癌。

（3）未哺乳的女性也有患病风险。因此，女性应适龄生育，并倡导母乳喂养。

（4）定期做 B 超和肿瘤标记物检查。还需要注意饮食均衡，少脂多钙，多吃富含维生素 A、C、E 的食品，多吃绿色蔬菜和水果，同时要戒烟、戒酒，加强体育锻炼。

5．前列腺癌

前列腺癌是指发生在前列腺的上皮性恶性肿瘤，其中腺癌占 95%以上。55 岁前发病率低，55 岁后逐渐升高，发病率随着年龄的增长而增长，高峰年龄是 70～80 岁。

前列腺癌的发生与遗传因素、性生活、饮食习惯等有关。性生活较多者患前列腺癌的风险增加。高脂饮食与发病也有一定关系。前列腺癌的发病率可能和红肉（如牛肉、猪肉等）的摄入量增加有关。此外，前列腺癌的发病与种族、地区、宗教信仰也可能有关。

　　对于中期前列腺癌患者应采用综合治疗方法,如手术＋放疗、内分泌治疗＋放疗等。

　　有研究显示,番茄和其他含番茄红素的食物对预防前列腺癌可能有效。大规模的前列腺癌预防试验结果显示,应用非那雄胺或度他雄胺(治疗前列腺增生的药物)可使前列腺癌的患病率降低 25％,但可能会增加患高分级前列腺癌的风险。

　　烟酒对前列腺的刺激很大,而且可能会引起前列腺血管扩张,使其充血、水肿。长期烟酒刺激会使前列腺的抵抗力降低,渐渐形成慢性炎症,增加癌变的风险。性生活或手淫过度也会造成前列腺过度充血。如果长期禁欲而性冲动无处宣泄,同样也会造成前列腺的充血肿胀,也对前列腺不利。因此,性生活应该有规律。平常应多喝水、不憋尿。因为,喝水少或不喝水会使尿液浓缩、排尿次数减少,对前列腺是非常不利的。

　　前列腺的生理位置决定了男性在很大程度上是"坐"在了前列腺上,长期的压迫刺激会让前列腺产生慢性炎症。办公族、电脑族、开车族男性更应该加强体育锻炼。久坐后也要注意起身活动一下,给前列腺减减压。

第十八节　静脉血栓栓塞症与健康生活方式

　　静脉血栓栓塞症(VTE)是一种常见的、易漏诊、死亡率高、治疗代价高昂的疾病,是下肢静脉栓塞(DVT)和肺血栓栓塞(PTE)的总称,具有多种风险因素,特别是可改变的风险因素(如活动少、肥胖和吸烟等)。内科住院患者如不采取血栓预防措施,VTE 的患病率为 4.96％～14.90％,约有 5％ 可能患致死性肺栓塞。在监护病房中,VTE 的患病率更高,达 28％～33％;急性心梗患者并发 VTE 为 2％;慢性心力衰竭患者为 26％;脑卒中偏瘫患者为 30％～50％。恶性肿瘤患者发生 VTE 的风险至少增加 6 倍,并导致其生存率下降。

一项国际调查结果显示,住院的 VTE 高危患者中仅有 39%～40% 进行了预防。我国内科 VTE 高危患者接受预防的仅为 13.0%～20.2%,其中 ICU 的 VTE 预防率为 16.9%,COPD 急性期患者的 VTE 预防率为 26.6%。

90% 肺栓塞患者的血栓来自下肢静脉,80% 的肺栓塞患者起病时无临床症状,2/3 的肺栓塞患者在 2 小时内发生血栓性死亡。

VTE 的高危人群包括:

(1)髋部骨折及术后;

(2)下肢骨折及术后,尤其是在术中应用止血药者;

(3)原发性下肢血管疾病;

(4)高龄、女性、吸烟、糖尿病、肥胖;

(5)心功能不全、既往有 DVT 史;

(6)长期卧床患者。

高危人群如果没有预防措施,患下肢深静脉血栓的机会为 40%～80%。

VTE 的预防措施包括:

(1)戒烟,控制原发病,控制血压;

(2)偏瘫患者避免患侧输液;

(3)尽量避免下肢输液;

(4)尽量避免外周静脉注射对血管有刺激性的药物(应采用中心静脉);

(5)避免在同一静脉进行多次穿刺;

(6)穿刺部位如出现炎症反应,应立即重新建立静脉通路;

(7)尽量减少扎止血带的时间;

(8)推广普及留置针套管;

(9)高危人群术后常规抗凝治疗;

(10)尽量避免无指征应用止血药;

(11)鼓励患者早期下床活动:

①被动运动:卧床,术毕即可按摩比目鱼肌和腓肠肌,踝关节被

动运动,尤其是左侧肢体。

②主动运动:卧床开始、清醒后或术后 6 小时,主动做踝泵运动,每次 5～10 分钟,每天 4～6 次。如病情允许,可做膝关节伸屈运动。每小时做 20～30 次深呼吸运动。

踝泵运动:

①屈伸动作:平卧或坐于床上,大腿放松,然后缓慢地尽最大角度地做踝关节跖屈动作(向上勾起脚尖,让脚尖朝向自己),保持 10 秒左右,之后再向下做踝关节背伸动作,让脚尖向下,保持 10 秒左右。循环反复地屈伸踝关节,目的是让小腿肌肉能够持续收缩。

②绕环动作:就是踝关节的跖屈、内翻、背伸、外翻组合在一起的"环绕运动",分顺时针、逆时针 2 个方向,交替进行。

(12)机械预防:可采用气动压迫或使用分级弹力袜等。许多学者认为,联合应用分级弹力袜和低分子量肝素的效果更佳。

第十九节　生殖与健康生活方式

1. 避孕与流产

避孕是指性交时避免女性受孕的措施和行为。为了达到节育的目的,通常需要进行避孕。人类自古以来便有节育的意识和传统,但直到现代才拥有健康有效且种类丰富的避孕措施。常见的避孕方法有:安全套、口服避孕药、安全期避孕法、体外排精、宫内节育器、手术避孕法、皮下埋植避孕等。避孕的意义不仅仅在于实现计划生育,合理应用避孕技术还能阻断疾病的性传播。避孕也是全面性教育的重要内容之一。

数据显示,我国是世界上人工流产率最高的国家之一。25 岁以下女性占 47.5%,未婚女性占 49.7%。我国也是世界上重复流产率最高的国家之一。在接受人工流产手术的女性中,流产次数大于 2次的占 55.9%。专家建议,要为青年女性提供生殖健康知识,进行科学的避孕指导,推迟其性生活的年龄,降低人流率,减轻对其健康以及婚姻生活的影响,预防心理伤害。

妊娠不足 28 周、胎儿体重不足 1000g 而终止妊娠者称流产。流产发生于妊娠 12 周前者称早期流产,发生在妊娠 12 周至不足 28 周者称晚期流产。流产又分为自然流产和人工流产,自然流产的发病率占全部妊娠的 15% 左右,且多数为早期流产。

流产方式分为药物流产和人工流产。药物流产适合怀孕 49 天之内的宫内妊娠,人工流产的手术范围是在怀孕 42～80 天之内。无论是药物流产还是人工流产,都会对子宫内膜造成一定的损伤。

人工流产的危害包括:造成宫颈损伤,再次妊娠时易发生习惯性流产和早产;子宫内膜及子宫肌层受损,导致以后怀孕时胎盘功能障碍,严重影响胎儿发育并易发生死胎、早产;容易引起生殖系统感染,导致输卵管炎症而造成不孕不育或宫外孕;刮宫后如再次怀孕,因胎盘血液循环障碍,易发生产后出血。

多次人流后会出现以下情况:容易导致大出血,引发严重的贫血;流产者子宫质脆,易发生子宫撕裂,或造成穿孔,严重者可危及生命;引起生理和心理上一系列非正常改变,如月经异常、神经衰弱等;易造成子宫移位、子宫内膜异位,导致下腹疼痛、下坠、白带增多、痛经等一系列病症,甚至不孕不育;因生殖系统感染、位置变动等原因,再孕时容易发生自然流产、死胎、胎儿发育迟缓、大出血等;再孕生下的孩子弱智者比例大幅升高。

人工流产后应该做到以下几点:

(1)注意休息,加强营养。人流术后应卧床休息 2～3 天,以后可下床活动,逐渐增加活动时间。半月内不要从事重体力劳动,避免提重物和受寒。注意增加营养,多吃些鱼类、肉类、蛋类、豆制品等蛋白质丰富的食物和富含维生素的新鲜蔬菜,以促进子宫内膜修复。

(2)保持外阴清洁,严禁同房。人流术后子宫口还没有完全闭合,子宫内膜也有一个修复的过程。在这段时间内,要特别注意保持外阴部的清洁卫生,所用的卫生用品和内裤要勤洗勤换。术后半月内不要坐浴,以免引发感染。人流术后若过早同房,易造成急性子宫内膜炎、盆腔炎,还可继发不孕不育。因此,人流术后1个月内严禁房事。

(3)观察出血情况。人流术后若阴道流血超过1周以上,甚至伴有下腹痛、发热、白带浑浊有臭味等异常情况,应及时到医院复诊。

(4)坚持做好避孕。人流术后卵巢和子宫功能逐渐恢复,卵巢按期排卵,如果不坚持避孕,很快又会怀孕。因此,人流术后,应及早选择可靠的避孕措施。

2. 性病

指通过性交行为传染的疾病,主要病变发生在生殖器部位,包括梅毒、淋病、软下疳、性淋巴肉芽肿和腹股沟肉芽肿5种。性病是在世界范围内广泛流行的一组常见传染病,并呈现流行范围扩大、发病年龄降低、耐药菌株增多的趋势。尤其是艾滋病的大幅增加,已成为严重的公共健康问题。

性病的种类多,引起性病的病原体种类也各有不同。因此,必须根据患者的病情、病因,制定针对性的治疗方案,采用内服药物、外用药物、物理治疗等多种措施综合治疗。治疗期间应注意以下几个方面:

(1)正规治疗,严格遵照医嘱,避免胡乱用药及不规范的治疗。

(2)配偶/性伴侣未及时治疗可造成双方反复感染,导致久治不愈。因此,强调夫妻同查同治,以便消除传染源和防止循环传染。

(3)治疗期间要禁止性生活,至少也应采用避孕套,以防疾病进一步传染扩散。

(4)定期复查。梅毒完成正规治疗后的1年内应每隔3个月、次年每隔6个月做梅毒血清学检测;淋病正规治疗后第7~10天及第14天做淋球菌检查。

(5)摆正心态,不可心理负担过重,不可整天顾虑重重。

预防措施包括:

(1)提高文化素养,洁身自好,采取安全性行为,防止不洁性行为;正确使用质量可靠的避孕套和其他避孕工具。

(2)平时注意个人卫生,不吸毒,不与他人共用注射器。

(3)尽量不输血,尽量不注射血制品,尽量不输液。有生殖器可疑症状时应及时到正规医院就医,做到早发现、早治疗。

(4)配偶得性病应及时到医院检查,治疗期间避免性生活。

(5)做好家庭内部的清洁卫生,防止对衣物等生活用品的污染。

(6)保持生活规律,适当锻炼,增强自身的身体素质,提高免疫力。

(7)少用公共物品,不去公共浴室洗澡,更不可直接坐在浴室的座椅上,防止感染病菌;尽量选择蹲式马桶,少用坐式的,上厕所前后都要洗手;少去消毒不净的泳池;少与其他人合用衣盆和洗衣机。

(8)均衡营养饮食,富含蛋白质、维生素的食物可以适当多吃些,这些食物有利于增强患者的个人体质,提高免疫力。

3. 月经失调

月经失调也称月经不调,是妇科的常见疾病。表现为月经周期或出血量的异常,可伴月经前、经期时的腹痛及全身症状。

减少月经失调发生的预防措施:

(1)青春期前即应学习、了解一些卫生常识,对月经来潮这一生理现象有一个正确的认识,消除恐惧及紧张心理。

(2)经期应注意保暖,忌寒冷刺激。

(3)注意休息,不要熬夜,早睡早起,养成一个良好的作息习惯。

(4)加强营养,增强体质,不吃辛辣生冷等刺激性食物。

(5)应尽量控制情绪波动,避免强烈的精神刺激,保持心情愉快。

月经来潮的前一周的饮食宜清淡,多吃些易消化、富营养的食物。绿叶蔬菜和水果不能少,多饮水,以保持大便通畅,减少骨盆充血。月经期间,可以多吃些水果,但梨、香蕉、柿子、芒果、西瓜、猕猴桃等寒性水果要少吃。经期后的护理也很重要,可补充维生素C,多吃些红枣、木耳等补气血的食物。

4. 更年期综合征

也称围绝经期综合征,是指在妇女绝经前后,由于性激素水平波动或降低,导致以自主神经功能紊乱为主、伴有神经心理症状的一组症候群。最典型的症状是潮热、潮红、睡眠差、脾气暴躁、浑身感觉不舒服。多发生于 45~55 岁,症状轻重不一,可持续到绝经后 2~3 年,少数人可持续 5~10 年,甚至更长时间。

有 2 点必须注意,一是目前更年期的年龄明显提前;二是更年期并不是女性的"专利",男性也会发生,而且一旦发生,症状比女性严重。

妇女在围绝经期容易发生高血压、冠心病、肿瘤等疾病。因此,须注意排查心血管病、泌尿生殖器官等器质性病变,还应与神经衰弱、甲亢等相鉴别。

症状较轻者,可采用心理咨询及保健措施,不需要药物治疗。睡眠差者,可适当使用镇静药或多种维生素。症状明显者,可选用雌激素治疗,雌激素的用量以潮热发生的次数来决定。雌激素的剂量宜小,无症状后即可停药。

更年期易出现急躁、焦虑、抑郁、好激动等情绪,要善于克制,并培养开朗、乐观的性格,常以宽容和忍耐的态度对待不称心的人和事,以保持心情舒畅及心理、精神上的平静状态。必要时,可辅助使用调节自主神经功能的药物,如谷维素、地西泮(安定)、维生素 B_6、复合维生素 B 等。平时注意充实生活内容,如旅游、烹饪、种花、编织、跳舞等,以获得集体生活的乐趣和精神上的寄托。

5. 妊娠

产前保健是及早发现高危妊娠、保证孕妇和胎儿健康,以及安全分娩的必要措施。服务内容包括对孕妇的定期产前检查,指导孕期营养和用药,出现异常情况及时处理,以及对胎儿宫内情况的监护等。同时,使孕妇正确认识妊娠,消除不必要的顾虑。

孕期健康的生活方式有助于孕妇和胎儿的平安和健康。

(1)孕期体重控制:早期增加 1~2kg,妊娠中期及晚期每周增加

0.3～0.5kg,整个孕期可增加 10～12kg。

(2)饮食调理:在饮食上要均衡,荤素搭配,少吃多餐,多摄取富含叶酸的食物并适当补充叶酸,适当增加鱼、禽、蛋、海产品及奶类的摄入,适量补充富含铁的食物。

(3)适量运动:可以促进胃肠蠕动、改善便秘,助益孕期的体重管理,改善血糖、血脂和血压,对自然分娩有好处;还可增强孕妇的自信心,降低产后抑郁的风险。散步、瑜伽等是比较合适的运动方式。以孕妇感觉舒适为前提,循序渐进、缓慢开始、量力而行。如有不适症状,立刻停止运动。

(4)充足睡眠:孕期应选择安静、少噪音的生活环境。周围清新的空气、清洁的居室会让孕妇轻松悠闲地度过孕期。应注意平时的生活起居,良好的生活习惯有利于胎儿的正常发育。

(5)改善便秘:养成每天早晨排便的好习惯,多参加一些力所能及的户外运动,排便的时候心态尽量放松。多吃一些富含纤维素的蔬菜、水果,晚餐后喝酸奶、睡前喝牛奶都可以有效地预防便秘。此外,每天喝 6～8 杯水(包括早上起床后喝一杯淡盐水)有助于养成早晨排便的习惯。

另外,在妊娠期要宣传母乳喂养的好处。母乳喂养可增加母婴之间的感情,同时可以促进母体的子宫修复,减少出血(尤其是产后大出血)的可能。由于及时排空乳房,也预防了乳腺炎、乳腺管阻塞等相关情况的发生。此外,母乳中含有较多的营养物质,有利于新生儿及婴儿的吸收;母乳中还含有较多的抗体、免疫因子等,能增强新生儿及婴儿的抵抗力及体质。

6. 妊娠期高血压疾病

妊娠期高血压疾病包括 5 大类:妊娠期高血压、子痫前期、妊娠合并慢性高血压、慢性高血压并发子痫前期及子痫。子痫仍然是世界范围内威胁孕产妇生命的常见疾病。在发达国家,子痫发病率大约为 1/2000 次分娩;子痫患者的死亡率约 1%。有 50%～75%的患者子痫发作前可出现头痛,还可以出现视觉模糊、畏光、上腹部疼痛、反射亢进和意识障碍等前驱症状,应引起临床医师足够的重视。

以下 5 类人群最危险:初孕妇女,尤其是年龄小于 20 岁,或大于 40 岁;双胎、多胎的孕妇;有高血压易感因素、遗传因素的女性;有血管性疾病、肾病、糖脂代谢异常的女性;超重或营养不良的女性。

子痫前期应注意的事项包括:

(1)定期进行心脏健康检查,进行心血管风险因素评估。

(2)注意休息,心情要舒畅,精神要放松,争取每天卧床 10 小时以上,并以侧卧位为佳,以增进血液循环,改善肾脏供血条件。避免强光、噪音或振动等刺激,以防诱发抽搐。

(3)及时纠正异常情况。若发现贫血,要及时补充铁剂;若发现下肢浮肿,要增加卧床时间,将下肢抬高休息;血压偏高时要按时服药。妊娠近足月或虽未足月但经治疗后病情进展严重者,应终止妊娠。

(4)养成有益于心脏健康的饮食习惯:饮食不要过咸,保证蛋白质和维生素的摄入量;减少动物脂肪的摄入,控制食物的摄入总量和钠盐的摄入量;补充含钙丰富的食物,每天 5 份蔬菜和 2 份水果;吃全谷类食物和高纤维面包,避免精加工的肉类等。

(5)任何体育活动都是有益的。每周 30~60 分钟中等强度的运动,每周 2 次的肌肉强化活动,有助于改善心脏功能(表 12-10)。体重增加过快、过多和体育锻炼不足被认为是孕产妇肥胖和妊娠期糖尿病的独立危险因素。没有证据表明,在无并发症的孕期进行定期体育锻炼会导致流产、胎儿生长不良、母体骨骼肌损伤或早产。

表 12-10　孕产妇体育锻炼的禁忌证

绝对禁忌证	相对禁忌证
妊娠中期或持续出血	贫血
宫颈功能不全	体质指数低
妊娠高血压或先兆子痫	慢性支气管炎
血液动力学显著异常的心血管病	极度肥胖

绝对禁忌证	相对禁忌证
多胎妊娠、有早产风险	重度吸烟者
前置胎盘	高血压控制不佳
早产	甲亢控制不佳
慢性阻塞性肺病	糖尿病控制不佳
胎膜早破	癫痫发作控制不佳
严重贫血	怀孕前久坐的生活方式
母体严重心律失常	骨骼肌受限

第二十节　成瘾与健康生活方式

有些嗜好对人体无害，甚至有益，如有人酷爱读书。然而某些有害嗜好，如处方药滥用成瘾、吸毒、吸烟、酗酒、赌博、网瘾及纵火癖等，属于病态的成瘾行为。

1. 网络成瘾综合征

指在无成瘾物质作用下的上网行为冲动失控。一般认为，网络成瘾可分为网络交际成瘾、网络色情成瘾、网络游戏成瘾等。

互联网的飞速发展给人类的社会生活带来巨大变化。它的迅速发展在给我们在带来便捷、高效生活的同时，也引发了一系列心理问题和心理障碍。网络成瘾者约占网民人数的 6% 左右。

青少年是社会网络活动的主体，网络成瘾问题已经引起了社会各界人士的重视。青少年网络心理障碍的发病率达到了 10%～15%，而意识到这是一种疾病并进行治疗的却不足 5%。

诊断网络成瘾综合征的 10 条标准：

（1）上网时全神贯注，下网后念念不忘"网事"；

(2)总嫌上网时间太少而不满足；

(3)无法控制自己的上网行为和上网冲动；

(4)一旦减少上网时间就会烦躁不安；

(5)一上网就能消除种种不愉快情绪，精神亢奋；

(6)为了上网而荒废学业和事业；

(7)因上网放弃重要的人际交往和工作等；

(8)不惜支付巨额上网费用；

(9)对家人、亲友掩盖自己频频上网的行为；

(10)有孤寂失落感。

上述10种情况，在1年内只要有4种以上，便可诊断为网络成瘾综合征。

对于程度较轻的网络成瘾者，通过自我调适可以摆脱网络成瘾的困扰。主要可采用以下方法：

(1)科学安排上网时间，合理利用互联网。首先，要明确上网的目的。上网之前应把具体要完成的工作列在纸上，有针对性地浏览信息，避免漫无目的地上网。其次，要控制上网操作时间。每天累计上网时间不应超过1个小时，每隔1个小时应休息30分钟；再次，应设定强制关机时间，准时下网。要懂得，手机、电脑、互联网是工具，而不是玩具。

(2)用转移和替代的方式摆脱网络成瘾。用其他爱好和休闲娱乐的方式转移注意力，使其暂时忘记网络的诱惑。

(3)培养健康、成熟的心理防御和自律能力。要不断完善自己，培养广泛的兴趣爱好和较强的个人适应能力，学会合理管理时间，合理宣泄压力，正确面对挫折。

程度较重的网络成瘾者可以通过以下方法达到治愈的目的：修复亲子关系，培养孩子的自律性；向成瘾者讲解"电子海洛因"的危害、网络成瘾的原因等；直接隔断与网络的联系，或送到专门机构戒除网瘾；寻求心理医师的帮助，从精神上给成瘾者以理解和支持，调动他们积极性，树立治愈的信心；必要时，予以药物治疗。

2. 药物成瘾

药物成瘾是指药物长期与机体相互作用,使机体发生特异性、代偿性和适应性改变,停药可导致机体的不适和/或心理上的渴求。

药物依赖性分为躯体依赖性和精神依赖性。可产生依赖性的药物包括酒精、烟草、大麻、阿片类、可卡因、致幻剂、苯丙胺和丙酮等挥发性化合物。其中,阿片类药物成瘾流行最广,危害最大。它不但对身体造成极大损害,还会导致许多社会问题,如犯罪等。

容易成瘾的药物,最常见的有 2 大类。一类是麻醉镇痛药,如吗啡、杜冷丁等,这类药物除镇痛作用外,还可引起欣快或愉快感。另一类是催眠和抗焦虑药,如速可眠、阿米妥和各种安定类药物,由于医疗上常常需要服用此类药物,长期应用时要特别注意。

要远离毒品和烟草;要根据病情,选用适当的药物;避免长期固定使用某一种药;切勿随意增加药物的剂量。

成瘾者一旦停药,就会引起失眠、倦怠、抑郁、焦虑、打哈欠、流泪流涕、恶心呕吐、腹泻腹痛、肌肉抽动等一系列反应,甚至发生意识障碍、循环衰竭而危及生命。

戒断药物成瘾要逐步、缓慢地减少服药的剂量。骤然撤停原用药物会产生戒断反应,甚至导致严重后果。一般成年人在 1 周内撤完,而年老、体弱、成瘾久者为避免戒断过程中出现心脑血管意外或虚脱,宜缓慢撤药,在 10～14 天内撤完。

对戒断症状严重者可应用药物替代疗法。在选用替代药物时,中药是一个很好的选择。可在医师的指导下口服维生素,改善患者的营养状况。药瘾颇易再染,因此患者要了解药瘾的危害,坚定戒药的决心,家人也应多鼓励、多支持、多体谅,增强其戒药的信心。

第二十一节　现代病与健康生活方式

现代病是典型的生活方式病。它是指人们因衣、食、住、行及娱乐等日常生活中的不良行为和社会、经济、精神、文化等方面的不良因素所导致的躯体或心理疾病。

现代社会生活中,许多人透支了大量的精力和体能。无节制的网上冲浪、长期熬夜、大量饮酒吸烟、过度疲劳工作等,导致了因睡眠不足、人体生物钟节律紊乱、体质酸化、运动缺乏、压力过大而引发的种种身体不适。电脑病、空调病、汽车病、节假日综合征等现代病纷至沓来,困扰并威胁着人们的健康。

1. 汽车病

指因长期开车的坐姿和不良习惯而导致的各种酸痛、不适等。

(1)车内如果长时间封闭,空气不流通,有害气体就不能及时排出。车内的装饰和二次装饰也会释放出甲醛、苯等有害气体,从而加重哮喘、慢性支气管炎等呼吸系统疾病。

(2)边开车边听音乐,是很多车主的习惯。如果经常长时间、高音量听音乐,会对耳膜造成很大的伤害。严重时还会引起耳鸣、耳背、听力差等问题。

(3)一些车主喜欢金属扣的皮带,一旦紧急刹车,或遇到交通事故时,金属扣就会死死压在车主的腹部位置,成为损伤内脏的武器。

(4)司机开车的坐姿及座椅的位置不当,会影响上肢、颈椎、腰椎,甚至引起椎间盘突出。

(5)长期开车,脂肪会堆积在腹部,长出大肚腩,造成肥胖症。肥胖容易引起高血压、冠心病、心绞痛等疾病。

(6)驾车族由于久坐不动,会影响血液循环,导致肛门、前列腺出现淤血,容易引起便秘、痔疮和前列腺炎。

(7)汽车的摇摆不定,马达的轰隆声,人长时间处于这种动荡和噪声的环境中,大脑得不到休息和调节,会妨碍脑细胞正常的新陈代谢。

(8)汽车遇险情,容易引起情绪紧张、神经衰弱等。

2. 电视病

静坐看电视时,每小时消耗热量 30kcal,而骑自行车时,每小时消耗 250～300kcal。发育期的儿童如果每天长时间看电视又缺乏运动,体能消耗少,体内脂肪堆积,极易发生肥胖。而本身肥胖者更不宜久看电视。

电视眼是一种长时间观看过亮、偏色、晃动的电视画面而出现的眼部疾病。长期盯着闪烁的荧光屏会使眼球充血、流泪,连续收看电视 4～5 小时可出现视神经疲劳、视力明显下降、视物模糊不清、眼睛干涩、头晕、头痛,严重者还会发生恶心、呕吐,甚至一过性失明。

儿童和青少年长时间观看电视,会引起维生素 A 缺乏,使视网膜的感光功能失调,容易发生眼球干燥,严重者还可发生夜盲症。立体盲比夜盲、色盲的危害更严重,主要也是由于看电视时间过长引起的,其发病率已达 1.2%。

防治措施包括:

(1)开发适度"护眼"的电视,如亮度适中、光线柔和,基色纯正、色彩自然,清晰流畅、动态画面不抖动或拖尾等。

(2)经常看电视的人,要多吃些富含维生素 A 的食物,如牛奶、鸡蛋、奶粉、蛋糕等;多吃些富含胡萝卜素的蔬菜,如胡萝卜、白菜、豆芽、橘子、红枣等。

(3)尽量增强室内的光线,或在电视机旁安放一个小灯泡,这样屏幕周围的光线亮了,也会减少视紫质的消耗。

(4)持续看电视 1 小时后,需要让眼睛休息、看远 10 分钟左右。每天看电视时间累计不宜超过 4 个小时。

(5)使电视机屏幕的中点位置略低于视线;与电视机屏幕的距离不能太近或太远;不躺着或斜着看电视。

3. 冰箱病

冰箱并不是食品保鲜、储藏的保险柜。许多疾病正是由于冰箱内不新鲜的或是被污染的食品所致。冰箱病是指人吃了存放在冰箱中的食物,所引起的腹泻、肠胃道疾病等不良反应。

冰箱冷藏室的温度一般在 0～5℃,对大多数细菌有明显的抑制作用,但是大肠杆菌、伤寒杆菌、金黄色葡萄球菌等依然会大量繁殖而造成食品的霉变。

防治措施包括：

（1）可考虑选用低温冷冻箱。它对于家庭食品保鲜和存储，以及减少食品再污染等，都具有较好的效果。

（2）生熟分开。因熟食和生食混放会造成交叉污染。熟食在冰箱里的储存时间不能太长，食用前要经过充分的热处理。

（3）冷食不宜马上吃。空腹吃冷食后 0.5～1 小时，上腹部易发生绞痛，严重时可伴有恶心、呕吐、寒颤、精神疲惫等症状。夏秋季发病率最高，可占急腹症的 30%。

（4）养成自制保质期长片的习惯。为了不使冷藏食品存放的时间超过规定，最好在冰箱外面挂上一个本子，以便记录存放时间。或者每袋存放食物上贴一个长片，记录存放的时间。肉类生品冷藏时间一般不宜超过 2 天，瓜果蔬菜不宜超过 5 天。

（6）不宜放入冰箱冷藏的食物：黄瓜、青椒、茄子等蔬菜在冰箱中久存，会出现"冻伤"——变黑、变软、变味。香蕉、火龙果、芒果、荔枝、龙眼、木瓜、红毛丹等热带水果也不宜冷藏，否则果肉会变黑和变味。

4. 家用电器病

（1）电磁辐射是心脑血管病、糖尿病、癌变的主要诱因，还会影响人体的免疫和生殖功能。表现为心悸、失眠、经期紊乱、心搏血量减少、心律失常、白细胞减少等。

（2）电磁辐射污染可导致儿童智力残缺。我国每年出生的儿童中，有 35 万为缺陷儿，其中 25 万为智力残缺。有专家认为，电磁辐射也是影响因素之一。

（3）过量的电磁辐射直接影响儿童的骨骼发育，导致视力下降，严重者还可导致视网膜脱落。

（4）电磁辐射可导致男子精子质量降低、孕妇自然流产和胎儿畸形等。

（5）老年人、儿童、孕妇属于对电磁辐射敏感的人群。

5．节假日综合征

指节假日人们外出旅游或亲朋聚会时暴饮暴食，肠道负担加重，导致肠胃道不适等病症，其中以腹泻、急性胃肠炎、胰腺炎等疾病为主。还有些人在节假日里过于放松、过度休闲，日夜上网、看电视，使身体没有得到充分休息，打乱了原先的起居节律，出现了"疲劳综合征""网络综合征"和"电视综合征"。

节后综合征是人们在大假之后出现的各种生理或心理表现。如在节后的两三天里感觉厌倦，提不起精神，上班的工作效率低，甚至有不明原因的恶心、眩晕、胃肠道反应、神经性厌食、焦虑、神经衰弱等。

预防措施包括：调整生活作息时间、早睡早起；饮食多样化、多吃蔬菜水果；情绪稳定，学会自我调节；按摩、散步、减压，改善睡眠紊乱和疲劳；放松心态，转移目标等。

6．办公室综合征

办公室一族常因久坐，很容易出现头晕眼花、疲倦、反应迟钝、烦躁不安、呼吸不畅、食欲减退等。这些异常与办公室环境中的理化污染因素和紧张的工作节奏密切相关。

（1）光源综合征

长时间在过于明亮的办公室里工作，会造成视神经疲劳。荧光灯发出的强烈光波会扰乱生物钟，造成心理失调、精神不振。且因缺乏阳光下的紫外线，使缺钙所致的骨折、佝偻病不断增多。

（2）电脑综合征

长时间专注屏幕、保持同一个坐姿，会引发头痛、腰痛、颈肩酸痛、眼睛疲劳、精神萎靡不振等问题。轻者看不清荧光屏上的图像文字，重者会有恶心呕吐的感觉，甚至抽筋、晕厥而危及生命。

①电脑眼：白领用眼过度、近距离用眼，睫状肌不间断工作，可能导致睫状肌痉挛，从而出现眼睛酸胀、记忆力和注意力下降、反射性头痛，严重时还可出现恶心、呕吐。

②屏幕脸：白领每天与电脑打交道，有时会超过 8 小时，长时间

的电脑辐射会造成脸色暗黄、眼睛浮肿、黑眼圈等现象。

③白骨颈：错误的姿势及工作压力，让颈部肌肉僵化。

④鼠标手：每天重复打字和移动鼠标，导致腕部或手指僵硬、麻痹、肿胀、疼痛、痉挛及无力感，这就是"腕管综合征"。

⑤办公臀：臀部和腰腹部都是脂肪比较容易堆积的部位，久坐而缺乏锻炼的人，脂肪的堆积速度要比经常运动的人快很多，更容易形成"办公臀"。

⑥其他还有熬夜综合征、夜宵综合征、盒饭综合征和星期一综合征等。

7. 飞机综合征与经济舱综合征

常坐飞机旅行的人，在乘飞机时会出现头晕、头痛、恶心、背痛和烦躁等症状。究其原因，多半是飞机内空气污染造成的。为了预防和缓解飞机综合征的发生，在登机前一天可口服大量的维生素 C，并且在旅行的前一晚要睡好觉、充分休息。

经济舱综合征的发生，通常是因为在狭小的空间内难以活动，导致血小板聚集成血栓，下肢动脉栓塞而不能行走，严重者甚至可以致命。

预防措施包括：要在飞行中尽量多活动，即使不便离开座位，也要尽量活动脚趾，让血液流通。如果无法在过道上行走，就站在座位边，踮起脚尖，抬起后跟，每次动作持续几秒钟，做 10～15 次。要多喝水或不含酒精的饮料，这样可以使血液畅通。还可以穿上低膝弹力袜，这对于存在血液高凝因素者是有效的预防措施之一。

8. 城市病

表现为人口膨胀、交通拥堵、环境恶化、住房紧张、就业困难等，加剧了城市负担、制约城市化发展，并引发市民的身心疾病。特别是城市居民出行的时间较长，因交通拥堵和管理问题，城市会损失大量的财富，无形中浪费了能源和资源，不利于城市的健康发展。

为了推进世界健康城市建设的步伐，WHO 公布了健康城市的 10 项基本标准，为各国开展健康城市建设提供了良好的借鉴和参考。

（1）为市民提供清洁安全、智慧环保的环境；

（2）为市民提供可靠和持久的食物、饮用水和能源，并具有高素质的垃圾分类和高效的垃圾清运系统；

（3）通过富有活力和创造性的各种经济手段，保证市民在营养、饮水、住房、收入、安全和工作方面达到基本要求；

（4）拥有强有力的相互帮助的市民群体，其中各种不同的组织能够为改善城市的健康而协调工作；

（5）使市民能一起参与制定涉及他们日常生活，特别是健康和福利的各种政策；

（6）提供各种娱乐和休闲活动场所，以方便市民的沟通和联系；

（7）保护文化遗产（特别是古迹和博物馆），并尊重所有居民（不分种族或宗教信仰）的各种文化和生活特性；

（8）把保护健康视为公共政策，赋予市民选择利于健康行为的权利；

（9）努力不懈地争取改善健康服务质量，构建健康社区、未来社区和书香社区，并能使更多市民享受健康服务；

（10）能使人们更健康长久地生活、少患疾病。

第二十二节　骨质疏松症与健康生活方式

骨质疏松症是由于多种原因导致骨密度和骨质量下降，使骨微结构破坏、骨脆性增加，从而容易发生骨折的全身性骨病。

骨质疏松症分为原发性和继发性 2 大类。

（1）原发性骨质疏松症又分为绝经后骨质疏松症、老年性骨质疏松症和特发性青少年型骨质疏松 3 种。绝经后骨质疏松症一般发生在妇女绝经后 5～10 年内；老年性骨质疏松症一般指老年人 70 岁后发生的骨质疏松。

（2）继发性骨质疏松症的病因包括：内分泌疾病（糖尿病和甲状旁腺功能亢进症等），结缔组织疾病（系统性红斑狼疮和类风湿性关节炎等），慢性肾病，胃肠道疾病和营养性疾病，血液系统疾病，神经肌肉系统疾病，长期制动，器官移植术后，长期使用糖皮质激素，等等。

调整生活方式的相关措施包括：①进食富含钙、低盐和适量蛋白质的均衡膳食；②适当的户外活动，参加有助于骨健康的体育锻炼和康复治疗；③戒烟限酒，慎用影响骨代谢的药物等；④采取防止跌倒的各种措施。

第二十三节　痛风与健康生活方式

高尿酸血症是指在正常嘌呤饮食状态下，非同日 2 次空腹血尿酸水平＞420μmol/L（男性），或＞360μmol/L（女性）。高尿酸血症的患病率受到多种因素的影响，与遗传、性别、年龄、生活方式、饮食习惯、药物治疗和经济发展程度等有关。目前，我国约有高尿酸血症患者 1.7 亿，高发年龄为中老年男性和绝经后女性，但近年来有年轻化的趋势。

无症状高尿酸血症是指患者仅有高尿酸血症，但无痛风、关节炎、痛风石、尿酸结石等临床症状。其发病率在成年男性为5％～7％。

高尿酸血症与很多疾病相关，包括：

（1）痛风：高尿酸血症是痛风的发病基础。但只有尿酸盐在机体组织中沉积下来而造成损害才出现痛风；血尿酸水平越高，未来 5 年发生痛风的可能性越大。急性痛风发作时，血尿酸水平不一定都高。

（2）高血压：高尿酸血症是高血压发病的独立危险因素。血尿酸水平每增高 59.5μmol/L，高血压发病的相对危险增加 25％。临床研究发现，原发性高血压患者有 90％合并高尿酸血症，而继发性高血压患者只有 30％合并高尿酸血症。

（3）糖尿病：长期高尿酸血症可破坏胰腺 β 细胞功能而诱发糖尿病。

（4）高甘油三酯血症：基础甘油三酯水平是未来高尿酸血症的独立预测因素。

（5）代谢综合征：70％的患者同时合并高尿酸血症。

（6）冠心病：尿酸水平升高是冠心病死亡的独立危险因素。血尿酸每升高 60μmol/L，死亡风险在男性增高 48％，女性增高 126％。血尿酸＞357μmol/L 是冠心病的独立危险因素；血尿酸＞416.5μmol/L 是脑卒中的独立危险因素。

（7）肾脏损害：尿酸与肾脏疾病关系密切。尿酸可直接使肾小球入球小动脉发生微血管病变，导致慢性肾脏病变。

所有高尿酸血症患者均需进行治疗性生活方式改变，尽可能避免应用可使血尿酸升高的药物。

生活方式改善包括健康饮食、戒烟、坚持运动和控制体重。

（1）健康饮食：已有痛风、高尿酸血症、心血管代谢性危险因素及中老年人群，饮食应以低嘌呤食物为主。严格控制肉类、海鲜和动物内脏、浓肉汁、凤尾鱼、沙丁鱼等食物的摄入。中等量减少乙类食物的摄入（肉类、熏火腿、鱼类、麦片、面包、粗粮、贝壳类、麦片、面包、青豆、豌豆、菜豆、黄豆类和豆腐）。建议进食以甲类食物为主（除乙类外的谷物和蔬菜、果汁类、乳类、蛋类、乳酪、茶、咖啡、巧克力、干果等）。

（2）多饮水，戒烟酒：每天的饮水量要保证尿量在 1500mL 以上，戒烟，禁啤酒和白酒，红酒可适量饮用。有指征需服用小剂量阿司匹林的高尿酸血症患者建议碱化尿液、多饮水，可适量饮用小苏打水。

（3）坚持运动，控制体重：每天中等强度运动 30 分钟以上。肥胖者应减轻体重，使体重控制在正常范围。一般不主张痛风患者参加剧烈运动或长时间体力劳动，但可以选择一些简单运动，如散步、匀速步行、打太极拳、跳健身操、练气功、骑车及游泳等，其中以步行、骑车及游泳最为适宜。痛风发作时应停止体育锻炼，即使是轻微的关节炎发作也宜暂时中止锻炼，直到恢复后再考虑重新开始锻炼。

第二十四节　亚健康与健康生活方式

　　亚健康是介于健康与疾病之间的一种"非病、非健康"的临界状态，是一类次等健康状态，故又有"次健康""第三状态""中间状态""游离（移）状态""灰色状态""潜临床""前临床"等则称谓。WHO将机体无器质性病变，但是有一些功能改变的状态称为"第三状态"，我国则称为"亚健康状态"。处于亚健康状态的人，虽然没有明确的疾病，但已经出现了精神活力和适应能力下降。如果这种状态不能得到及时的纠正，非常容易引起心身疾病。

　　WHO的一项全球性调查结果表明，全世界有75％的人处于亚健康状态，而全世界真正健康的人只有5％。中国处于亚健康状态的人已经超过8亿，占全国总人口的60％～70％。中年人由于工作节奏快，精神压力大，长期超负荷工作，所以是亚健康的高发人群。高级知识分子、企业家、艺术家的亚健康发病率高达70％以上；城市中的新兴行业，如高新技术、电子信息、IT、新材料，以及广告设计、新闻、行政机关等行业或部门人群中，亚健康状态的比率高达50％；步入中年的人群中处于亚健康状态的比率也接近50％。在现实生活中，有人形象地把亚健康比作"钟摆"、交通标志中的"黄灯"和足球场上的"黄牌警告"，意在强调亚健康是介于健康和疾病之间的中间状态。其发展趋势有2个走向：如果机体长期处于亚健康状态，就可能导致疾病的发生；而通过合理的干预，就能使机体恢复健康状态。亚健康是否发展为严重器质性病变，具有不确定性。但是，亚健康本身就是需要解决的问题，更加需要进行生活方式的改善。

　　人的健康在很大程度上取决于自己的生活习惯和生活方式，而生活习惯和生活方式正是文化的内容之一。中国古代医学强调，"养德尤养生之第一要也",充分认识到了心理健康的重要性,并在传统文化的影响下提出了自己的健康标准:"天人和谐""阴阳平衡""五行制化"及"恒动、衡动"。"人与天地共存","阴平阳秘,精神乃至;阴阳离绝、精气乃绝"。"阴胜则阳病,阳胜则阴病;阳胜则热,阴胜则寒"。这些标准既是古代医师的健康标准,也是疾病的诊断标准。

　　古代"疾"与"病"的含义是不同的。"疾"是指不易觉察的小病,如果不采取有效的措施,就会发展到可见的程度,便称为"病"。这种患疾的状态,现代科学叫亚健康或"第三状态",在中医学中称"未病",即身体已经出现了阴阳、气血、脏腑营卫的不平衡状态。《黄帝内经》中说:"圣人不治已病治未病,夫病已成而后药之,乱已成而后治之,譬犹渴而穿井,斗而铸兵,不亦晚乎?"我国古代医学"治未病"的理念正是当今亚健康防治思想的体现。

　　导致亚健康的主要原因有饮食不合理、缺乏运动、作息不规律、睡眠不足、精神紧张、心理压力大、长期不良情绪等。女性的检出率高于男性,临床表现也多种多样。躯体方面可表现为疲乏无力、肌肉及关节酸痛、头晕头痛、心悸胸闷、睡眠紊乱、食欲不振、脘腹不适、便溏便秘、性功能减退、怕冷怕热、易于感冒、眼部干涩等;心理方面可表现为情绪低落、心烦意乱、焦躁不安、急躁易怒、恐惧胆怯、记忆力下降、注意力不能集中、精力不足、反应迟钝等;社会交往方面可表现为不能较好地承担相应的社会角色,工作、学习困难,不能正常地处理人际关系、家庭关系,难以进行正常的社会交往等。

　　亚健康的调理方法包括:每天保持充足的睡眠,晚上不要熬夜;每天喝足量的水;平时尽量少吃一些油腻、辛辣的食物,注意营养均衡,多吃一些蔬菜水果;避免情绪波动过大,尽量保持平和的心态;经常锻炼身体,促进肠胃蠕动、防止便秘,增强体质。

第二十五节　意外伤害与健康生活方式

意外伤害已成为世界各国 0～14 岁儿童的第一"杀手"。我国儿童死亡原因中 26.1％为意外伤害，而且这个数字还在以每年 7％～10％的速度上升。据不完全统计，我国 2020 年有 1.6 万名中小学生因食物中毒、溺水、车祸等而死亡，平均每天有一个班的孩子因意外事故而过早地离开人世。

人生的第一课应该是学习生存的常识，学会自我保护的方法，学会自救和他救的技能。遇到意外伤害发生时，不要惊慌失措，要保持镇静。在周围环境不危及生命的条件下，一般不要轻易搬动伤员。

（1）心肺复苏：对呼吸困难、窒息和心跳停止的伤病员，立即置头于后仰位、托起下颌，使呼吸道畅通，同时施行人工呼吸、胸外心脏按压等复苏操作，原地抢救。

心肺复苏具体操作步骤：

①救助人员跪在患者身体的一侧，两腿打开，与肩同宽。

②将手放在患者肋骨与胸骨会合的心窝处。

③将一只手的中指放于患者的心窝处，食指与中指并拢，放在胸骨上进行定位。

④将另一只手的掌根紧靠在定位的食指旁，使掌根正好置于胸骨的中线上。

⑤在掌根位置固定好之后，将之前放于心窝处的那只手重叠其上。

⑥将重叠在一起的两手手指翘起，双臂伸直，用自身体重的力量来进行按压。

⑦在按压时，应将患者的胸骨下压 4cm 左右；在放松时，救助人员的手不可移动位置。

⑧救助人员连续做 15 次按压后，做 2 次人工呼吸。按压的速度

为每分钟90次,人工呼吸每5秒一次。

⑨救助人员在做按压时,嘴里最好数"一下""两下""三下"……在念"一"的时候,手往下压,在念"下"的时候,手放松,如此反复。

⑩在实施按压1分钟后,应检查患者的脉搏和呼吸是否恢复。如没有恢复,重复做胸外按压,一直做到患者的呼吸和脉搏恢复,或专业医护人员到达后,方可停止。

实施心肺复苏时的注意事项:

①首先要确定患者确实已经失去了意识,才可实施心肺复苏。

②在实施心肺复苏之前,应先将患者移到安全区域。

③使患者以仰卧的姿势平躺在地板或地面上,这样可以确保在对患者实施心肺复苏时,患者不会摇动或移动。

④要保持患者的呼吸道顺畅,做人工呼吸前应先清除患者口中或呼吸道的分泌物及异物。若患者戴有假牙,在进行人工呼吸前应先将假牙摘下。

⑤进行人工呼吸时,救助人员的吹气量应为成年人深呼吸的正常量。

⑥若患者的舌头出现后坠现象,应将患者的舌头拉出,以防舌头堵住气管引起窒息。

⑦为防止传染疾病,救助人员在做人工呼吸之前,可用纸巾盖在患者的嘴上。

胸外心脏按压最常见的并发症就是肋骨骨折,可能会造成内脏损伤或引起内脏穿孔出血。尤其是老年人,因为骨质疏松和胸廓弹性下降,更容易发生肋骨骨折。在进行胸外心脏按压时,一定要掌握正确的方法和合适的力度,平时还要认真练习。

(2)止血:出血是创伤后的主要并发症之一。成年人出血800~1000mL就可引起休克,危及生命。

介绍6种有效的止血方法:

①一般止血法:针对小的创口出血。需用生理盐水冲洗、消毒患部,然后覆盖多层消毒纱布,用绷带包扎。如果患部有较多毛发,在

处理时应剪去或剃去毛发。

②指压止血法:只适用于头面、颈部及四肢的动脉出血急救,注意压迫时间不能过长。

③屈肢加垫止血法:当前臂或小腿出血时,可在肘窝、膝窝内放一纱布垫、棉花团或毛巾、衣服等物品,屈曲关节,用三角巾作"8"字型固定。但骨折或关节脱位者不能使用。

④橡皮止血带止血:掌心向上,止血带一端由虎口拿住,一手拉紧,绕肢体2圈,中、食两指将止血带的末端夹住,顺着肢体用力拉下,压住"余头",以免滑脱。注意:使用止血带时要加垫,不可直接扎在皮肤上;每隔45分钟放松止血带2~3分钟,松开时可用指压法代替。

⑤绞紧止血法:把三角巾折成带形,打一个活结,取一根小棒穿在带子外侧绞紧,将绞紧后的小棒插在活结小圈内固定。

⑥填塞止血法:将消毒的纱布、棉垫、急救包填塞或压迫在创口内,外用绷带、三角巾包扎,松紧度以达到止血为宜。

1. 交通意外伤害预防

2019年我国发生车祸约为20万起,同比下降18.3%;车祸死亡约为5万余人,同比下降18.3%;受伤约为28万人,同比增长6.4%。这与酒驾、不文明行车等有关。在一般的交通事故原因中,由于车辆和道路本身的原因不到5%,而95%以上是由于违章行为造成的。

交通安全教育要从孩子抓起,鼓励提前学习驾驶技术,严格禁止酒后驾车,并养成遵纪守法的好习惯:不超速行驶、不酒后驾驶、不违章行驶、不闯红灯、不超载行驶、不开赌气车;身体状况不佳时不开车;驾驶技术不熟练时,千万要在车后粘贴"新手"两个字。

2. 老年人跌倒预防

跌倒对于老年人的影响极大,不但有可能导致骨折、伤残,还有可能导致死亡。所以,老年人跌倒的预防是最重要的。

一要注意居住环境。环境对于老年人的安全影响极大,应尽可能做到灯火通明,开关容易找到;地面应平整,过道要保持通畅,不要堆放杂物;家具要尽可能选择设计简单的款式,摆放时要注意中间留有一定间隙;马桶、淋浴间、浴缸等应该选择无障碍设计类型,让老年人可以在最舒适的环境中生活;将日常用品放在易取处。老年患者住院时,要教会患者操作床头灯和呼叫器,并放于易取处;患者活动的时候要有专人陪护;患者衣服大小要适当,并穿防滑鞋;指导患者改变体位时,应停顿30秒,以防止体位性低血压的发生。

二要及时治疗疾病。如果老年人的听力和视力出现异常,会大大增加意外跌倒的几率。此时,应建议老年人及时到医院进行检查和治疗。

三要积极主动锻炼。通过锻炼可以有效地改善肢体的活动能力,使得自身老化的速度减慢。所以,老年人应当养成良好的运动习惯。

3. 自杀预防

对于有自杀行为或自杀意念的患者,应该及时、积极地提供预防自杀的措施。世界范围内的自杀死亡率为16/100000,自杀未遂率则是自杀死亡率的8～20倍,为100～300/100000。

要注意8个自杀高危因素:抑郁症状分数高,以前有过自杀企图,急性应激事件,生活质量低,慢性应激,严重的人际冲突,有自杀行为的亲属,有自杀行为的朋友。有以上2～3个危险因素者自杀的可能性为30%,有以上4～5个危险因素者自杀的可能性为85%,有6个以上危险因素者自杀的可能性为96%。

患者的自杀企图或行为往往较为隐蔽,很难预防。应当密切关注有自杀风险患者的病情变化,加强监护。如果患者有自杀企图或行为,应保证24小时陪伴监护,并尽早住院监护和治疗。

(1)有自杀企图的抑郁症和精神分裂症患者,应以电抽搐治疗联合药物治疗为主,辅以心理治疗;

(2)物质滥用者(如乙醇中毒和吸毒)应以戒酒、戒毒治疗为主,辅以心理治疗;

（3）器质性精神障碍患者应以治疗原发病为主，辅以药物和心理治疗；

（4）人格障碍、分离障碍和心理因素所致的自杀企图患者，应以心理治疗为主，辅以药物治疗。

应当及时处理自杀未遂引起的身体损害，并进行下一步的自杀风险评估，采取相应措施，防止患者再度自杀。

4．溺水预防

据 WHO 估计，每年有 37 万人死于溺水。溺水发生率最高的是 1～4 岁的儿童，其次是 5～9 岁的儿童。我国每年有 5.7 万人溺水死亡，平均每天 150 多人。

我国溺水死亡率为 8.77%。其中，青少年占 56.58%，是 0～14 岁这个年龄段的第一死因，特别是农村地区更为突出。溺水在发达国家多见于游泳池，而我国与其他发展中国家则以江、河、湖、塘及水井中淹死为多。

少年儿童应在成年人带领下学会游泳，这是一项生存技能。不要独自在河边、山塘边玩耍，不去非游泳区游泳，不会游泳者不要游到深水区，即使带着救生圈也不安全。游泳前要做适当的准备活动，以防抽筋。

溺水时的自救方法：①不要慌张，发现周围有人时立即呼救；②放松全身，让身体飘浮在水面上，将头部浮出水面，用脚踢水，防止体力丧失，等待救援；③身体下沉时，可将手掌向下压；④如果在水中突然抽筋，又无法靠岸时，立即求救；⑤如周围无人，可深吸一口气潜入水中，伸直抽筋的那条腿，用手将脚趾向上扳，以解除抽筋。

5．烧烫伤预防

我国每天约有 7 万人发生烧烫伤，其中 30% 以上是儿童。0～5 岁的儿童烫伤占 70% 左右。家长的疏忽大意和预防安全意识差是主要原因。烧伤儿童中，49% 出现残疾，8% 出现终身残疾。

我国烧伤年发病率约为 1.5%～2%，即每年约有 2000 万人遭受不同程度烧伤。其中，约 5% 的烧伤患者需要住院治疗。

据统计,每年因意外伤害的死亡人数中,烧伤仅次于交通事故,排在第二位。而且,在交通意外伤害中,也有大量伤员合并烧伤。

预防措施包括:

(1)家中暖瓶、饮水器应放在高处或孩子不易碰到之处;

(2)洗澡、洗脚时先放冷水,再放热水;

(3)电器插座要放置在高处或加盖,使孩子不易接触到;

(4)电饭煲等热容器使用时不要放在地上和低处;

(5)不要让孩子单独燃放烟花爆竹;

(6)家中使用煤气、酒精炉时必须有人照看,并定期检修,不带故障使用;

(7)使用蚊香、香烛时不直接放在易燃的地板、桌子上,应远离地毯、窗帘、床上用品等易燃物品;

(8)不随意丢烟头;

(9)不徒手接触强力清洁剂,如碱水、去污粉等;

(10)正在打雷闪电时,不要到树下躲避或站在路边站牌旁,更不要在这些地方使用手机;

(11)不要站在潮湿的地面上接触带电体,也不要湿手触摸电器等。

一旦发生了烧烫伤,急救处理的原则是:去除伤因,保护创面,防止感染,及时送医。

轻度烧烫伤,按"冲、脱、泡、盖、送"5字法处理:

冲:将伤处冲水或浸于水中。如无法浸水,可用冰湿的布敷于伤处,直到不痛为止(10～15分钟)。

脱:除去伤处的衣物或饰品。若被黏住了,不可硬脱,可用剪刀小心剪开。

泡:将患处浸泡于水中(若发生颤抖现象,要立刻停止)。

盖:用干净纱布轻轻盖住烧烫伤部位。如果皮肤起水泡,不可刺破。

送:及时送医院。以免用有色药物(碘酊、龙胆紫)涂抹创面,也应避免用酱油、牙膏、蜜糖等涂抹伤口，以免增加伤口处理难度。

如果受伤情况严重，面积大、深度深、皮肤有破损的烧烫伤，最好到专门的医院就诊，以免贻误病情。

6．触电预防

触电是电击伤的俗称，通常是指人体直接触及电源或高压电流通过人体时引起的组织损伤和功能障碍，严重者可发生心跳和呼吸骤停。超过1000V的高压电还可引起灼伤，而雷击就属于高压电损伤范畴。

引起电击伤的原因很多。主要是缺乏安全用电知识，安装和维修电器、电线不按规程操作，电线上挂吊衣物。高温、高湿和出汗使皮肤表面的电阻降低，容易引起电击伤。意外事故中电线折断落到人体、雷雨时大树下躲雨或用铁柄伞而被闪电击中，都可引起电击伤。

现场救治应争分夺秒。首要措施是切断电源，迅速脱离。常用的方法有关闭电源、挑开电线等。

（1）关闭电源：若触电发生在家中或开关附近，迅速关闭电源开关、拉开电源总闸刀是最简单、安全而有效的方法。

（2）挑开电线：用干燥木棒、竹杆等将电线从触电者身上挑开，并将此电线固定好，避免他人再次触电。

（3）斩断电路：若在野外或远离电源开关的地方，尤其是雨天，不便接近触电者以挑开电源线时，可在现场20m以外用绝缘钳子或带有干燥木柄的铁锹、斧头、刀等将电线斩断。

（4）"拉开"触电者：若触电者不幸全身趴在铁壳机器上，抢救者可在自己脚下垫一块干燥木板或塑料板，用干燥绝缘的布条、绳子或用衣服绕成绳条状套住触电者将其拉离电源。

总之，在使触电者脱离电源的整个过程中要防止自身触电。必须注意以下几点：

（1）必须严格保持自己与触电者的绝缘，不直接接触触电者，选用的器材必须有绝缘性能。如对所用器材的绝缘性能无把握，则应在操作时脚下垫干燥木块、厚塑料块等绝缘物品,使自己与大地绝缘。

(2)在下雨天野外抢救触电者时,一切原先有绝缘性能的器材都会因淋湿而失去绝缘性能,因此更要注意。

(3)若是野外高压电线触电,需注意跨步电压的可能性并予以防止,最好的做法是在 20m 以外切断电源。确实需要进出危险地带时,一定要以单脚着地的跨跳步进出,绝对不许双脚同时着地。

7. 中毒预防

外界某些有毒的化学物质进入人体、与人体组织发生反应,导致人体暂时或持久性损害的过程称为中毒。毒物进入体内后是否发生中毒,取决于多种因素,如毒物的毒性和性状、进入体内的量和时间、患者的个体差异等。

了解毒物进入体内的途径非常重要。因为,我们可以根据中毒途径采取紧急的自救和他救措施。

(1)经口进入体内:①误服毒物;②遭到投毒;③主动服毒(自杀)。

(2)经呼吸道进入体内:吸入毒气或含毒的气溶胶(空气中悬浮的微粒)。由于人的气体交换面积很大($60\sim120m^2$),毒物可在短时间内大量进入体内,故因呼吸中毒者往往病情危重,危险性大。

(3)经皮肤、黏膜进入体内:①皮肤通常是一道良好的天然屏障,毒物并不容易通过皮肤进入体内,但下述 3 种情况下毒物比较容易通过皮肤进入:皮肤有破损;毒物在皮肤上长时间停留,特别是脂溶性毒物;天热出汗时皮肤毛孔扩张。②黏膜是薄弱环节,一旦染毒则容易进入体内。

(4)经注射进入体内:①吸毒者自己为自己注射;②医疗过程中误将错误种类或剂量的药物注入患者体内。

急性中毒现场自救的关键是:

(1)不要贸然进入中毒现场:所在环境中存在有毒气体时,会对急救人员构成生命威胁。因此,进入中毒现场前应做详细的环境危险评估,同时做好防护准备。如不了解情况或没有防护措施,应呼叫增援,切勿轻率进入现场。只有首先保护好自己,才能有效地抢救中毒患者。

(2)迅速帮助患者脱离中毒环境:对于一氧化碳中毒的患者,应立即把患者移至室外或打开门窗,通风换气,并关闭一氧化碳来源;对皮肤染毒者,要脱去染毒衣物,并用大量清水反复冲洗,腐蚀性毒物的冲洗时间不能少于20分钟。

(3)减少毒物吸收及加速毒物排出:这一点尤为重要。一旦怀疑中毒,就要尽快采取排毒措施。排出的毒物越多,吸收的毒物就越少,中毒就越轻,存活的希望就越大。错误的做法,是对中毒患者不加排毒处理就送其去医院,以致毒物在送医院途中继续被吸收,结果导致患者中毒加重甚至死亡。非医护人员的急救者能够采取的措施主要有催吐和导泻。

(4)提供生命支持:保持患者呼吸道通畅。对昏迷者应采取稳定的侧卧位,防止发生窒息;对心搏停止者应立即实施心肺复苏,在不中断复苏的情况下呼叫“120”,等待救援;对于安眠药、阿片类中毒、处于呼吸极度抑制状态的患者,应在现场实施口对口人工呼吸。

(5)如服下腐蚀性毒物,如强酸或强碱等,应及时给患者服用有胃黏膜保护剂的液体,如牛奶、豆浆等。

(6)尽快送患者去医院,并为进一步检查提供证据,如患者身边剩下的药片及药瓶、患者的呕吐物、排泄物等。发生群体性中毒(3人以上)时,应尽快按应急预案上报相关卫健部门和疾控中心。

8. 呼吸道异物预防

呼吸道异物是生活中常见的急症之一。若有异物吸入史,或疑有异物吸入史,或虽无体征但X线检查阳性,或有不明原因的支气管阻塞,以及久治不愈的肺炎及肺不张的患者,均应考虑作支气管镜检查,以进一步明确诊断。若对某些异物误诊、失治,将产生严重的并发症,甚至危及生命。

常见的原因包括:①儿童喜将小物件置口中戏弄,每遇啼哭、欢笑、惊吓时突然吸气,稍有不慎即可吸入呼吸道。②异物本身光滑,如汤圆、果冻、瓜子、花生米、豆类、小橡皮盖、塑料管、帽套等均易吸入呼吸道。③工作和生活时的不良习惯,如成年人在工作时把针、钉等物咬在嘴里;呕吐时,头没有转向一侧,导致呕吐物吸入下呼吸道;边进食边说笑嬉戏、用口去接抛出的食物等。④老年人及某些疾病(脑血管病)的患者,进食及喝水时容易发生误吸。

急救方法包括:比较常用的就是中上腹部的加压法。急救者双手从腹部插入患者的剑突下,双手握拳,拇指对着患者的上腹的中下部,一只手抓住另一只手的手腕,用力冲击,压迫患者的腹部,反复多次,使患者肺内的气体把异物冲出来。

诊断明确后应迅速手术取出的情况:对于气管内活动的异物,若无明显呼吸困难,可用喉镜取出;支气管内异物可用支气管镜取出;异物较大、呼吸困难严重者,应先作气管切开术,然后经切口用支气管镜取出。

图书在版编目（CIP）数据

生活方式医学 / 郭航远等主编. —杭州：浙江大
学出版社，2021.5（2025.2 重印）
ISBN 978-7-308-21267-0

Ⅰ．①生… Ⅱ．①郭… Ⅲ．①生活方式－关系－健康
Ⅳ．①R163

中国版本图书馆 CIP 数据核字（2021）第 065786 号

生活方式医学

主　编　郭航远　　池菊芳　　屠传建　　刘龙斌
副主编　张志诚　　徐林根　　沈剑耀　　刘晶晶

责任编辑	余健波	
责任校对	何　瑜	
封面设计	周　灵	
出版发行	浙江大学出版社	
	（杭州市天目山路 148 号　邮政编码 310007）	
	（网址：http://www.zjupress.com）	
排　　版	杭州好友排版工作室	
印　　刷	绍兴市越生彩印有限公司	
开　　本	880mm×1230mm　1/32	
印　　张	13.5	
字　　数	376 千	
版 印 次	2021 年 5 月第 1 版　2025 年 2 月第 9 次印刷	
书　　号	ISBN 978-7-308-21267-0	
定　　价	55.00 元